Manual de Cefalometria

Thieme Revinter

Manual de Cefalometria

Oswaldo de Vasconcellos Vilella

Quarta Edição

Oswaldo de Vasconcellos Vilella
Especialista em Prótese Dental pela FO UFRJ
Especialista em Ortopedia Funcional dos Maxilares pelo CFO
Mestre em Odontologia – Ortodontia pela FO UFRJ
Doutor em Ciências – Radiologia pela FM UFRJ
Professor Titular da Disciplina de Ortodontia da FO UFF
Coordenador do Curso de Mestrado (Ortodontia) da FO UFF
Professor dos Cursos de Mestrado e Doutorado da FO UFF
Professor do Curso de Especialização em Ortodontia da FO UFF
Research Fellow no Karolinska Institutet (Suécia)

Thieme
Rio de Janeiro • Stuttgart • New York • Delhi

Dados Internacionais de Catalogação na Publicação (CIP)

V699m

Vilella, Oswaldo de Vasconcellos
Manual de Cefalometria/Oswaldo de Vasconcellos Vilella – 4. Ed. – Rio de Janeiro – RJ: Thieme Revinter Publicações, 2018.

192 p.: il; 18,5 x 26 cm.
Inclui Bibliografia e Índice Remissivo
ISBN 978-85-67661-71-1

1. Cefalometria. 2. Ortodontia. I. Título.

CDD: 617.643
CDU: 616.314-089.23

Contato com o autor:
ovilella@id.uff.br

Nota: O conhecimento médico está em constante evolução. À medida que a pesquisa e a experiência clínica ampliam o nosso saber, pode ser necessário alterar os métodos de tratamento e medicação. Os autores e editores deste material consultaram fontes tidas como confiáveis, a fim de fornecer informações completas e de acordo com os padrões aceitos no momento da publicação. No entanto, em vista da possibilidade de erro humano por parte dos autores, dos editores ou da casa editorial que traz à luz este trabalho, ou ainda de alterações no conhecimento médico, nem os autores, nem os editores, nem a casa editorial, nem qualquer outra parte que se tenha envolvido na elaboração deste material garantem que as informações aqui contidas sejam totalmente precisas ou completas; tampouco se responsabilizam por quaisquer erros ou omissões ou pelos resultados obtidos em consequência do uso de tais informações. É aconselhável que os leitores confirmem em outras fontes as informações aqui contidas. Sugere-se, por exemplo, que verifiquem a bula de cada medicamento que pretendam administrar, a fim de certificar-se de que as informações contidas nesta publicação são precisas e de que não houve mudanças na dose recomendada ou nas contraindicações. Esta recomendação é especialmente importante no caso de medicamentos novos ou pouco utilizados. Alguns dos nomes de produtos, patentes e *design* a que nos referimos neste livro são, na verdade, marcas registradas ou nomes protegidos pela legislação referente à propriedade intelectual, ainda que nem sempre o texto faça menção específica a esse fato. Portanto, a ocorrência de um nome sem a designação de sua propriedade não deve ser interpretada como uma indicação, por parte da editora, de que ele se encontra em domínio público.

© 2018 Thieme Revinter Publicações Ltda.
Rua do Matoso, 170, Tijuca
20270-135, Rio de Janeiro – RJ, Brasil
http://www.ThiemeRevinter.com.br

Thieme Medical Publishers
http://www.thieme.com
Capa: Thieme Revinter Publicações

Impresso no Brasil por Prol Editora Gráfica Ltda.
5 4 3 2 1
ISBN 978-85-67661-71-1

Todos os direitos reservados. Nenhuma parte desta publicação poderá ser reproduzida ou transmitida por nenhum meio, impresso, eletrônico ou mecânico, incluindo fotocópia, gravação ou qualquer outro tipo de sistema de armazenamento e transmissão de informação, sem prévia autorização por escrito.

Dedicatória

Para os alunos de Ortodontia da Faculdade de Odontologia da UFF, que compartilharam comigo cada passo da confecção deste livro.

Apresentação

O fato de um livro-texto de odontologia alcançar quatro edições em nosso país é algo que merece ser celebrado. Quando o livro em questão enfoca uma parte tão específica de uma especialidade, como a cefalometria, torna-se interessante realizar uma análise mais aprofundada acerca do fenômeno.

Desde a publicação da primeira edição, em 1998, o objetivo do *Manual de Cefalometria* é apresentar ao leitor as bases para o entendimento da cefalometria. Acredito que isto tenha sido feito da maneira mais simples e prática possível.

Sem, entretanto, comprometer tais atributos, ao longo dos anos e das subsequentes edições houve a necessidade de ampliar o texto original. Novas análises cefalométricas foram introduzidas. Um capítulo sobre cefalometria clínica foi elaborado, permitindo que o leitor possa planejar o tratamento ortodôntico tendo como guia os valores das medidas cefalométricas selecionadas.

No atual estágio de desenvolvimento, o livro parece ter atingido seu formato ideal. Portanto, com a publicação da quarta edição procurou-se manter as mesmas características que nortearam a obra desde a sua concepção: simplicidade e praticidade.

O Autor

Sumário

CAPÍTULO 1   **CONCEITOS BÁSICOS E OBTENÇÃO DA RADIOGRAFIA CEFALOMÉTRICA** ... 1

Histórico, definição, objetivos e evolução da cefalometria 1
Valor científico da cefalometria 5
Cefalostato 6
Filmes radiográficos 7
Regulagem do aparelho de raios X 7
Tomada da telerradiografia de perfil ou em norma lateral 7
Resumo dos procedimentos 8
Tomada da telerradiografia posteroanterior ou em norma frontal 9
Tomada da telerradiografia basal ou em norma vertical 9
Tomada da telerradiografia oblíqua 9
Revelação da radiografia 9
Bibliografia 10

CAPÍTULO 2   **CEFALOGRAMA** 11

Técnica do traçado 11
Estruturas anatômicas do cefalograma lateral 11
Pontos de referência 15
Linhas e planos 18
Medidas utilizadas 19
Importância da radiografia posteroanterior 20
Estruturas anatômicas do cefalograma frontal 20
Pontos de referência 21
Análise cefalométrica 22
Bibliografia 23

CAPÍTULO 3   **ANÁLISE DE WYLIE** 25

Análise horizontal 25
Ficha de análise horizontal 26
Análise vertical 27
Aplicação clínica da análise de Wylie 28
Críticas à análise de Wylie 31
Bibliografia 31

CAPÍTULO 4   **ANÁLISE DE BJÖRK** 33

Medidas angulares 34
Medidas lineares 36
Aplicação clínica da análise de Björk 41
Críticas à análise de Björk 43
Bibliografia 43

CAPÍTULO 5   **ANÁLISE DE DOWNS** 45

Medidas utilizadas na avaliação do padrão esquelético 46
Tipologia facial 47
Medidas utilizadas na avaliação do padrão dentário 49
Polígono cefalométrico 53
Críticas à análise de Downs 55
Bibliografia 55

CAPÍTULO 6

ANÁLISE DE TWEED 57
Triângulo de diagnóstico facial 57
Postulados da análise de Tweed 58
Cálculo da discrepância cefalométrica 59
Bibliografia 60

CAPÍTULO 7

ANÁLISE DE DIAGNÓSTICO DIFERENCIAL 61
Medidas utilizadas 61
Análise craniofacial 65
Análise do espaço total da dentição 66
Aplicação clínica da análise de diagnóstico diferencial 68
Bibliografia 70

CAPÍTULO 8

ANÁLISE DE STEINER 73
Medidas utilizadas na avaliação do padrão esquelético 74
Medidas utilizadas na avaliação do padrão dentário 78
Análise do perfil 82
Subsídios para a aplicação clínica da análise de Steiner 83
Aplicação clínica da análise de Steiner 86
Subsídios para a planificação do tratamento de acordo com a resolução da análise de Steiner 88
Críticas à análise de Steiner 93
Bibliografia 96

CAPÍTULO 9

ANÁLISE DE WITS 99
Bibliografia 100

CAPÍTULO 10

ANÁLISE DE SASSOUNI 101
Proporções faciais 102
Arcos 102
Face proporcional 103
Aplicação clínica da análise de Sassouni 103
Críticas à análise de Sassouni 103
Bibliografia 104

CAPÍTULO 11

ANÁLISE DE RICKETTS 105
Campo 1: Relação dentária 107
Campo 2: Relação maxilomandibular 109
Campo 3: Relação dentoesquelética 111
Campo 4: Relação estética 114
Campo 5: Relação craniofacial 116
Campo 6: Estruturas internas 120
Análise dos 10 fatores 124
Superposições 125
Bibliografia 129

CAPÍTULO 12

ANÁLISE DE MCNAMARA 131
Medidas utilizadas na avaliação do padrão esquelético 132
Medidas utilizadas na avaliação do padrão dentário 140
Análise dos tecidos moles 143
Bibliografia 144

CAPÍTULO 13	**ANÁLISE FRONTAL DE RICKETTS**	**145**
	Medidas utilizadas na avaliação do padrão esquelético	146
	Medidas utilizadas na avaliação do padrão dentário	149
	Bibliografia	152
CAPÍTULO 14	**ANÁLISE DAS VIAS AÉREAS**	**153**
	Análise do espaço nasofaríngeo	153
	Análise do espaço orofaríngeo	157
	Bibliografia	158
CAPÍTULO 15	**SUPERPOSIÇÃO DE TRAÇADOS**	**159**
	Superposições totais	159
	Superposições parciais	162
	Bibliografia	166
CAPÍTULO 16	**CEFALOMETRIA CLÍNICA**	**167**
	Considerações finais	172
	Bibliografia	172
	ÍNDICE REMISSIVO	**175**

Manual de Cefalometria

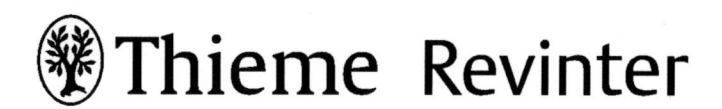

Thieme Revinter

Conceitos Básicos e Obtenção da Radiografia Cefalométrica

Capítulo 1

HISTÓRICO, DEFINIÇÃO, OBJETIVOS E EVOLUÇÃO DA CEFALOMETRIA

A cefalometria só passou a existir após a descoberta dos raios X e do desenvolvimento do primeiro cefalostato. Há, porém, um extenso período anterior, repleto de realizações.

Em termos comparativos, pode-se afirmar que a cefalometria tem a mesma importância para os ortodontistas do que o tem a craniometria para os antropólogos. Como sua precursora, a craniometria, um segmento da antropometria especializado no estudo da forma e do crescimento da cabeça por meio de medições *in vivo* e em crânios secos, legou à cefalometria um importante conjunto de conhecimentos.

A preocupação em se realizarem medições da cabeça com fins antropológicos remonta à segunda metade do século XVIII. Provavelmente, o anatomista holandês Pieter Camper, em 1780, foi quem primeiro empregou ângulos para medir a face. O plano de Camper, traçado desde a base do nariz até o centro do conduto auditivo externo (Fig. 1-1A), é largamente utilizado ainda nos dias de hoje, assim como o ângulo facial, formado pela interseção deste plano com a linha facial (tangente ao ponto mais proeminente do osso frontal e à convexidade anterior do incisivo central superior).

Após duas tentativas fracassadas, em Munique (1877) e Berlim (1880), os antropólogos conseguiram estabelecer, em 1882, no XIII Congresso Geral da Sociedade de Antropologia Alemã, um plano *standard* de orientação para estudos do crânio. O plano em questão havia sido proposto por von Ilhering, em 1872. Passava pela margem superior do conduto auditivo externo e pelo ponto mais inferior da órbita, ficando conhecido, a partir de então, como plano horizontal de Frankfurt (Fig. 1-1B), em alusão à cidade de Frankfurt-am-Main, na qual o congresso foi realizado.

FIG. 1-1

Planos craniométricos.
(**A**) Plano de Camper (1780).
(**B**) Plano horizontal de Frankfurt (1872).

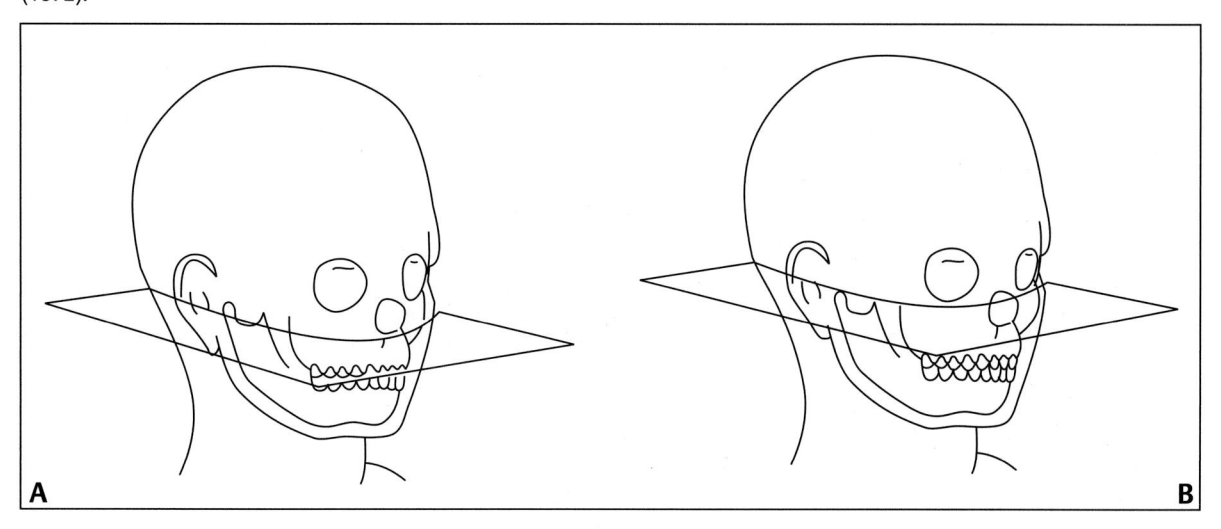

Um fato de imensa importância ocorreu em 1895. Naquele ano, o físico alemão Wilhelm Conrad Roentgen, enquanto estudava o efeito das descargas elétricas em tubos de gás, em duas salas de fundo do Instituto de Física da Universidade de Würzburg, deparou-se com um tipo desconhecido de radiação, capaz de atravessar os tecidos e sensibilizar o filme fotográfico, radiografando-os. Chamou esses raios de raios X, por desconhecer a sua origem.

Welcker, de acordo com Björk, 1 ano após a descoberta dos raios X, já preconizava a importância das radiografias da cabeça para o estudo do perfil ósseo, enquanto Berglund, em 1914, relacionou o perfil duro com o perfil mole.

Naquela época, os planos e medidas antropológicos eram utilizados como meios auxiliares de diagnóstico dos problemas ortodônticos, apesar dos tecidos moles dificultarem as medições. Em 1927, Milo Hellman adaptou uma série de medidas antropológicas, originalmente designadas para crânios secos, às cabeças e faces de indivíduos vivos, transformando uma técnica estática em dinâmica. Alguns ortodontistas também se preocupavam em relacionar as arcadas dentárias com a face e o crânio. Van Loon (1915) idealizou uma técnica para a obtenção de modelos articulados às máscaras faciais correspondentes, enquanto Simon (1922) tentou relacionar as arcadas dentárias com os planos horizontal de Frankfurt, sagital e orbital, no método gnatostático de seu sistema de diagnóstico.

Em 1921, Pacini ganhou um prêmio oferecido pela *American Roentgen Ray Society*, com a tese intitulada *Roentgen Ray Anthropometry of the Skull* (Antropometria radiográfica do crânio), na qual se destaca, pela primeira vez, a utilidade desse estudo para o conhecimento do crescimento humano. O autor imobilizava a cabeça do paciente com ataduras de gaze, obtendo as radiografias com o plano sagital paralelo ao filme, guardando uma distância de 2 metros entre a fonte de raios X e a película. Transferiu para a radiografia de perfil certos pontos antropométricos convencionais: gônio (Go), pogônio (Pog), násio (N) e espinha nasal anterior (ENA); e ainda definiu outros: turcicon (sela – S), e akoustion (pório – Po). Utilizou medidas lineares e angulares e suas proporções para avaliar o ângulo goníaco e o grau de protrusão maxilar, estabelecendo a importância dos raios X para a antropologia.

Em 1923, foi a vez de McCowen descrever uma técnica para a tomada de radiografias laterais da face, com o objetivo de registrar as alterações do perfil ósseo e tegumentar, decorrentes do tratamento ortodôntico. Entretanto, como as radiografias ainda não eram padronizadas, a validade da técnica foi contestada para o estudo do crescimento e desenvolvimento craniofacial.

As primeiras tentativas de empregarem-se radiografias faciais com fins ortodônticos são atribuídas ao professor Carrea, da Faculdade de Medicina de Buenos Aires. Em 1924, ele utilizou um sal de bário e, posteriormente, um fio de chumbo para o delineamento do perfil tegumentar.

No final da década de 1920, aconteceram várias tentativas de se padronizar a obtenção das radiografias faciais.

Durante toda aquela década, Simpson, professor de radiologia da Universidade de Washington, desenvolveu uma técnica própria para a obtenção das radiografias de perfil. Entre outras contribuições, alertou que a distância para a tomada radiográfica deveria ser a maior possível. Usava 5 pés (o equivalente a 1,524 metro), por ser esta a maior distância que conseguia dentro dos limites de seu consultório. Tal distância difundiu-se e, atualmente, é aceita como medida-padrão. Considerava importante a relação de paralelismo entre o chassi e o plano sagital do paciente; que o mesmo fosse colocado em oclusão cêntrica e lábios relaxados; que fosse instruído para não se mover durante o tempo de exposição aos raios X; e a definição de um ponto em que o raio central deveria incidir.

Riesner, em 1929, reconsiderando alguns pontos de sua antiga técnica, posicionou a película paralelamente ao plano sagital do paciente, dirigindo o raio central para a região mais inferior do osso zigomático.

Apesar de Higley e Margolis já estarem trabalhando nesse campo, foi Broadbent, em 4 de fevereiro de 1931, durante um congresso promovido pela Chicago Dental Society, quem primeiro apresentou uma nova técnica para tomadas radiográficas, utilizando um cefalostato idealizado por ele, que colocava a cabeça do paciente sempre na mesma posição. Desta forma, ocorreu a padronização radiográfica, obtendo-se os primeiros índices de técnica e a possibilidade de repetição da radiografia sempre na mesma posição. Considera-se aquele ano um marco divisório para a ortodontia, por causa da evolução da especialidade como ciência, com a publicação do trabalho de Broadbent intitulado *A new X-ray technique and its application to orthodontia* (Uma nova técnica radiográfica e sua aplicação na ortodontia), no periódico *Angle Orthodontist*, de abril de 1931. O apoio financeiro para as pesquisas foi dado pela filantropa Frances Payne Bolton, por meio do Bolton Fund.

Naquele mesmo ano, Hofrath, em Düsseldorf (Alemanha), também apresentou uma técnica para a obtenção de radiografias padronizadas, utilizando um cefalostato de Korkhaus modificado. Seu trabalho foi publicado na revista *Fortschritte der Orthodontk*, de abril-junho de 1931.

A cefalometria, técnica que possibilita a avaliação dentocraniofacial por radiografias tomadas dentro de um padrão constante, abriu novos horizontes para a ortodontia. Começaram a surgir, então, diversos estudos sobre o crescimento e o desenvolvimento das estruturas do crânio e da face, e, consequentemente, as maloclusões provocadas por padrões de crescimento desfavoráveis puderam ser mais bem compreendidas, auxiliando sobremaneira os ortodontistas quanto ao diagnóstico, planejamento o prognóstico dos casos de maloclusão.

A visualização do perfil tegumentar ainda permanecia muito precária até então, apesar das tentativas realizadas para realçá-lo. Segundo Björk, foi Laurell, com a introdução do filtro de alumínio, em 1932, quem mais se aproximou da solução do problema.

Durante 5 anos, os pesquisadores do Bolton Study (EUA) acumularam uma quantidade considerável de películas cefalométricas ou telerradiografias, como também foram denominadas. Esse material foi investigado pelo anatomista T. Wingate Todd, em 1936, e pelo próprio Broadbent, em 1937, o que permitiu a determinação, de maneira mais precisa, da forma e do crescimento da face humana (Fig. 1-2).

Na tese intitulada *On the growth of the human head – from the third month to the eighth year of life*, apresentada em 1940, Brodie baseou-se na coleção de radiografias cefalométricas de Broadbent para estudar o crescimento e o desenvolvimento craniofacial de crianças de 3 meses a 8 anos de idade.

Tornava-se necessário, portanto, idealizar uma maneira de planejar-se o tratamento ortodôntico de acordo com os conhecimentos recém-adquiridos. Quando Margolis concluiu, em 1943, com base na análise de radiografias cefalométricas, que a inclinação ideal do incisivo inferior com relação ao plano mandibular deveria ser de $90° \pm 3°$, o que foi ratificado clinicamente por Tweed, 2 anos mais tarde ($90° \pm 5°$), ficou óbvio que o próximo passo seria a introdução das análises cefalométricas na planificação dos tratamentos.

Downs, em 1948, apresentou uma das primeiras análises cefalométricas efetivamente empregadas no diagnóstico e planejamento dos casos ortodônticos. Seguiram-se as análises preconizadas por Tweed (1952) e Steiner (1953), universalmente difundidas.

Com isto, a cefalometria alcançava seus objetivos básicos, ou seja: o estudo do crescimento craniofacial; diagnóstico das anomalias dentocraniofaciais; pla-

FIG. 1-2

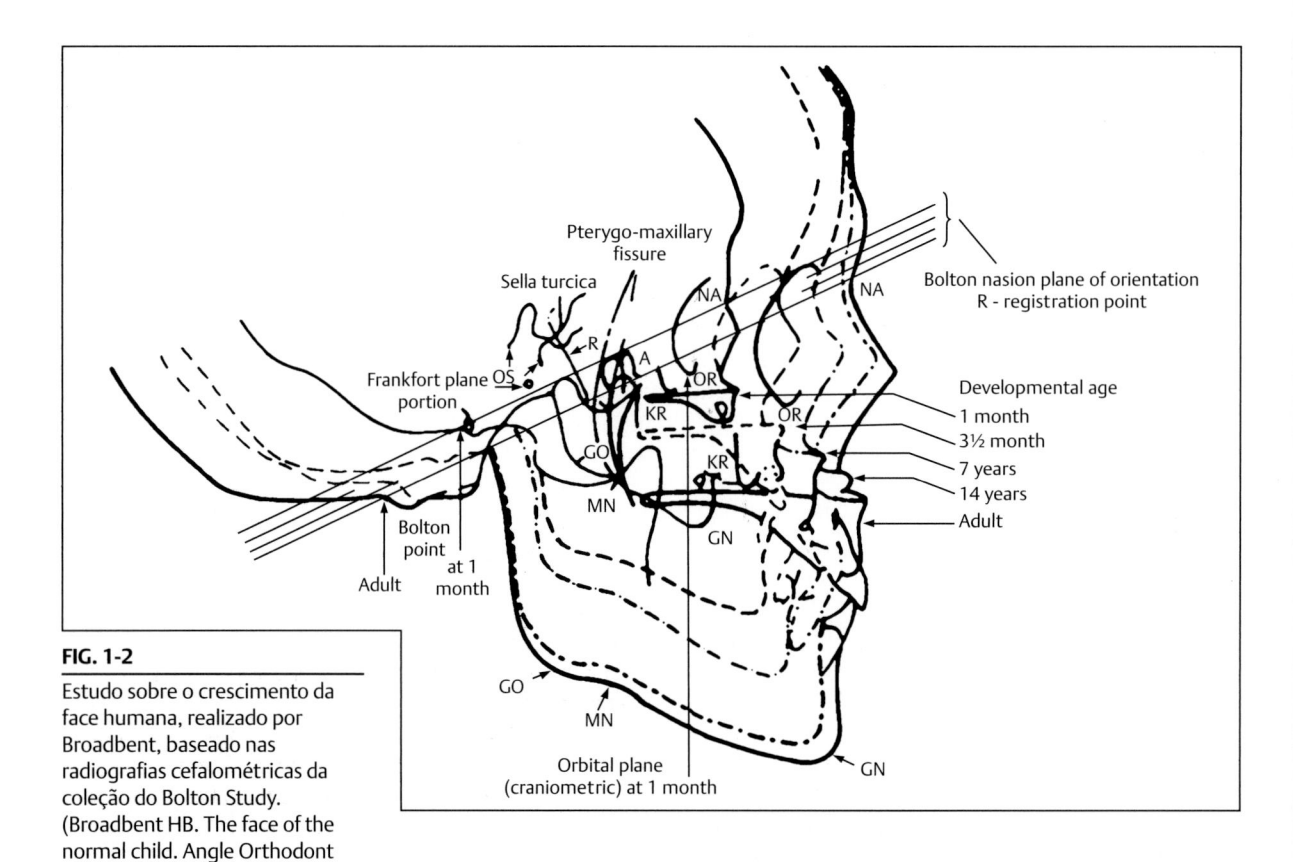

Estudo sobre o crescimento da face humana, realizado por Broadbent, baseado nas radiografias cefalométricas da coleção do Bolton Study. (Broadbent HB. The face of the normal child. Angle Orthodont 1937;7:183-208.)

nejamento do tratamento ortodôntico; avaliação dos casos tratados ortodonticamente; e, ainda, a comunicação dos objetivos do tratamento.

Dois grandes eventos muito contribuíram para o desenvolvimento da cefalometria. O *First Roentgenographic Cephalometric Workshop*, presidido por Salzmann, em 1957, na cidade de Cleveland (EUA), definiu pontos e planos cefalométricos, uniformizou técnicas, esclareceu interpretações e avaliou as aplicações clínicas das radiografias cefalométricas. Durante o evento, foram estabelecidos três diferentes métodos para a construção do plano mandibular: 1) uma linha tangente ao bordo mandibular; 2) uma linha unindo os pontos gônio e gnátio; e 3) uma linha unindo os pontos gônio e mento.

O *Second Research Cephalometric Workshop* aconteceu também em Cleveland, em 1959, e teve a função de discutir a praticabilidade e a aplicabilidade das normas e padrões desenvolvidos no campo das radiografias cefalométricas, além dos vários métodos de superposição de traçados, para uma melhor avaliação das modificações decorrentes do crescimento e do desenvolvimento do complexo craniofacial. Debateu-se ainda sobre os equipamentos e técnicas necessários para a pesquisa em humanos, em animais de experimentação e na cefalometria clínica; sobre a adaptação de estudos radiográficos cefalométricos para a pesquisa em outros campos da odontologia, medicina e estudos especiais.

Em 1956, foi comercializado o primeiro equipamento xerorradiográfico no mundo. Esse equipamento era constituído por um condicionador com placas cobertas por selênio para a exposição, e um processador que desenvolvia a imagem, transferindo-a para um papel especial. Mais tarde, autores, como Hurst *et al.* e Chate, elogiaram a nitidez do contorno da imagem conseguida com esse processo.

Algum tempo depois, a cefalometria clínica entrava na era da informática: Ricketts, em 1965, introduziu o traçado cefalométrico computadorizado, no qual os registros e medições são executados pelo computador. Esta nova tecnologia foi capaz de fornecer um grande número de informações, auxiliando ainda mais os ortodontistas a diagnosticar e planejar os seus casos.

Em meados da década de 1980, surgiram nos Estados Unidos os primeiros aparelhos de tomografia computadorizada volumétrica ou *cone beam*, apesar de só se terem tornado viáveis para a odontologia na primeira década do século XXI. O aparelho gira em torno da cabeça do paciente, gerando imagens em três dimensões, sendo possível obter também imagens bidimensionais. A grande vantagem é a possibilidade de conseguir-se qualquer imagem que se deseje. No que diz respeito à cefalometria, é possível, por exemplo, dividir a imagem correspondente à uma radiografia cefalométrica lateral a partir do plano médio sagital do paciente, gerando imagens dos lados direito e esquerdo sem que ocorra superposição de estruturas anatômicas.

VALOR CIENTÍFICO DA CEFALOMETRIA

Desde o advento do cefalostato, em 1931, ficou claro que a grande vantagem da cefalometria com relação à craniometria consistia em permitir a visualização de pontos de referência, faciais e cranianos, antes inacessíveis em seres vivos e, ainda, projetar toda a morfologia craniana em um só plano, facilitando sua mensuração. Tais pontos poderiam ser vistos em radiografias tomadas em norma lateral, as mais comumente utilizadas, como também nas radiografias posteroanteriores, em norma frontal. São possíveis ainda as radiografias basais, tomadas em norma vertical, e as oblíquas, tomadas em 45°, utilizadas principalmente para o cálculo da discrepância de arco dentário, durante a fase de dentição mista.

As pesquisas quantitativas sobre crescimento e desenvolvimento craniofacial sofreram novo impulso, já que a padronização da técnica permitiu a realização de estudos longitudinais, ou seja, o acompanhamento de um mesmo indivíduo através dos anos. Tornou-se possível a associação das radiografias cefalométricas com os implantes metálicos, propiciando aos pesquisadores a obtenção de informações referentes não apenas à quantidade, mas também sobre os locais onde ocorreu o crescimento.

A padronização permitiu ainda que se estudassem as alterações ocorridas durante o tratamento ortodôntico, pela comparação de grandezas numéricas ou das superposições de traçados.

Modificações no relacionamento entre maxila e mandíbula, alterações que ocorreram nos próprios ossos maxilares e no perfil facial, e a movimentação dentária conseguida puderam ser indentificadas e analisadas.

Por vezes, a cefalometria foi equivocadamente criticada por não conseguir expressar a realidade biológica por meio das grandezas numéricas. O erro está em procurar na cefalometria coisas que ela não pode fornecer. A utilização da radiografia cefalométrica é, reconhecidamente, uma ajuda valiosa no diagnóstico e no planejamento do tratamento. As análises cefalométricas, justamente pela objetividade de seus números, são instrumentos de diagnóstico com os quais os ortodontistas podem avaliar com precisão as relações esqueléticas e dentárias, normais ou anormais, e, desta forma, desenvolver o conceito de normalidade, tão importante na concepção de Tweed. Servem ainda como guias para o planejamento do tratamento ortodôntico e possibilitam a troca de informações entre os ortodontistas.

Entretanto, para que se possa fechar o diagnóstico ortodôntico, devem-se considerar outros exames ou meios de diagnóstico, como os exames clínico e fotográfico, histórico médico-familiar, modelos de estudo e radiografias complementares (intraorais, extraorais e, em alguns casos, de punho e mão, para análise do crescimento). A radiografia cefalométrica só é capaz de fornecer uma análise estática, isto é, do que acontece no momento em que a mesma foi obtida. Portanto, existe a necessidade de duas ou mais telerradiografias, tomadas em diferentes épocas, para possibilitar uma observação mais dinâmica do que já ocorreu ou do que ainda poderá acontecer.

Na opinião de Steiner, a cefalometria é a pedra fundamental sobre a qual se baseia o conceito e o conhecimento atual da ortodontia. De fato, existe uma clara delimitação entre o empirismo reinante antes da introdução da cefalometria e a fase científica que se seguiu.

CEFALOSTATO

Broadbent construiu seu cefalostato (aparelho utilizado para a fixação da cabeça de indivíduos vivos) obedecendo aos mesmos princípios de trabalho do craniostato (que fixa o crânio seco), para uso em conjunção com uma cadeira odontológica infantil. Utilizava duas fontes de raios X e dois chassis, de modo que a posição do paciente permanecia a mesma tanto para a tomada de radiografias laterais como para a obtenção das radiografias posteroanteriores. Embora esta técnica tornasse os estudos tridimensionais mais exatos, necessitava de duas ampolas de raios X, além de maior espaço físico. Também não permitia a tomada de radiografias oblíquas.

Em 1940, Higley aperfeiçoou a técnica proposta por Broadbent, utilizando apenas uma fonte de raios X. Desta forma, o cefalostato deveria ser capaz de girar, permitindo o posicionamento do paciente para a tomada de radiografias laterais, oblíquas e posteroanteriores.

Naquele mesmo ano, Margolis também apresentou o seu próprio cefalostato, no qual a fonte de raios X, o plano médio sagital e o filme estão sempre na mesma posição com relação um ao outro, fazendo com que a razão de distorção seja constante para qualquer tomada radiográfica. A cabeça do paciente pode ser girada para que o plano sagital fique em determinados ângulos com o raio central.

No *First Roentgenographic Cephalometric Workshop*, realizado em 1957, a distância-padrão de 1,524 metro (5 pés) entre a fonte emissora de raios X e o plano médio sagital da cabeça do paciente, utilizada originalmente por Simpson e Broadbent, foi ratificada. Decidiu-se ainda que a face esquerda do paciente deveria estar sempre mais próxima do filme (quanto mais próximo está o objeto do filme, menor será a ampliação de sua imagem radiográfica). As normas estabelecidas durante aquele encontro tiveram o objetivo de padronizar as tomadas radiográficas, pois, como não se conseguia eliminar totalmente as distorções (Fig. 1-3), procurou-se padronizar o erro, pela obtenção de radiografias que apresentassem sempre a mesma ampliação (a ampliação da imagem numa radiografia cefalométrica varia entre 5 e 8 por cento). Na concepção de diversos autores, a padronização é o aspecto mais importante a ser considerado em se tratando de radiografias cefalométricas.

FIG. 1-3

Visão superior demonstrando esquematicamente o efeito da divergência do feixe de raios X sobre uma estrutura como a mandíbula. O raio central está direcionado para o centro dos posicionadores auriculares, localizados posteriormente àquela estrutura.

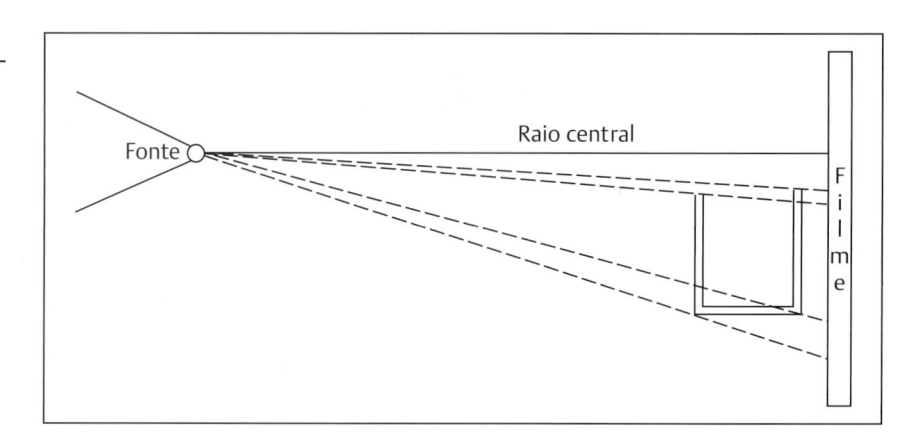

FILMES RADIOGRÁFICOS

Os filmes radiográficos são compostos por uma película de celuloide coberta por uma gelatina, na qual estão os cristais de brometo de prata. São classificados em lentos, normais, rápidos e ultrarrápidos. A velocidade dos filmes é diretamente proporcional ao tamanho dos grãos de brometo de prata e inversamente proporcional à nitidez da imagem. Isto significa que os filmes mais rápidos exigem menor exposição à radiação, mas, por outro lado, reduzem a nitidez da imagem radiográfica. Quando se pretende apenas visualizar a face do paciente, o filme deve medir 18 × 24 centímetros. Para estudos mais detalhados, recomendam-se filmes maiores, como os de 24 × 30 centímetros.

REGULAGEM DO APARELHO DE RAIOS X

Nos aparelhos de radiografia cefalométrica, a kilovoltagem, a miliamperagem e o tempo de exposição são reguláveis de acordo com a idade e a constituição física do paciente. A kilovoltagem é o fator determinante da força de penetração dos raios X. Tem influência sobre a dose, de tal forma, que um aumento de 10 KVp permite diminuir a dose à metade. Sua amplitude de variação está entre 80 e 96 KVp para as telerradiografias. A miliamperagem determina a intensidade (quantidade de fótons) do feixe. Representa a corrente que passa pelo tubo sob a forma de feixe de elétrons, alcançando até 30 mA. O tempo de exposição determina a dose da radiação, em miliamperes-segundo (mAs), e geralmente varia em torno de 0,4 segundo.

TOMADA DA TELERRADIOGRAFIA DE PERFIL OU EM NORMA LATERAL

O cefalostato possui duas hastes radiolúcidas, longas e paralelas, equipadas, em sua porção inferior, com um dispositivo radiopaco, que é introduzido no conduto auditivo externo do paciente. Estes dispositivos são denominados posicionadores auriculares, ou olivas auriculares, como são chamados por alguns autores, por seu formato semelhante ao de uma azeitona (Fig. 1-4A e B).

O feixe central de raios X deve estar direcionado para o centro dos posicionadores auriculares (Fig. 1-5). As hastes são móveis no sentido horizontal, aproximando-se ou afastando-se da cabeça do paciente, para permitir o seu correto posicionamento.

A cadeira deve ser deixada ligeiramente mais baixa do que seria a posição mais confortável, de tal maneira que o paciente alcance com certa dificuldade os posicionadores auriculares. Estes ocuparão uma posição mais alta dentro dos condutos auditivos externos, produzindo uma imagem radiográfica mais próxima do pório anatômico.

Todos os cefalostatos utilizam o meato acústico, ou conduto auditivo externo, para orientação e imobilização da cabeça do paciente, admitindo-se que o eixo transmeatal é perpendicular ao plano médio sagital. O objetivo desse procedimento é garantir que este plano permaneça perpendicular ao solo.

O próximo passo será posicionar o rebordo inferior da órbita no mesmo plano dos posicionadores auriculares (plano horizontal de Frankfurt paralelo ao solo), mantendo-se esta posição por meio do suporte anterior do cefalostato (Fig. 1-4C), que ficará apoiado na região do násio do paciente. Este deve, então, ser solicitado a manter os dentes em oclusão.

O chassi porta-filme localiza-se sempre junto ao posicionador mais afastado da fonte de raios X (Fig. 1-4D), permitindo a colocação do filme o mais próximo possível da face esquerda do paciente e, ao mesmo tempo, perpendicularmente ao solo. Por este motivo, as imagens das estruturas localizadas do lado esquerdo da cabeça do paciente estão mais próximas do tamanho real.

Um filtro de alumínio em forma de cunha deve ser inserido entre o chassi porta-filme e a face do paciente (Fig. 1-4E), a fim de obter-se maior contraste dos tecidos moles, tornando o perfil tegumentar mais nítido nas radiografias.

Normalmente, dois *écrans* intensificadores são colocados de cada lado do filme, para que se possa reduzir a dose, já que estes dispositivos aumentam a

FIG. 1-4

Cefalostato e chassi.
A) Posicionadores auriculares;
B) hastes; *C)* suporte anterior do cefalostato; *D)* chassi porta-filme;
E) filtro de alumínio.

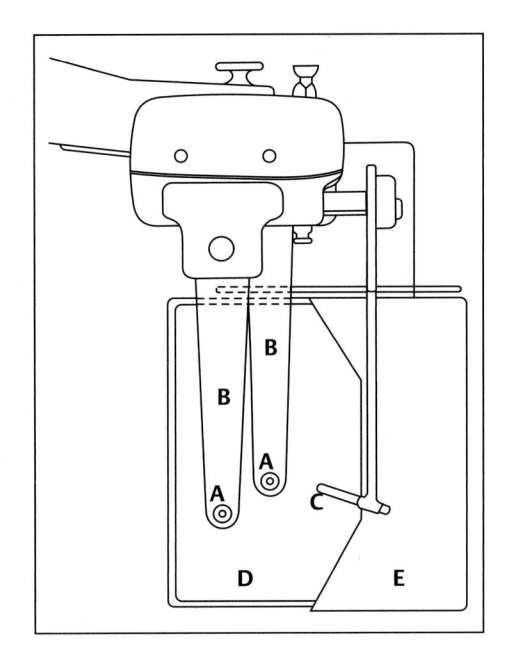

FIG. 1-5

Tomada da telerradiografia de perfil (norma lateral). A distância da fonte de raios X até o plano médio sagital do paciente é de 1,524 m. O feixe central de raios X está direcionado para o centro dos posicionadores auriculares.

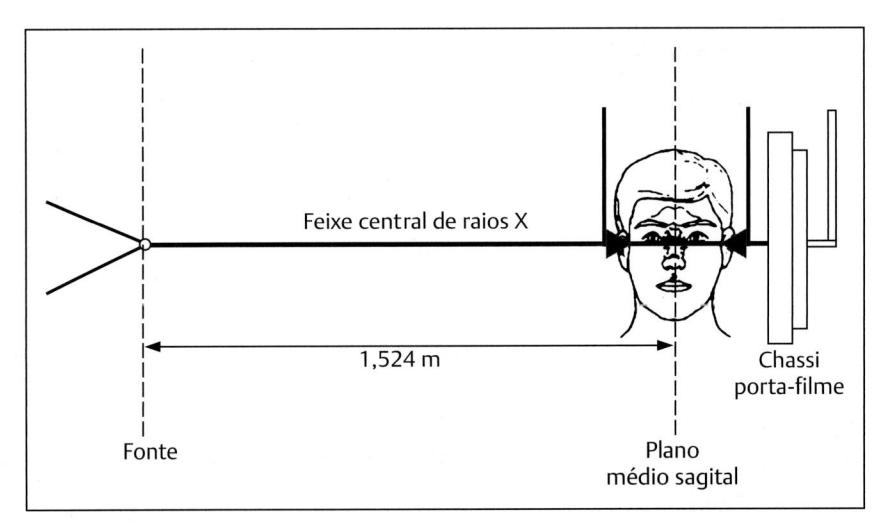

sensibilidade da película, pois são capazes de emitir luz visível quando expostos aos raios X, imprimindo fotograficamente a imagem.

É recomendável o uso de colimadores para restringir a área irradiada e, consequentemente, a radiação secundária, responsável pelo "velo" (perda de contraste) da imagem. Para uma redução ainda maior da radiação secundária, pode-se utilizar também um filtro na saída do anodo (fonte de raios X) e uma grade na frente do filme. Esta grade deixa passar o feixe de raios X principal, mas bloqueia a radiação secundária, que não passa perpendicularmente a ela.

RESUMO DOS PROCEDIMENTOS

A sequência de procedimentos recomendada para a obtenção da radiografia cefalométrica de perfil é a seguinte:

1. Colocação do filme, *écrans* intensificadores e grade, no chassi.
2. Colocação do chassi no porta-chassi.

3. Regulagem da kilovoltagem, miliamperagem e tempo de exposição.
4. Posicionamento do paciente, com o lado esquerdo da face voltado para o filme.
5. Introdução dos posicionadores auriculares nos condutos auditivos do paciente.
6. Posicionamento do plano horizontal de Frankfurt paralelamente ao solo. Fixar esta posição, apoiando o suporte anterior do cefalostato na altura do násio do paciente.
7. Colocação do filtro para tecidos moles.
8. Orientação do paciente para manter os dentes em oclusão e não deglutir.
9. Tomada radiográfica propriamente dita.

TOMADA DA TELERRADIOGRAFIA POSTEROANTERIOR OU EM NORMA FRONTAL

Para a tomada deste tipo de radiografia, o paciente deve perfazer um giro de 90° com relação ao filme, de modo que o feixe de raios X central divida o eixo transmeatal em duas metades iguais. O nariz do paciente toca o chassi (Fig. 1-6).

FIG. 1-6

Tomada da telerradiografia posteroanterior (norma frontal). A distância da fonte de raios X até o eixo transmeatal do paciente é de 1,524 m. O feixe central de raios X divide o eixo transmeatal em duas metades iguais.

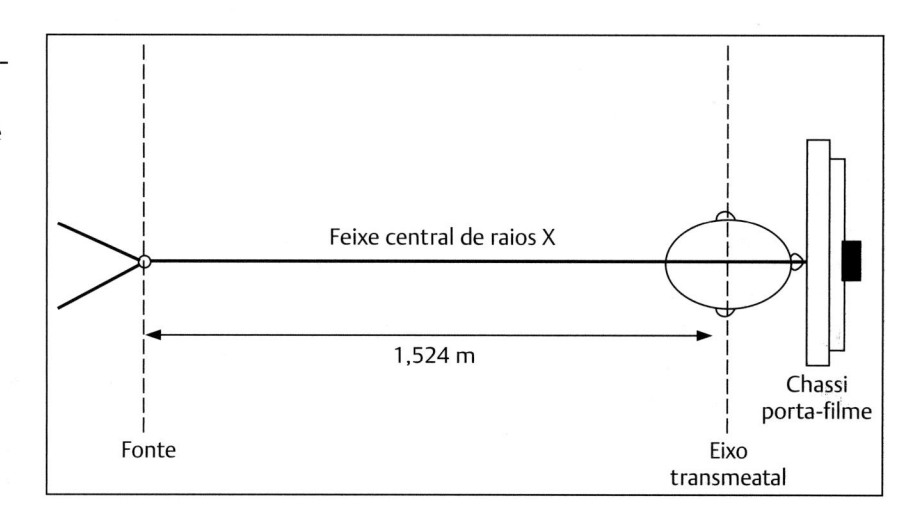

TOMADA DA TELERRADIOGRAFIA BASAL OU EM NORMA VERTICAL

Na incidência basal, o paciente deve deitar-se de costas sobre a cadeira, com as mãos segurando firmemente o espaldar, para possibilitar a melhor tomada radiográfica. O plano horizontal de Frankfurt deve ficar perpendicular ao solo e paralelo ao chassi. O feixe de raios X incide sob o mento, perpendicularmente ao chassi.

TOMADA DA TELERRADIOGRAFIA OBLÍQUA

As radiografias cefalométricas oblíquas, dos lados esquerdo e direito, são tomadas a 45°, com relação à radiografia lateral. O feixe de raios X incide por detrás de um dos ramos, evitando a superposição das metades da mandíbula.

REVELAÇÃO DA RADIOGRAFIA

A revelação é um processo químico que se aplica ao filme radiográfico que foi exposto aos raios X. Sua finalidade é fazer com que a imagem latente invisível se torne visível e permanente.

Os agentes reveladores transformam os sais de prata oxidados pelos raios X em prata metálica, fixando-os à película e produzindo a imagem radiolúcida; ao mesmo tempo, fazem desprender os sais de prata não-oxidados.

O fixador remove da emulsão os sais de prata não-oxidados que ainda estejam na película, produzindo a imagem radiopaca. Também tem a função de neutralizar o revelador.

BIBLIOGRAFIA

Alen WI. Historical aspects of roentgenographic cephalometry. Am J Orthod 1963;49:451-459.

Beszkin E, Lipszyc M, Voronovitsky L, Zielinsky L. Cefalometría clínica. Buenos Aires: Editorial Mundi, 1966.

Björk A. The face in profile; an anthropological X-ray investigation of Swedish children and conscripts. Lund: Berlingska Boktryckeriet, 1947.

Broadbent HB. A new X-ray technique and its application to orthodontia. Angle Orthodont 1931;1:45-66.

Broadbent HB. The face of the normal child. Angle Orthodont 1937;7:183-208.

Broadbent HB. Bolton standards and technique in orthodontic practice. Angle Orthodont 1937;7:209-233.

Brodie AG. On the growth pattern of the human head from the third month to the eight year of life. Am J Anat 1941;68:209-262.

Castellino A, Provera H, Santini R. La cefalometria en el diagnóstico ortodóncico. Rosario: La Medica, 1956.

Chate RAC. A cephalometric appraisal of xeroradiography. Am J Orthod 1980;77:547-567.

Graber TM. Ortodoncia – teoría y práctica. Cidade do México: Interamericana, 1974.

Higley LB. Lateral head roentgenograms and their relation to the orthodontic problem. Am J Orthod Oral Surg 1940;26:768-778.

Hurst RVV, Schwaninger B, Shaye R, Chadha JM. Landmark identification accurancy in xeroradiographic cephalometry. Am J Orthod 1978;73:568-574.

Hurst RVV, Schwaninger B, Shaye R. Interobserver realibility in xeroradiographic cephalometry. Am J Orthod 1979;75:179-83.

Langlade M. Cefalometria ortodôntica. São Paulo: Liv. Ed. Santos, 1993.

Margolis HI. Standardized X-ray cephalometrics. Am J Orthod Oral Surg 1940;26:725-740.

McCowen CS. Usefulness of an X-ray machine in orthodonthic. Int J Orthod 1923;9:230-235.

Pacini AJ. Roentgen ray anthropometry of the skull. J Radiol 1922;3:230-238.

Pacini AJ. A system of roentgen ray anthropometry (the skull). Part II. J Radiol 1922;3:322-331.

Pacini AJ. Roentgen ray anthropometry (the skull). J Radiol 1922;3:418-426.

Pereira CB, Galvão CAAN. Pioneiros da cefalometria radiográfica ortodôntica. Odontólogo Moderno 1983;10:47-53.

Pereira CB, Mundstock CA, Berthold TB. Introdução à cefalometria radiográfica. São Paulo: Pancast Editorial, 1989.

Ricketts RM. The evolution of diagnosis to computerized cephalometrics. Am J Orthod 1969;55:795-803.

Riesner SE. X-ray profiles in orthodontia. Int J Orthod 1929;15:813-816.

Rosenthal E. Cem anos da descoberta dos raios X (1895-1995). São Paulo: IMOSP, 1995.

Salzmann JA. First roentgenographic cephalometric workshop. Am J Orthod 1958;44:899-900.

Salzmann JA. Résumé of the workshop and limitations of the technique. Am J Orthod 1958;44:901-905.

Salzmann JA. The second workshop on roentgenographic cephalometrics. Am J Orthod 1959;45:696-697, 716.

Salzmann JA. The research workshop on cephalometrics. Am J Orthod 1960;46:834-847.

Simpson CO. A discussion of the principles involved in the radiographic study of facial deformity. Int J Orthod 1928;14:1099-1104.

Simpson CO. A procedure for obtaining a radiographic images of the facial profile in the sagital plane. Int J Orthod 1929;15:79-85.

Stafne EC, Gibilisco JA. Diagnóstico radiográfico bucal. Rio de Janeiro: Interamericana, 1982.

Thurow R. Fifty years cephalometric radiography. Angle Orthodont 1981;51:89-91.

Cefalograma

Capítulo 2

TÉCNICA DO TRAÇADO

O traçado cefalométrico, ou cefalograma, é a cópia, feita em papel de acetato transparente, das estruturas anatômicas visualizadas na radiografia cefalométrica. Essas estruturas devem ser traçadas obedecendo-se a uma sequência lógica. É recomendável verificar, antes do início do trabalho, se todas as estruturas importantes estão englobadas pelo papel de acetato. Outro fator relevante é o paralelismo da borda superior da folha de acetato com o plano horizontal de Frankfurt da imagem, caso a radiografia a ser traçada seja a de perfil.

Para facilitar a comparação das superposições de traçados seriados, dois procedimentos foram sugeridos por Steiner. O uso de linhas cheias, tracejadas e/ou pontilhadas, com o objetivo de caracterizar diferentes fases do tratamento, justifica-se pela simplicidade. Entretanto, quando superpostos, os traçados confundem-se, dificultando a interpretação. O mais adequado talvez seja o emprego de várias cores, já convencionadas:

Preto	Traçado inicial
Azul	Traçado da fase de tratamento
Vermelho	Traçado final
Verde	Traçado da fase de contenção
Marrom	Traçado da fase de pós-contenção

Esta composição de cores ajuda a selecionar traçados específicos e a distinguir um do outro, facilitando a visualização, quando superpostos. A linha interrompida geralmente é utilizada para traçar o contorno das estruturas pouco nítidas.

A identificação do traçado deve incluir o nome e a idade do paciente, assim como a data em que a radiografia foi obtida.

ESTRUTURAS ANATÔMICAS DO CEFALOGRAMA LATERAL

O traçado cefalométrico não pode ser conseguido sem um conhecimento preciso das estruturas anatômicas do crânio e da face. Existe uma quantidade quase ilimitada de detalhes que podem ser traçados, mas, na prática, devem-se copiar apenas os limites que permitam a realização das análises clínicas, para a compreensão do padrão cefalométrico que está sendo estudado.

Na radiografia cefalométrica de perfil, a divergência do feixe de raios X pode ter como consequência o aparecimento de dupla imagem, no caso das estruturas bilaterais. De acordo com Salzmann, as imagens das estruturas anatômicas do lado esquerdo encontram-se mais próximas das imagens radiopacas dos posicionadores auriculares do que as do lado direito.

Por exemplo, a imagem do bordo inferior esquerdo da mandíbula é superior à imagem correspondente à do lado direito. A imagem do bordo posterior esquerdo da mandíbula é distal à do lado direito. Esta mesma regra também se aplica a todas as estruturas bilaterais, com excessão dos dentes (Fig. 2-1).

No caso dos primeiros molares, é necessário verificar, primeiro, se existe assimetria dentária no sentido anteroposterior, por meio da análise dos modelos de estudo. Essas assimetrias são comuns nas subdivisões das Classes II e III (Angle).

No caso dos incisivos centrais, a imagem a ser traçada é a mais anterior.

FIG. 2-1
Efeito da divergência do feixe de raios X sobre a imagem das estruturas laterais (pares).

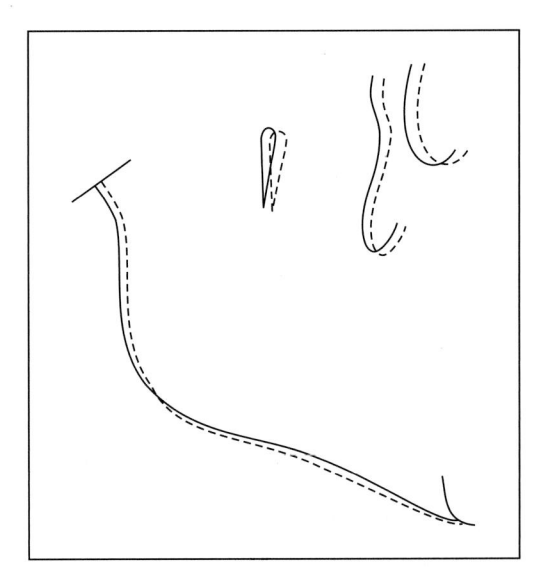

Quando a radiografia cefalométrica é obtida estritamente dentro da técnica, as imagens dos dois posicionadores auriculares superpõem-se exatamente, sendo a imagem do posicionador do lado direito um pouco maior do que a do lado esquerdo.

Após desenhar as estruturas bilaterais, pode-se optar por determinar um ponto médio entre os dois traçados, como preferem alguns autores, ou utilizar preferencialmente os pontos localizados sobre as estruturas do lado esquerdo como subsídio para as análises, por apresentarem menor distorção. Este procedimento foi o adotado pelo autor no presente manual. As imagens das estruturas do lado direito, tracejadas com linha descontínua, ficam reservadas para a comparação.

Estruturas anatômicas (Fig. 2-2)

Base do crânio

- *Região inferior:* compreende o contorno da margem posterior (1) e inferior (2) do forame magno, margem inferior do côndilo do osso occipital (3) e margem anterior do forame magno (4).
- *Região posterior* (6): constituída pelos ossos occipital e esfenoide. Estende-se obliquamente desde o forame magno até o dorso da sela túrcica (7), sobre o plano médio sagital. Geralmente sua porção média fica mascarada pela imagem radiopaca dos posicionadores auriculares do cefalostato (5), a qual, traçada com o gabarito, substitui o conduto auditivo externo.
- *Sela túrcica:* situada sobre a região média sagital do centro do osso esfenoide. Sua imagem semicircular pode ser dividida em três partes: anteriormente, situa-se o tubérculo da sela (9); centralmente, a fossa hipofisária (8); e, posteriormente, o dorso da sela (7). Radiograficamente, o tubérculo da sela (9), mais frequentemente, e o dorso da sela (7), algumas vezes, podem formar uma sombra contínua com os processos clinoides anterior (11) e posterior (10) do osso esfenoide, respectivamente (Fig. 2-3).
- *Teto da órbita* (12): estrutura bilateral representada por uma linha contínua, que começa no processo clinoide anterior e cruza a crista supraorbital.
- *Plano do osso esfenoide* (13): contorno horizontal, situado ventralmente ao tubérculo da sela.
- *Placa cribriforme do osso etmoide* (14): estende-se anteriormente, a partir do plano do osso esfenoide (13), e curva-se ligeiramente para cima, unindo-se com a tábua interna do osso frontal.
- *Grandes asas do osso esfenoide* (15): radiograficamente, correspondem a duas linhas curvas que se estendem desde a porção petrosa do osso occipital, até cruzarem as imagens do plano do osso esfenoide (13) e do teto da órbita (12).

Cefalograma

FIG. 2-2

Estruturas anatômicas visualizadas na radiografia cefalométrica de perfil.

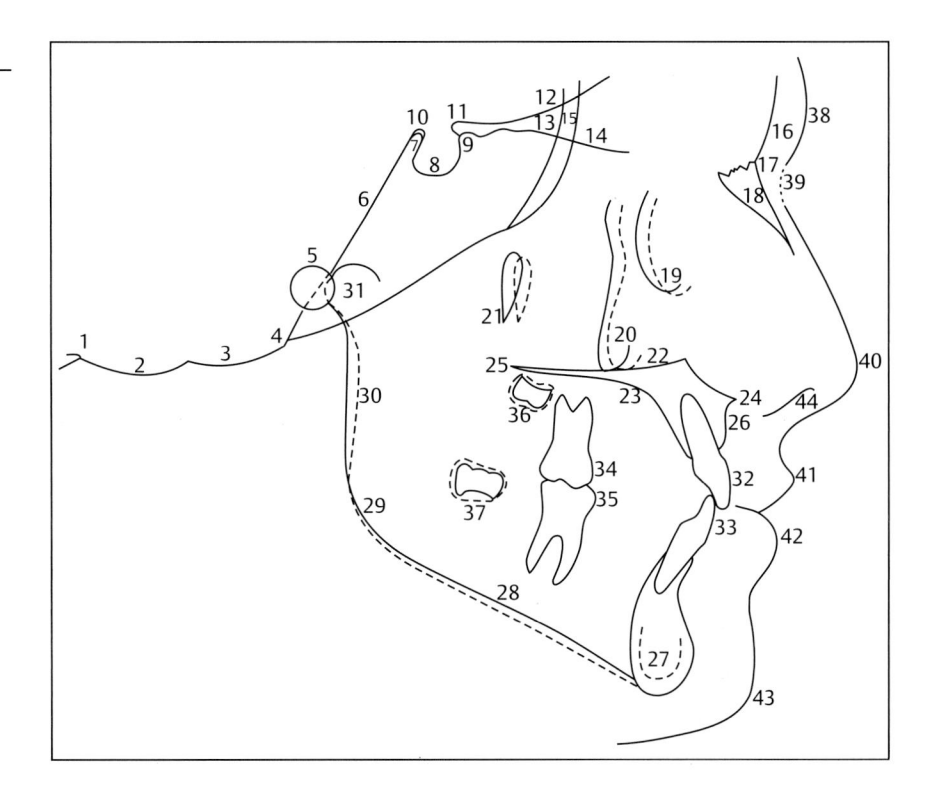

FIG. 2-3

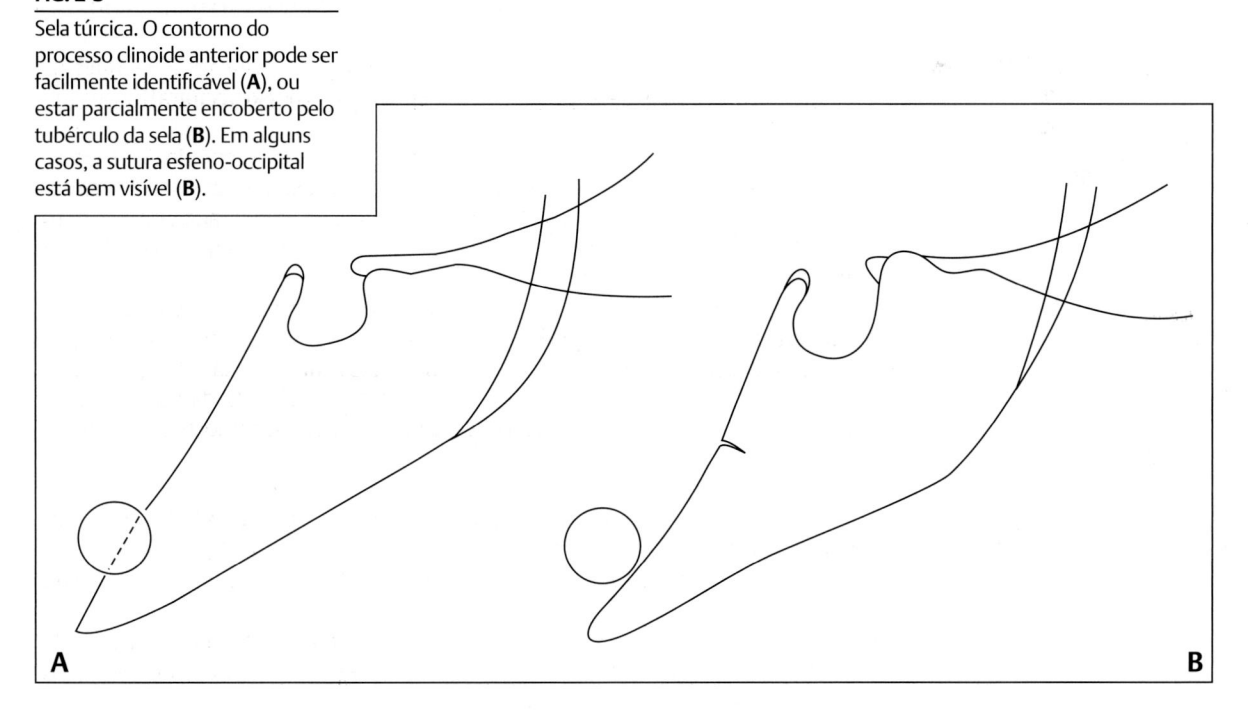

Sela túrcica. O contorno do processo clinoide anterior pode ser facilmente identificável (**A**), ou estar parcialmente encoberto pelo tubérculo da sela (**B**). Em alguns casos, a sutura esfeno-occipital está bem visível (**B**).

Estruturas da face

- *Região superior:* compreende a área limítrofe entre o crânio e a face. Corresponde ao contorno da região anterior do osso frontal (16), sutura frontonasal (17), contorno dos ossos nasais (18), contorno orbitário (19), processo zigomático (20) e fissura pterigomaxilar (21). O contorno do processo zigomático da maxila (20) corresponde a uma linha situada posteriormente à órbita (19), que se estende, aproximadamente, da placa cribriforme do osso etmoide (14) ao soalho da cavidade nasal (22). A partir do nível do primeiro molar superior (34), curva-se para a frente e para cima, em direção ao contorno inferior da órbita (19). A fissura pterigomaxilar (21) apresenta forma triangular ou de gota invertida. Encontra-se situada acima e posteriormente à espinha nasal posterior (25). É constituída, na sua porção anterior, pela tuberosidade da maxila, e, posteriormente, pela curva anterior do processo pterigoide do osso esfenoide.
- *Maxila:* compreende o palato ósseo (22 e 23), a espinha nasal anterior (24), a espinha nasal posterior (25) e a pré-maxila (26). A região superior do palato ósseo corresponde ao soalho da cavidade nasal (22), e a inferior, ao teto da cavidade oral (23). Estende-se desde a espinha nasal anterior (24), que é o processo mediano formado pela união das extensões anteriores das duas pré-maxilas, até a espinha nasal posterior (25), representada pela união das projeções das extremidades mesiais das bordas posteriores dos ossos palatinos. A pré-maxila (26) corresponde ao contorno anterior do palato e do osso alveolar, desde a espinha nasal anterior (24) até a junção com o incisivo central superior (32). Em seu trajeto, curva-se em uma concavidade que se prolonga anteriormente para baixo, contornando o processo alveolar da área incisal.
- *Mandíbula:* compreende a sínfise (27), o corpo (28), o ramo (30) e o processo condilar (31). A imagem da sínfise mandibular (27) inicia-se na união do processo alveolar com a face vestibular do incisivo central inferior (33) e estende-se até a face lingual do mesmo dente. O limite interno de sua cortical óssea deve ser traçado. O corpo mandibular (28) fica compreendido entre a sínfise (27) e o ângulo goníaco (29). Como frequentemente o processo condilar (31) apresenta-se mascarado pelos posicionadores auriculares do cefalostato e pela porção petrosa do osso temporal, a imagem correspondente ao ramo mandibular (30) deve ser traçada desde o ângulo (29) até onde for possível a visualização radiográfica. A identificação dos lados esquerdo e direito pode ser dificultada caso ocorra uma rotação da cabeça do paciente no momento da tomada radiográfica (Fig. 2-4).

FIG. 2-4

A mandíbula pode também apresentar dupla imagem por causa do efeito da rotação da cabeça no momento da obtenção da telerradiografia. Dependendo do tipo de rotação, o deslocamento pode ser horizontal (**A**), vertical (**B**) ou a combinação de ambos (**C**). É preciso identificar convenientemente tais problemas, para poder distingui-los da verdadeira assimetria.

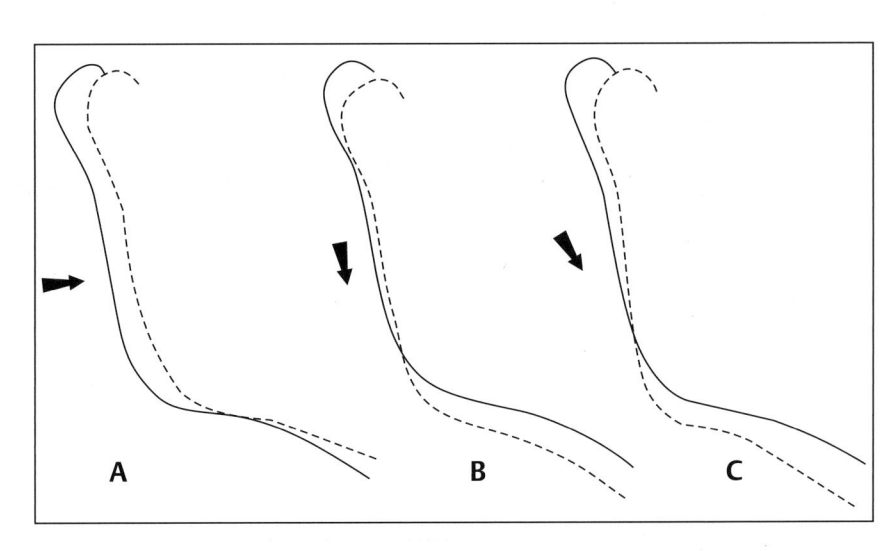

Cefalograma

- *Dentes:* devem ser copiadas as imagens mais anteriores dos incisivos centrais superior (32) e inferior (33), e delineados os primeiros molares, superior (34) e inferior (35). Um gabarito com o formato destes dentes pode ser utilizado, para facilitar o traçado. Traçar também o contorno das lojas e dos germens dos terceiros molares, superior (36) e inferior (37).
- *Perfil facial:* inicia-se o desenho num ponto ligeiramente acima da glabela (38), continuando até que o contorno do mento esteja completo (43). Neste trajeto, devem ser traçados os contornos do nariz (40), do lábio superior (41) e do lábio inferior (42). Caso tenha havido compressão dos tecidos pelo suporte anterior do cefalostato, o desenho desta região (39) deve ser feito em linha tracejada. A delimitação da asa do nariz (44) torna o perfil mais real.

PONTOS DE REFERÊNCIA

Os pontos de referência cefalométricos são aqueles identificados sobre radiografias cefalométricas, e servem como guias para a construção de linhas e planos.

A estabilidade destes pontos é afetada por diversos fatores. Steiner advertiu que, na radiografia lateral, quando a cabeça for desviada da exata posição de perfil, os pontos sagitais sofrem um grau mínimo de deslocamento, ao passo que as estruturas localizadas fora do plano médio sagital mudam severamente de posição. Neste caso, estruturas de lados opostos da cabeça movem-se em direções contrárias.

Os pontos de referência dividem-se em dois grupos: os que estão situados no plano médio sagital (sagitais ou ímpares), e os laterais (pares). Os mais comumente utilizados, vistos em radiografias cefalométricas laterais (Fig. 2-5), são os seguintes.

Pontos sagitais ou ímpares

- *Básio (Ba):* ponto mais inferior sobre a margem anterior do forame magno, no plano médio sagital.
- *Sela (S):* ponto situado no centro geométrico da sela túrcica, determinado por inspeção.

FIG. 2-5

Pontos de referência visualizados na radiografia cefalométrica de perfil.

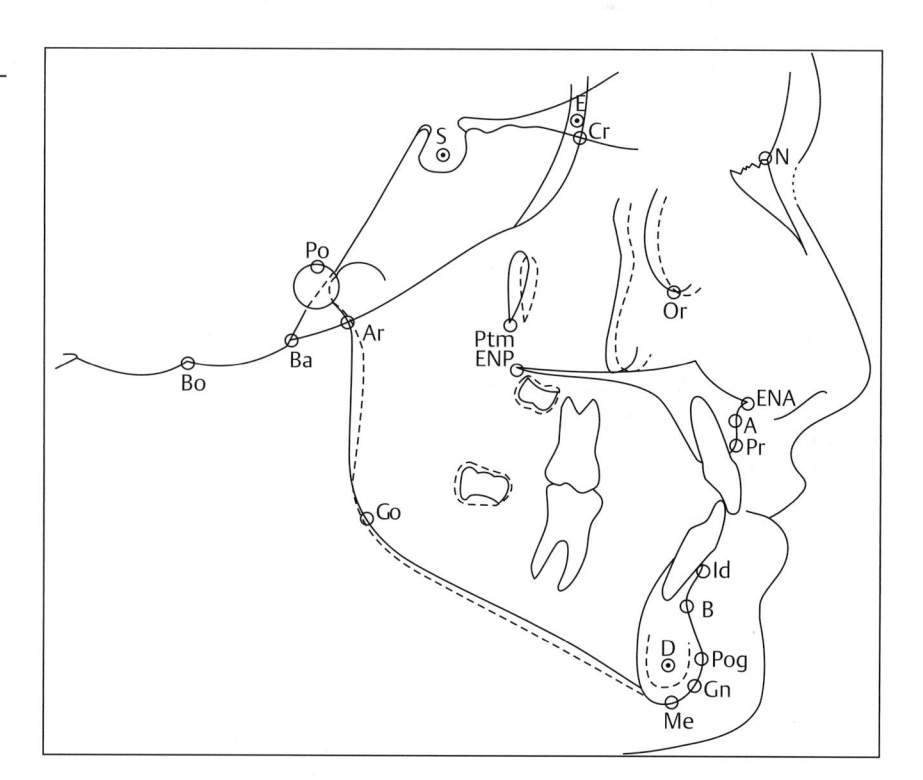

- *Násio (N):* ponto mais anterior da sutura frontonasal, visto lateralmente.
- *Espinha nasal anterior (ENA):* ponto situado na extremidade da espinha nasal anterior.
- *Espinha nasal posterior (ENP):* ponto situado na extremidade da espinha nasal posterior.
- *Ponto A (subespinhal):* ponto mais profundo do contorno da pré-maxila, localizado entre o ponto ENA e o próstio. Teoricamente, delimita a junção do osso alveolar com o osso basal.
- *Próstio (Pr):* ponto mais anterior do processo alveolar da pré-maxila, geralmente situado entre os incisivos centrais superiores, na extremidade do septo interalveolar.
- *Ponto B (supramental):* ponto mais profundo do contorno do processo alveolar da mandíbula, entre os pontos infradental e pogônio. Teoricamente, delimita a junção do osso alveolar com o osso basal.
- *Infradental (Id):* ponto mais anterior do processo alveolar da mandíbula, geralmente situado entre os incisivos centrais, na extremidade do septo interalveolar.
- *Pogônio (Pog):* ponto mais anterior do contorno da sínfise mandibular. É determinado por inspeção.
- *Gnátio (Gn):* ponto situado na metade da distância entre os pontos mais anterior (pogônio) e mais inferior (mento) do contorno da sínfise mandibular. Também pode ser determinado pela bissetriz do ângulo formado entre o plano mandibular e uma perpendicular a este, que tangencie a região mais anterior da sínfise (Fig. 2-6).
- *Mento (Me):* ponto mais inferior do contorno da sínfise mandibular.
- *Ponto D (D):* ponto situado no centro do contorno da seção transversal da sínfise mandibular.

FIG. 2-6
Localização do ponto Gn (gnátio).

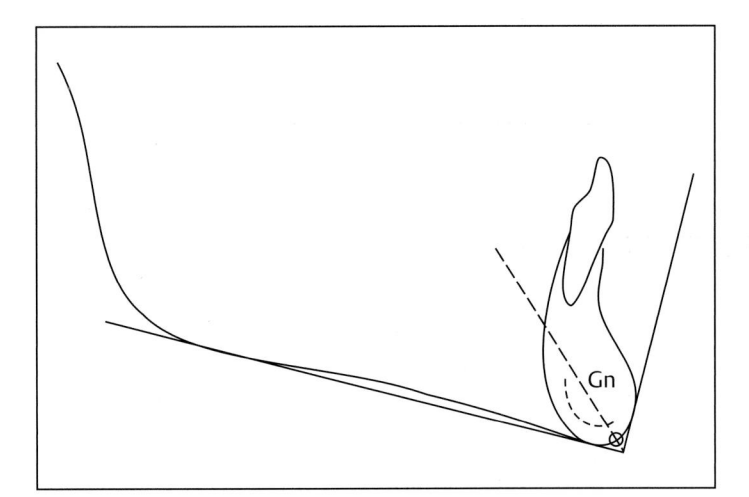

Pontos laterais ou pares

- *Bolton (Bo):* ponto localizado no espaço correspondente ao centro do forame magno. Visto lateralmente, é o ponto mais alto das concavidades situadas atrás dos côndilos occipitais.
- *Articular (Ar):* ponto situado na interseção do contorno posterior do processo condilar da mandíbula com a base do osso occipital.
- *Pório (Po):* o pório anatômico é o ponto mais alto do conduto auditivo externo. Entretanto, sua imagem é de difícil visualização, por ser mascarada pela porção petrosa do osso temporal. Na prática, utiliza-se o pório mecânico,

ponto situado 4,5 milímetros acima do centro da imagem radiopaca dos posicionadores auriculares do cefalostato (Fig. 2-7).
- *Orbitário (Or):* ponto mais inferior sobre a margem inferior da órbita esquerda.
- *Pterigomaxilar (Ptm):* ponto situado no vértice da imagem da fissura pterigomaxilar.
- *Cribriforme (Cr):* ponto localizado na interseção da placa cribriforme do osso etmoide com a asa maior do esfenoide (a mais anterior).
- *Gônio (Go):* ponto médio entre os pontos mais posterior e mais inferior do ângulo mandibular. Também pode ser determinado pela interseção da bissetriz do ângulo formado por tangentes às bordas posterior e inferior da mandíbula com o ângulo goníaco (Fig. 2-8).
- *Etmoide (E):* ponto situado no centro geométrico das asas maiores do esfenoide.

FIG. 2-7
Localização do ponto Po (pório).

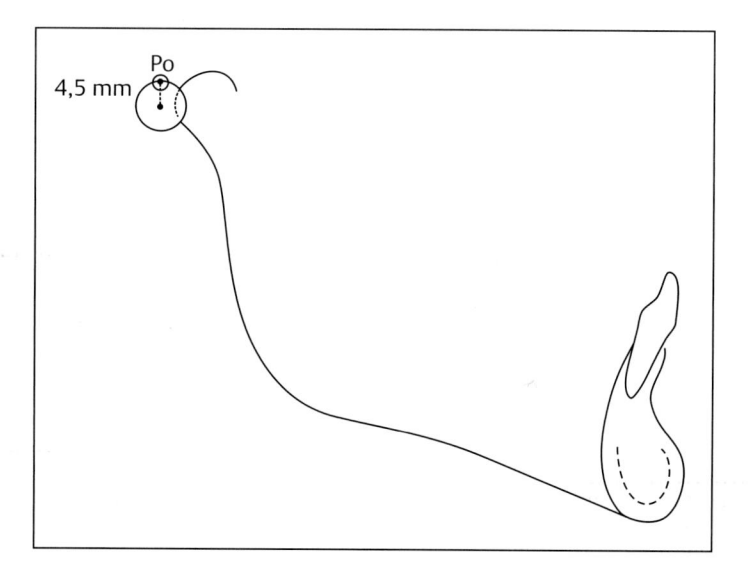

FIG. 2-8
Localização do ponto Go (gônio).

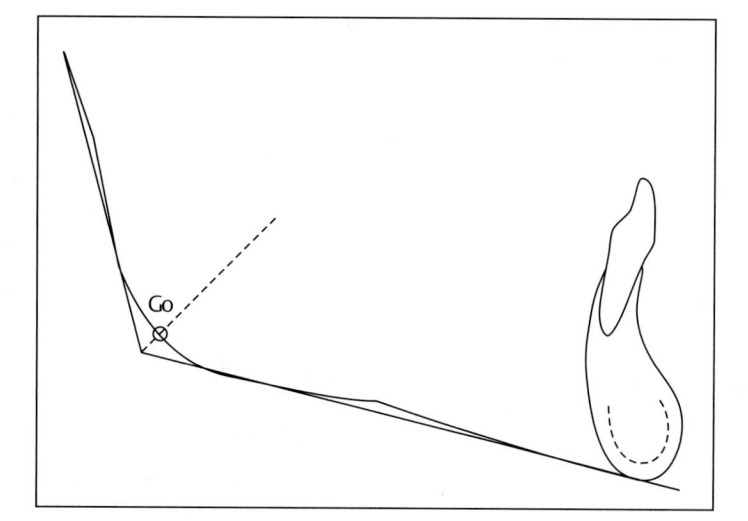

LINHAS E PLANOS

Plano de referência (Fig. 2-9) é um plano selecionado como base para comparações, quando se deseja realizar medições lineares e angulares. É muito útil em estudos seccionais, podendo ser mais ou menos arbitrário. Não deve ser confundido com plano de orientação, que permite reencontrar sempre a mesma posição da cabeça, para a tomada das telerradiografias, nem com plano de superposição, o qual, usado em estudos seriados para avaliar as modificações decorrentes do crescimento ou do tratamento ortodôntico, exige uma evidência prévia de relativa estabilidade.

Broadbent, em seus primeiros trabalhos, usou como referência a linha S-N e o plano horizontal de Frankfurt, acrescentando depois o plano Bolton (Bo-N), de onde traçou uma perpendicular até o ponto S e, na metade geométrica, determinou o ponto "R", que usou como ponto de registro nas superposições de traçados seriados.

Verdadeiramente, não existem planos sobre um traçado cefalométrico, pois somente dois pontos são utilizados. Entretanto, alguns planos cefalométricos foram originalmente definidos em crânios secos, com base em três pontos e, por isso, continuam sendo denominados "plano".

A linha S-N foi considerada por Björk a mais estável dentre os planos de referência, e, consequentemente, a mais útil para estudos de crescimento. Steiner chegou a conclusão semelhante, adotando esta linha como referência para sua análise cefalométrica.

De fato, os pontos cranianos S e N são pontos ímpares, isto é, estão situados sobre o plano médio sagital, e o ponto S está razoavelmente isolado das áreas onde ocorrem movimentação dentária e alterações de crescimento. Entretanto, a relativa estabilidade deste ponto, quando associada a uma provável modificação posicional do násio, causada principalmente pelo crescimento, pode afetar a orientação da linha S-N em alguns graus.

FIG. 2-9

Linhas e planos. *A)* Linha S-N; *B)* plano horizontal de Frankfurt; *C)* plano palatal; *D)* plano oclusal; *E)* plano mandibular (Go-Gn); *E')* plano mandibular (tangente ao bordo da mandíbula).

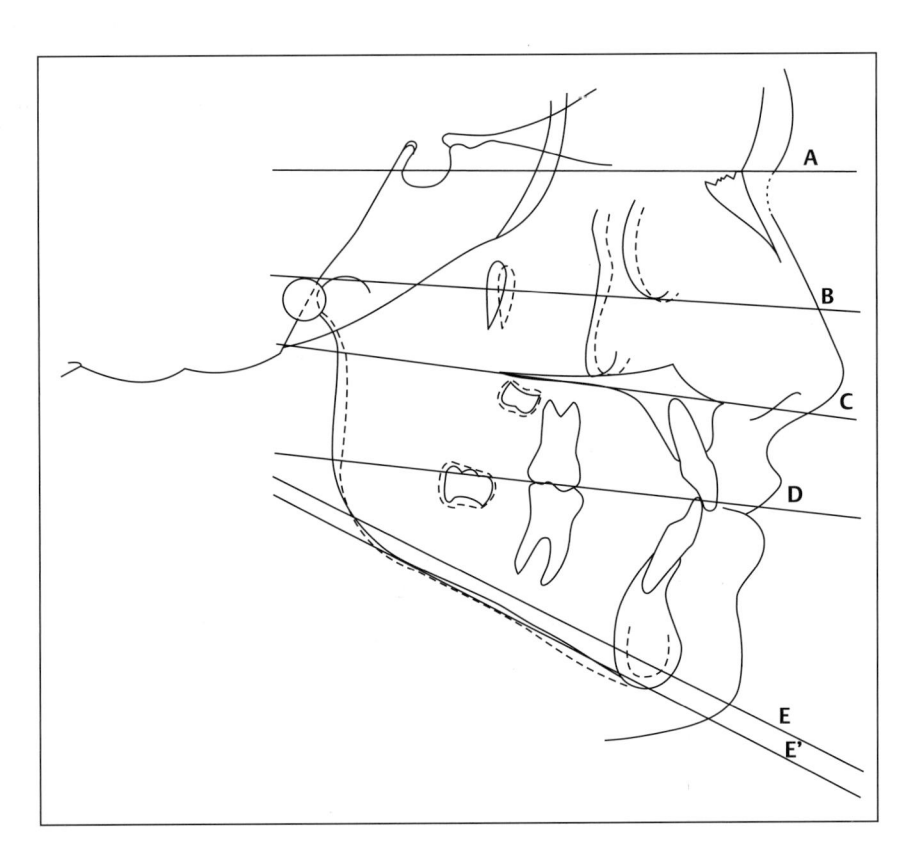

Cefalograma

Downs escolheu como referência o plano horizontal de Frankfurt, por este plano envolver apenas estruturas faciais que, na sua opinião, são de real interesse para o ortodontista, por se relacionarem de forma mais direta com sua área de trabalho. Tweed usou o plano horizontal de Frankfurt como orientação em suas pesquisas iniciais, e continuou a utilizá-lo quando passou a traçar seu triângulo de diagnóstico facial sobre as radiografias cefalométricas.

Comparando o plano horizontal de Frankfurt com a linha S-N, Ricketts considerou mais vantajosa a utilização do primeiro como plano de referência para as estruturas dentofaciais. Afirmou que, como os pontos pório e orbitário são pericranianos, este plano pode ser visualizado clinicamente, ao contrário da linha S-N, já que o ponto S é intracraniano. Adotou ainda a linha Ba-N como referência craniana.

Sassouni ponderou que as análises cefalométricas não deveriam utilizar apenas uma referência, pois tanto o plano horizontal de Frankfurt quanto a linha S-N apresentam inclinações distintas para diferentes indivíduos. Coerentemente, propôs a análise arquial, baseada em quatro planos de referência.

MEDIDAS UTILIZADAS

As medidas angulares são as mais utilizadas nas análises cefalométricas. Em decorrência principalmente de problemas técnicos, como ampliação e distorção da imagem radiográfica, os valores angulares têm sido preferidos aos lineares.

Esses valores auxiliam o ortodontista a formar um conceito sobre a harmonia ou a desarmonia do padrão apresentado pelo paciente. Por exemplo, ângulos como o SNA ou o SNB, da análise de Steiner, à medida que têm seus valores aumentados, denunciam um incremento do crescimento das estruturas a que estão associados. No caso, maxila e mandíbula, respectivamente (Fig. 2-10A).

Por outro lado, ângulos como o GoGn.SN, da análise de Steiner, ou o FMA, da análise de Tweed, quando apresentam valores muito superiores ao normal, informam que o crescimento na área condilar é pobre, produzindo um ramo curto. Consequentemente, ocorre um giro da mandíbula no sentido horário, o que aumenta a altura vertical da sua região anterior (Fig. 2-10B).

Algumas medidas lineares são mais úteis para o controle individual dos pacientes, como a distâncias E-S, S-L e Pog-NB, propostas por Steiner.

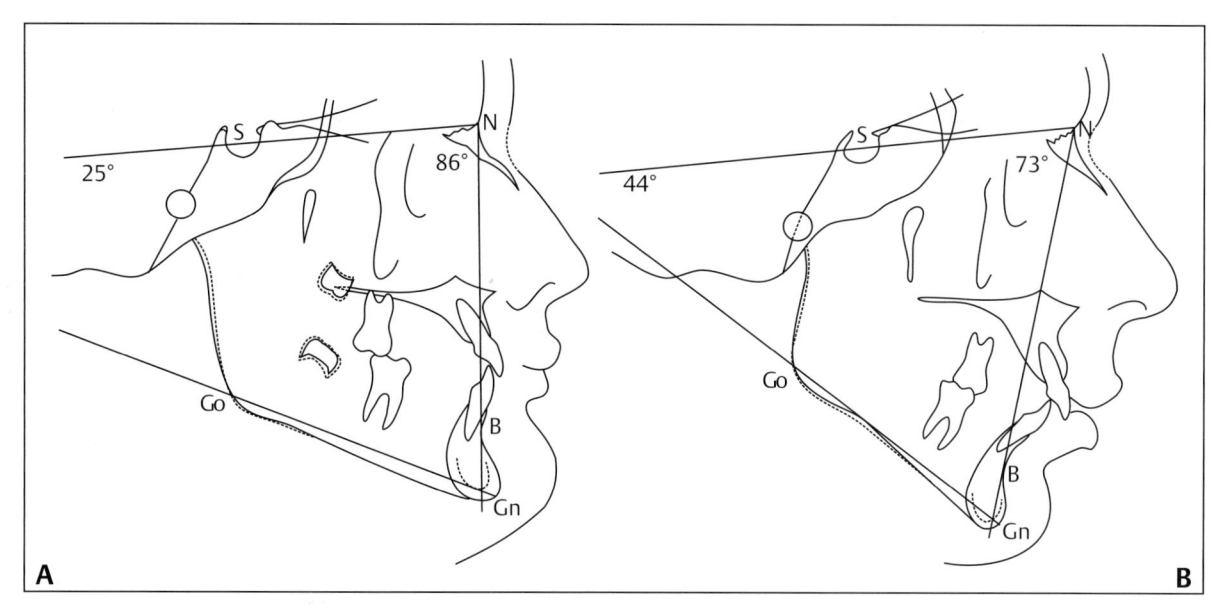

FIG. 2-10

(**A**) Crescimento exagerado da mandíbula evidenciado pela diminuição do ângulo GoGn.SN, e pelo aumento do ângulo SNB. Neste caso, ocorreu uma rotação da mandíbula no sentido anti-horário. (**B**) Crescimento deficiente da mandíbula evidenciado pelo aumento do ângulo GoGn.SN, e pela diminuição do ângulo SNB. Neste caso, ocorreu uma rotação da mandíbula no sentido horário.

IMPORTÂNCIA DA RADIOGRAFIA POSTEROANTERIOR

De modo geral, os pacientes ortodônticos costumam ser estudados por meio de radiografias cefalométricas de perfil, apesar do cefalostato apresentado por Broadbent, em 1931, permitir também a obtenção de radiografias posteroanteriores.

Tal fato deve-se, em primeiro lugar, à popularidade alcançada pela classificação das maloclusões proposta por Angle (1899), a qual, por analisar os problemas apenas no plano sagital, acabou levando os ortodontistas a optarem preferencialmente por este tipo de avaliação.

Além disso, do ponto de vista puramente radiográfico, as películas posteroanteriores apresentam uma dificuldade de interpretação maior do que os filmes laterais, por causa da grande superposição de estruturas.

Entretanto, essas radiografias são indispensáveis para o diagnóstico das assimetrias faciais e dos problemas respiratórios, ajudam a avaliar os desvios das linhas médias superior e inferior, facilitam a análise das proporções verticais, o diagnóstico das mordidas cruzadas posteriores e a identificação das alterações do plano oclusal (inclinação de coroas e raízes), além de contribuírem para a caracterização dos tipos morfológicos. São úteis ainda na visualização dos dentes não irrompidos, especialmente os caninos superiores e os terceiros molares (superiores e inferiores), estudo das deformidades craniofaciais, tais como as fendas palatais, hemi-hipertrofia e hemiatrofia da maxila ou da mandíbula, e no diagnóstico diferencial entre desvio funcional da mandíbula e verdadeira assimetria esquelética.

ESTRUTURAS ANATÔMICAS DO CEFALOGRAMA FRONTAL

Da mesma forma como o foi para a execução do traçado cefalométrico lateral, o conhecimento da anatomia do crânio e da face também é de extrema importância para a identificação das estruturas visualizadas na radiografia cefalométrica posteroanterior ou frontal (Fig. 2-11).

FIG. 2-11
Estruturas anatômicas visualizadas na radiografia cefalométrica posteroanterior.

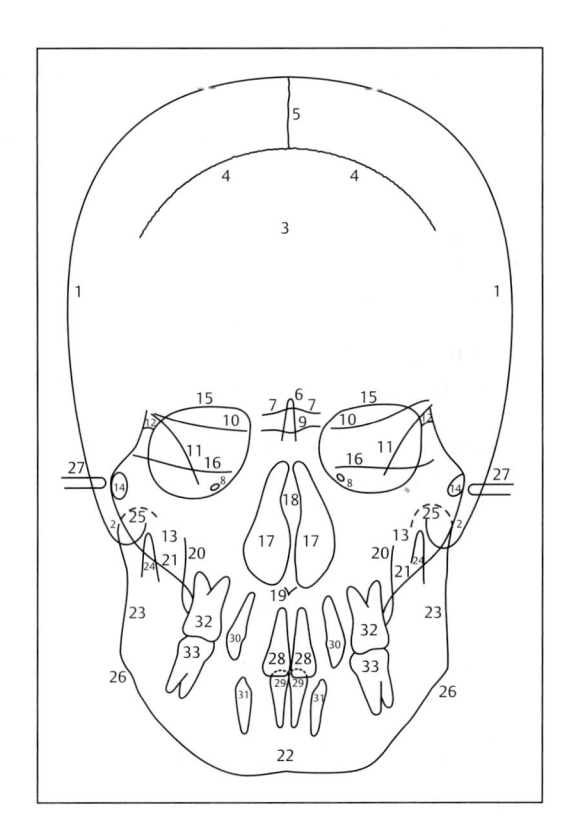

Estruturas anatômicas

- *Contorno craniano:* é facilmente identificável, devendo-se traçar sua cortical externa. É constituído, lateralmente, pelas conchas dos ossos parietal e temporal (1), inclusive o processo mastoide (2) e, ao centro, pelo osso frontal (3). Pode-se traçar ainda as suturas coronal (união dos ossos frontal e parietais, 4) e sagital (união dos ossos parietais, 5).
- *Crista galli:* a apófise *crista galli* (6) do osso etmoide está situada no plano médio sagital, entre os contornos das órbitas (15). De cada lado da apófise estende-se a placa cribriforme do etmoide (7).
- *Forame redondo maior* (8), *sela túrcica* (9) *e plano do osso esfenoide* (10): estruturas esfenoidais visualizadas na altura das órbitas.
- *Linha oblíqua* (11): constituída pela superfície externa da asa maior do osso esfenoide, na região da fossa temporal.
- *Sutura frontozigomática* (12): sutura de união entre os ossos frontal e zigomático.
- *Arco zigomático* (13) *e sua seção transversal* (14).
- *Contorno orbitário:* a pequena densidade óssea de determinadas zonas dificulta o traçado das órbitas (15). Convém iniciar pelo contorno mais nítido, como o do teto da órbita (contorno superior). Os contornos lateral e inferior são menos visíveis. A borda superior da porção petrosa do osso temporal (16) não deve ser confundida com o contorno das órbitas.
- *Contorno das cavidades nasais* (17): o septo nasal (18) é constituído, na sua porção superior, pela lâmina vertical do osso etmoide. O limite inferior descreve uma curva harmoniosa para cima, prolongando-se lateralmente em direção ao septo, o que faz com que cada uma das cavidades nasais tenha a forma de gota d'água.
- *Espinha nasal anterior* (19): saliência que representa o limite mais anterior de união das duas maxilas.
- *Tuberosidade maxilar* (20): região da maxila que se estende para baixo do arco zigomático (13), após a erupção dos primeiros molares.
- *Processo jugal* (21): corresponde à apófise zigomática da maxila.
- *Mandíbula:* devem-se traçar o corpo (22), os ramos (23), os processos coronoides (24) e os processos condilares (25). As incisuras antigoniais (26), direita e esquerda, são normalmente bem definidas. A porção superior do ramo encontra-se mascarada pela superposição do osso zigomático. Portanto, os processos coronoides, que se estendem acima da região retromolar, e os processos condilares nem sempre podem ser facilmente localizados.
- *Posicionadores auriculares do cefalostato* (27).
- *Dentes:* apesar de alguns autores preconizarem o traçado da dentição completa, procedimento de difícil execução, em decorrência da superposição de estruturas, pode-se optar pelo desenho de unidades selecionadas. Os incisivos centrais, superiores (28) e inferiores (29), são indispensáveis para a determinação da linha média. Os caninos, superiores (30) e inferiores (31), e os primeiros molares, superiores (32) e inferiores (33), também são importantes, pois seus contornos serão utilizados para a localização de pontos de referência.

PONTOS DE REFERÊNCIA (FIG. 2-12)

Pontos sagitais ou ímpares

- *Ponto crista galli (Cg):* ponto mais alto da apófise crista *galli*.
- *Ponto espinha nasal anterior (ENA):* ponto situado na extremidade da espinha nasal anterior.
- *Ponto pogônio (Pog):* ponto localizado no centro da imagem radiopaca que representa a protuberância mentoniana.

FIG. 2-12
Pontos cefalométricos de referência visualizados na radiografia cefalométrica posteroanterior.

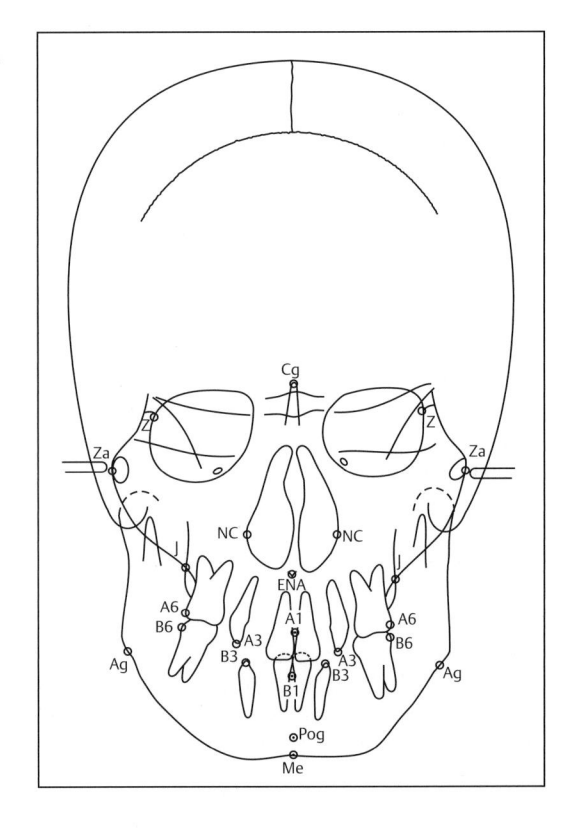

- *Ponto mento (Me):* ponto mais inferior da sínfise situado diretamente abaixo da protuberância mentoniana.
- *Ponto incisivo superior (A1):* ponto mediano situado sobre a papila interincisiva superior, na junção coroa-raiz.
- *Ponto incisivo inferior (B1):* ponto mediano situado sobre a papila interincisiva inferior, na junção coroa-raiz.

Pontos laterais ou pares

- *Ponto zigomático-orbital (Z):* ponto de interseção da sutura frontomalar com o contorno do bordo interno da órbita.
- *Ponto zigomático mediano (Za):* ponto mediano situado no centro do bordo externo da apófise zigomática.
- *Ponto jugal (J):* ponto de interseção entre o contorno da tuberosidade maxilar e o contorno da apófise zigomática.
- *Ponto nasal (NC):* ponto mais externo do contorno da cavidade nasal.
- *Ponto antigonial (Ag):* ponto mais profundo da incisura antigonial.
- *Ponto canino superior (A3):* ponto localizado no topo da cúspide do canino superior.
- *Ponto canino inferior (B3):* ponto localizado no topo da cúspide do canino inferior.
- *Ponto molar superior (A6):* ponto mais vestibular da coroa do primeiro molar superior.
- *Ponto molar inferior (B6):* ponto mais vestibular da coroa do primeiro molar inferior.

ANÁLISE CEFALOMÉTRICA

Análise cefalométrica é um conjunto de valores, angulares, lineares e proporções, obtidos com o propósito de determinar o padrão dentocraniofacial de um indivíduo. Portanto, existem dois componentes básicos de uma análise: o padrão esquelético e o padrão dentário. Pode-se ainda considerar um terceiro componente, que a cada dia ganha maior importância, que é a análise do perfil facial.

O padrão esquelético tem como função, nas radiografias cefalométricas de perfil, informar sobre a relação anteroposterior entre as bases ósseas, isto é, entre a maxila e a mandíbula, e destas com a base do crânio, além da determinação da tipologia facial.

O padrão dentário descreve as relações dos dentes, especialmente dos incisivos superiores e inferiores, entre si, e com suas bases ósseas correspondentes.

A análise do perfil informa sobre a adaptação dos tecidos moles ao perfil esquelético, postura labial, quantidade de tecido mole existente sobre a sínfise, contorno do nariz e a relação deste com o terço inferior da face.

As análises cefalométricas são instrumentos importantes para diagnóstico, prognóstico e planejamento do tratamento ortodôntico, pois balisam a atuação do especialista, servindo como guias antes e durante o tratamento. Devem ainda ser utilizadas pelo ortodontista na avaliação dos resultados conseguidos, visando o seu aprimoramento profissional.

As primeiras análises cefalométricas utilizadas pelos ortodontistas para diagnosticar os problemas dentocraniofaciais e planejar o tratamento ortodôntico foram idealizadas sobre radiografias cefalométricas de perfil, isto é, em norma lateral. Durante muitos anos, os especialistas consideraram suficiente analisar seus pacientes tomando como base somente um plano do espaço. Também contribuiu para esta condição a impossibilidade de identificação precisa dos pontos de referência sobre as radiografias posteroanteriores, e a consequente ausência de dados, o que impedia o estabelecimento de um padrão para uso clínico.

Com o desenvolvimento de programas computadorizados para a cefalometria, no final da década de 1960, estas radiografias passaram a ser mais bem compreendidas, tornando-se indispensáveis no diagnóstico das assimetrias faciais. Concomitantemente, a comunidade ortodôntica começou a valorizar mais a análise frontal, especialmente para avaliar os efeitos de aparelhos destinados a promover alterações ortopédicas, como a disjunção da sutura palatina mediana.

Estas radiografias são importantes ainda para pesquisar as modificações decorrentes da tração extraoral e as alterações produzidas pelos aparelhos ortopédicos funcionais sobre a posição da mandíbula.

BIBLIOGRAFIA

Araújo MCM. Ortodontia para clínicos. São Paulo: Santos, 1986.

Araújo TM. Cefalometria – conceitos e análises. Rio de Janeiro: Faculdade de Odontologia da UFRJ (Tese de Mestrado), 1983.

Björk A. Cephalometric X-ray investigations in dentistry. Internat D J 1954;45:718-744.

Broadbent HB. A new X-ray technique and its application to orthodontia. Angle Orthodont 1931;1:45-166.

Castellino A, Provera H, Santini R. La cefalometria en el diagnóstico ortodóncico. Rosario: La Medica, 1956.

Downs WB. Variations in facial relationship: their significance in treatment and prognosis. Am J Orthod 1948;4:812-840.

Enlow DH. Handbook of facial growth. Philadelphia: WB Saunders, 1975.

Graber TM. Ortodoncia – teoría y práctica. Cidade do México: Interamericana, 1974.

Interlandi S et al. Ortodontia – bases para a iniciação. São Paulo: Panamed, 1977.

Langlade M. Cefalometria ortodôntica. São Paulo: Liv. Ed. Santos, 1993.

Moyers RE. Ortodontia. Rio de Janeiro: Guanabara Koogan, 1979.

Pereira CB, Mundstock CA, Berthold TB. Introdução à cefalometria radiográfica. São Paulo: Pancast, 1989.

Ricketts RM. New perspectives on orientation and their benefits to clinical orthodontics. Part 1. Angle Orthodont 1975;45:238-248.

Ricketts RM. Perspectives in the clinical application of cephalometrics. Angle Orthodont 1981;51:115-150.

Salzmann JA. Practice of orthodontics. Philadelphia: JB Lippincott, 1966.

Salzmann JA. Cephalometrics as a clinical tool. In: Kraus BS, Riedel RA. Vistas in Orthodontics. Philadelphia: Lea & Febiger, 1962.

Sassouni V. A roentgenographic cephalometric analysis of cephalo-facial-dental relationships. Am J Orthod 1955;41:735-764.

Sassouni V. Diagnosis and treatment planning via roentgenographic cephalometry. Am J Orthod 1958;46:433-463.

Steiner CC. Cephalometrics for you and me. Am J Orthod 1953;39:729-755.

Tweed CH. The Frankfort-mandibular plane angle in orthodontic diagnosis, classification, treatment planning and prognosis. Am J Orthod & Oral Surg 1946;34:175-230.

Vigorito JW. Ortodontia clínica preventiva. São Paulo: Panamed, 1984.

Yen PKJ. Identification of landmarks in cephalometric radiographs. Angle Orthodont 1960;30:35-41.

Análise de Wylie

CAPÍTULO 3

ANÁLISE HORIZONTAL

Wendell L. Wylie apresentou, em 1947, uma série de medidas cefalométricas que se destinavam a avaliar o relacionamento anteroposterior entre elementos do crânio, da face e os dentes. Esta avaliação é realizada por meio da análise de cinco segmentos. Todas as medidas, com excessão do comprimento mandibular, são tomadas paralelamente ao plano horizontal de Frankfurt, a partir das projeções dos seguintes pontos: ponto fossa glenoide (FG – correspondente ao ponto mais posterior do côndilo), sela (S), pterigomaxilar (Ptm), ponto situado no sulco vestibular do primeiro molar superior (1º molar superior) e espinha nasal anterior (ENA). O comprimento mandibular é obtido pelas projeções perpendiculares dos pontos FG e pogônio (Pog) sobre o plano mandibular. Os valores médios para as medidas propostas foram estabelecidos a partir de uma amostra cujos componentes eram jovens dos sexos masculino e feminino, possuíam média de idade de 11 anos e 6 meses e apresentavam relação dentária de Classe I.

Linhas e planos utilizados (Fig. 3-1)

1. **Plano horizontal de Frankfurt:** união dos pontos pório (Po) e orbitário (Or).
2. **Plano mandibular:** plano tangente ao bordo inferior da mandíbula.

Base craniana posterior

Segmento compreendido entre as projeções dos pontos fossa glenoide (FG) e sela (S) sobre o plano horizontal de Frankfurt. Os valores médios são 18 mm e 17 mm, para os sexos masculino e feminino, respectivamente.

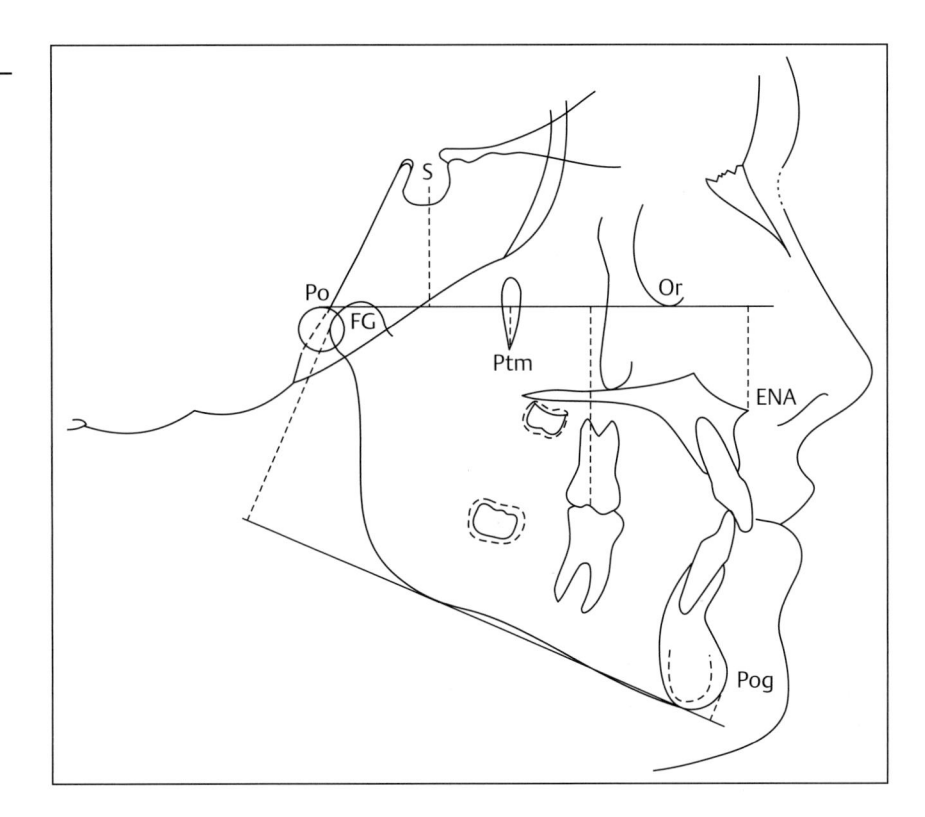

FIG. 3-1

Cefalograma de Wylie (análise horizontal).

Base craniana anterior Segmento compreendido entre as projeções dos pontos sela (S) e pterigomaxilar (Ptm) sobre o plano horizontal de Frankfurt. Os valores médios são 18 mm e 17 mm, para os sexos masculino e feminino, respectivamente.

Comprimento da maxila Segmento compreendido entre as projeções dos pontos pterigomaxilar (Ptm) e espinha nasal anterior (ENA) sobre o plano horizontal de Frankfurt. O valor médio é de 52 mm para ambos os sexos.

Localização do primeiro molar superior Segmento compreendido entre as projeções dos pontos pterigomaxilar (Ptm) e 1º molar superior sobre o plano horizontal de Frankfurt. Os valores médios são 15 mm e 16 mm, para os sexos masculino e feminino, respectivamente.

Comprimento da mandíbula Segmento compreendido entre as projeções dos pontos pogônio (Pog) e FG sobre o plano mandibular. Os valores médios são 103 mm e 101 mm, para os sexos masculino e feminino, respectivamente.

FICHA DE ANÁLISE HORIZONTAL

Wylie propôs a utilização de uma ficha (Quadro 3-1) para avaliar os resultados da análise horizontal. O procedimento a ser realizado é o seguinte: os valores das medidas são anotados e confrontados com os valores médios, de acordo com o sexo do paciente.

Como o autor decidiu usar a mandíbula como referência, cada segmento representa um fator de prognatismo ou retrognatismo mandibular. Quando os valores das medidas tomadas a partir das projeções dos pontos sobre o plano horizontal de Frankfurt forem maiores do que a média, a diferença deve ser anotada na coluna "retrognatismo" e, quando menores, na coluna "prognatismo". Em oposição, caso o comprimento da mandíbula esteja aumentado, a diferença deve ser anotada na coluna "prognatismo". Caso esteja diminuído, a diferença deve ser anotada na coluna "retrognatismo".

O passo seguinte é somar os valores de cada coluna. Quando o valor total da coluna "retrognatismo" for maior do que o valor total da coluna "prognatismo", o resultado será negativo. No caso inverso, o valor será positivo.

É válido lembrar que a comparação entre os valores das medidas da análise deve ser baseada na relação de proporcionalidade que elas guardam entre si, e não em valores absolutos.

Podem ocorrer também algumas compensações, pois a variação para mais ou para menos de uma medida pode estar compensada pela variação de uma outra ou de outras medidas. Desta forma, o comprimento da maxila aumentado pode ser compensado pela diminuição da base craniana ou pelo aumento do comprimento da mandíbula.

QUADRO 3-1
Ficha de análise horizontal.

Medidas	Médias		Paciente	Retrognatismo	Prognatismo
	M	F			
Base c. posterior	18 mm	17 mm			
Base c. anterior	18 mm	17 mm			
Comp. da maxila	52 mm	52 mm			
Localização do 6̄	15 mm	16 mm			
Comp. da mandíbula	103 mm	101 mm			
TOTAL					
DIFERENÇA					

ANÁLISE VERTICAL

Em 1952, Wylie e Johnson propuseram a realização de algumas medidas cefalométricas, com o objetivo de complementar a análise preconizada em 1947 pelo próprio Wylie, a qual avaliava o paciente apenas no sentido anteroposterior. As novas medidas tinham a finalidade de analisar as proporções faciais no plano vertical, e foram realizadas em 171 indivíduos, sendo 97 do sexo masculino e 74 do sexo feminino, com idades que variavam entre 11 e 13 anos.

Linhas e planos utilizados (Fig. 3-2)

1. **Linha N-Me:** união dos pontos násio (N) e mento (Me).
2. **Linha Go-Me:** união dos pontos gônio (Go) e mento (Me).
3. **Linha Go-Cd:** união dos pontos gônio (Go) e condilar (Cd), o ponto mais alto do côndilo.
4. **Plano horizontal de Frankfurt:** união dos pontos pório (Po) e orbitário (Or).

Ângulo goníaco

É determinado pela interseção das linhas Go-Me e Go-Cd. Os valores médios são 124,98° ± 0,65 e 126,40 ± 0,60, para os sexos masculino e feminino, respectivamente.

Comprimento do bordo inferior da mandíbula

Corresponde à distância compreendida entre os pontos gônio (Go) e mento (Me). Os valores médios são 65,92 mm ± 0,46 e 65,63 mm ± 0,48, para os sexos masculino e feminino, respectivamente.

Altura do ramo

Corresponde à distância compreendida entre os pontos gônio (Go) e condilar (Cd). Os valores médios são 53,54 mm ± 0,46 e 52,66 mm ± 0,46, para os sexos masculino e feminino, respectivamente.

Distância côndilo-Frankfurt

Corresponde à distância do ponto condilar (Cd) até o plano horizontal de Frankfurt. Os valores médios são –0,54 mm ± 0,28 e 0,02 mm ± 0,42, para os sexos masculino e feminino, respectivamente.

FIG. 3-2
Cefalograma de Wylie e Johnson (análise vertical).

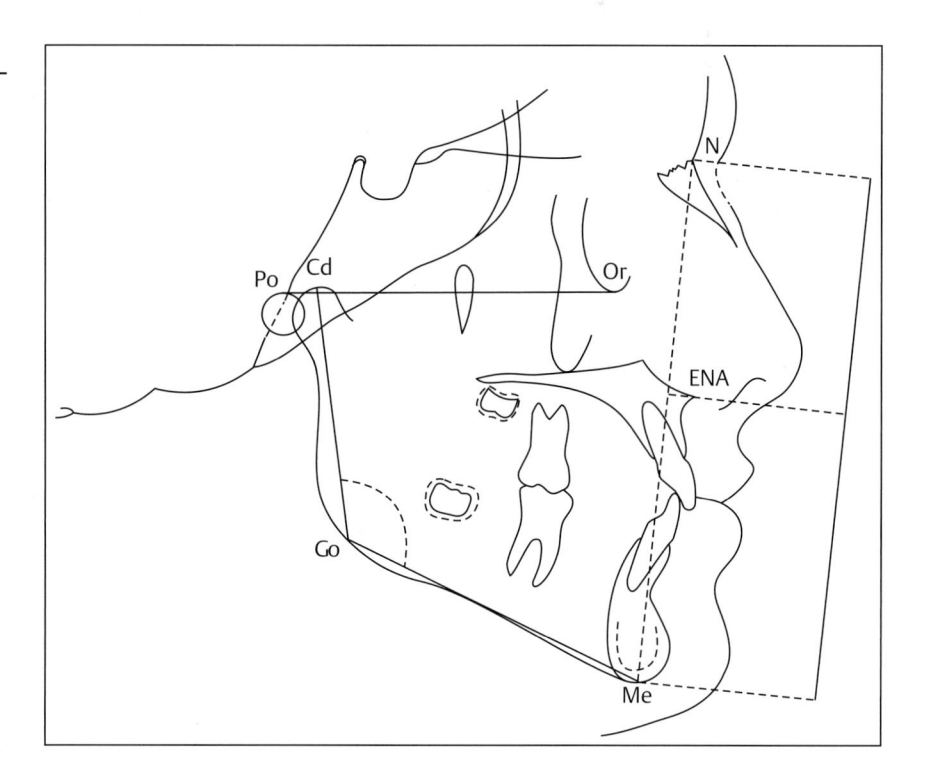

Altura facial total

É representada pela distância linear compreendida entre os pontos násio (N) e mento (Me). Os valores médios são 114,92 mm ± 0,60 e 112,93 mm ± 0,65, para os sexos masculino e feminino, respectivamente.

Altura facial superior

A espinha nasal anterior (ENA), projetada perpendicularmente sobre a linha N-Me, divide a face em dois segmentos: superior e inferior. A altura facial superior corresponde à distância linear que vai do násio (N) até a espinha nasal anterior (ENA). Os valores médios são 50,08 mm ± 0,32 e 48,80 mm ± 0,32, para os sexos masculino e feminino, respectivamente.

Avaliação percentual da altura facial superior

A avaliação percentual da altura facial superior tem grande importância clínica para os ortodontistas, pois auxilia o diagnóstico e direciona o planejamento dos casos. Pode ser obtida por meio da divisão do valor da altura facial superior pelo valor da altura facial total, multiplicando-se o quociente por 100. Os valores médios são 43,62% ± 0,27 e 43,24% ± 0,35, para os sexos masculino e feminino, respectivamente.

Apesar dos valores da altura facial total terem sido, em média, maiores para os indivíduos do sexo masculino que para os do feminino, quando as alturas faciais foram expressas sob a forma de percentagem não houve diferença significativa, ou seja, os valores percentuais encontrados são válidos para ambos os sexos.

Portanto, Wylie e Johnson consideraram que, num padrão ideal, a altura facial superior deve representar 45% do total e, consequentemente, a altura facial inferior deve corresponder a 55%.

APLICAÇÃO CLÍNICA DA ANÁLISE DE WYLIE

A paciente P. S. P. (Fig. 3-3), sexo feminino, 11 anos e 10 meses de idade, é portadora de maloclusão de Classe II, 1ª divisão (Angle). De acordo com a avaliação do caso pela análise de Wylie, percebe-se que existe uma discrepância anteroposterior, tendendo para o retrognatismo, causada principalmente pelo comprimento aumentado da maxila e pela localização (anterior) do 1º molar superior, cujos valores não conseguiram ser contrabalançados pelo aumento do comprimento da mandíbula (Quadro 3-2).

Com relação aos valores das medidas da análise vertical de Wylie e Johnson, a paciente P. S. P. apresenta o ângulo goníaco e comprimento do bordo inferior da

FIG. 3-3
Cefalograma da paciente P. S. P. À esquerda, medidas da análise horizontal de Wylie. À direita, medidas da análise vertical de Wylie e Johnson.

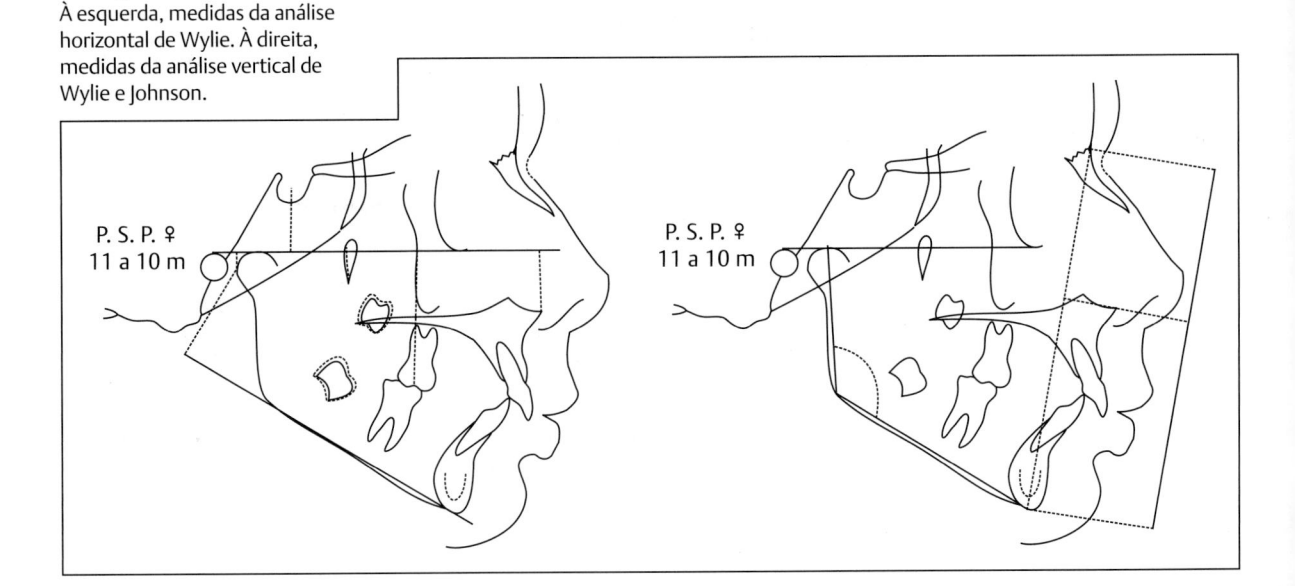

QUADRO 3-2
Ficha de análise horizontal da paciente P. S. P.

Medidas	Médias		Paciente P. S. P. (F)	Retrognatismo	Prognatismo
	M	F			
Base c. posterior	18 mm	17 mm	18 mm	1	
Base c. anterior	18 mm	17 mm	18 mm	1	
Comp. da maxila	52 mm	52 mm	62 mm	10	
Localização do 6̄	15 mm	16 mm	22 mm	6	
Comp. da mandíbula	103 mm	101 mm	105 mm		4
TOTAL				18	4
DIFERENÇA				−14	

mandíbula aumentados; a altura do ramo está reduzida, a altura facial superior é normal e a altura facial total está aumentada (Quadro 3-3). O ramo mandibular curto é, provavelmente, a causa do problema vertical, pois determinou a abertura do ângulo goníaco, e, consequentemente, o aumento do terço inferior da face (e também da altura facial total).

O paciente F. P. L. (Fig. 3-4), sexo masculino, 12 anos e 11 meses de idade, é portador de maloclusão de Classe III (Angle). Segundo os dados obtidos pela análise horizontal, ele apresenta uma grave discrepância anteroposterior, tendendo para o prognatismo. Com excessão do comprimento da base craniana posterior, todas as outras medidas apontam nesta direção, especialmente o comprimento da mandíbula, muito aumentado (Quadro 3-4).

O resultado da análise de Wylie e Johnson revela que o problema vertical também é grave, e está sendo causado pela grande abertura do ângulo goníaco. Adicionando-se a isto o comprimento aumentado do bordo inferior da mandíbula, obtém-se desse somatório o alongamento do terço inferior da face, determinando uma altura facial total bastante elevada. Observar que a altura do ramo também excede o valor médio, mas este aumento é proporcionalmente menor que o do ângulo goníaco e o do comprimento do corpo da mandíbula (Quadro 3-5).

QUADRO 3-3
Valores das medidas da análise vertical de Wylie e Johnson, da paciente P. S. P.

Medidas	Médias		Paciente P. S. P. (F)
	M	F	
Ângulo goníaco	124,98°	126,40°	129°
Comprimento bordo inf. mand.	65,92 mm	65,63 mm	72 mm
Altura do ramo	53,54 mm	52,66 mm	46 mm
Distância côndilo-Frankfurt	−0,54 mm	0,02 mm	0 mm
Altura facial superior	50,08 mm	48,80 mm	49 mm
Altura facial total	114,92 mm	112,93 mm	117 mm
Avaliação percentual da AFS	43,62%	43,24%	41,88%

FIG. 3-4
Cefalograma do paciente F. P. L. À esquerda, medidas da análise horizontal de Wylie. À direita, medidas da análise vertical de Wylie e Johnson.

QUADRO 3-4
Ficha de análise horizontal do paciente F. P. L.

Medidas	Médias		Paciente F. P. L. (M)	Retrognatismo	Prognatismo
	M	F			
Base c. posterior	18 mm	17 mm	*21 mm*	3	
Base c. anterior	18 mm	17 mm	*16 mm*		2
Comp. da maxila	52 mm	52 mm	*49 mm*		3
Localização do $\bar{6}$	15 mm	16 mm	*11 mm*		4
Comp. da mandíbula	103 mm	101 mm	*117 mm*		14
TOTAL				3	23
DIFERENÇA				20	

QUADRO 3-5
Valores das medidas da análise vertical de Wylie e Johnson do paciente F. P. L.

Medidas	Médias		Paciente F. P. L. (M)
	M	F	
Ângulo goníaco	124,98°	126,40°	*135°*
Comprimento bordo inf. mand.	65,92 mm	65,63 mm	*73 mm*
Altura do ramo	53,54 mm	52,66 mm	*55 mm*
Distância côndilo-Frankfurt	–0,54 mm	0,02 mm	*–0,5 mm*
Altura facial superior	50,08 mm	48,80 mm	*51 mm*
Altura facial total	114,92 mm	112,93 mm	*136 mm*
Avaliação percentual da AFS	43,62%	43,24%	*37,50%*

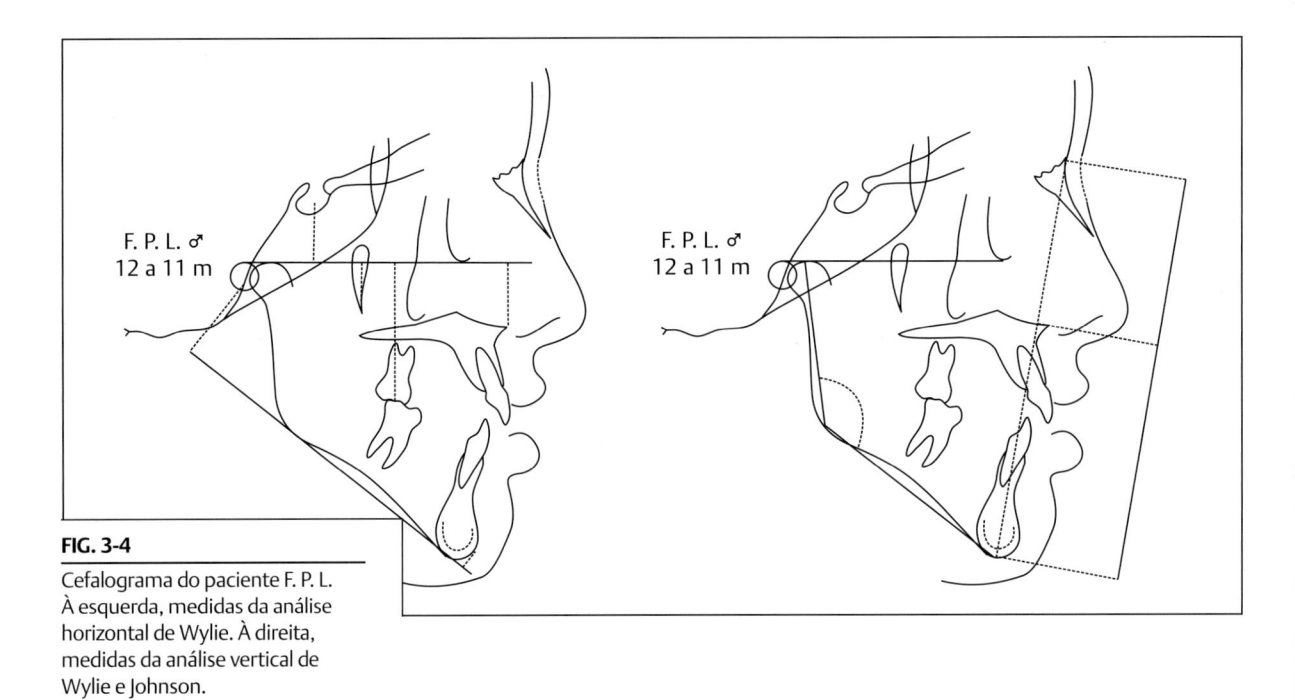

CRÍTICAS À ANÁLISE DE WYLIE

Como os valores médios das medidas que compõem a análise de Wylie foram obtidos pelo estudo de uma amostra de indivíduos em crescimento, cuja média das idades era de 6 anos e 6 meses, não se deve fazer comparações rígidas, principalmente com os valores apresentados por pacientes de outras faixas etárias. O mais importante é avaliar a relação de proporcionalidade existente entre os valores de cada segmento, e verificar se são capazes de compor uma face equilibrada. Valores numéricos isolados têm pouco ou nenhum significado.

BIBLIOGRAFIA

Araújo TM. Cefalometria – conceitos e análises. Rio de Janeiro: Faculdade de Odontologia da UFRJ (Tese de Mestrado), 1983.

Beszkin E, Lipszyc M, Voronovitsky L, Zielinsky L. Cefalometría clínica. Buenos Aires: Mundi, 1966.

Enlow DH. Crescimento facial. São Paulo: Artes Médicas, 1993.

Wylie WL. The assesment of anteroposterior displasia. Angle Orthodont 1947;17:97-109.

Wylie WL. A revised form for graphing dento-facial pattern from headfilm data. Angle Orthodont 1952;22:38-40.

Wylie WL. The philosophy of orthodontic diagnosis. Am J Orthod 1959;45:641-654.

Wylie WL, Jonhson EL. Rapid evaluation of facial dysplasia in the vertical plane. Angle Orthodont 1952;22:165-182.

Análise de Björk

CAPÍTULO 4

Arne Björk destacou-se como pesquisador no campo da cefalometria e do crescimento craniofacial. Ele reuniu uma amostra cujos componentes eram 322 meninos suecos que contavam 12 anos de idade e 281 recrutas, com idades que variavam entre 21 e 23 anos. Nenhum indivíduo havia recebido tratamento ortodôntico prévio. Foi por meio do estudo desta amostra que Björk estabeleceu os valores médios para as medidas da análise cefalométrica desenvolvida no trabalho *The face in profile*, publicado em 1947.

Utilizando diversas linhas e planos, o autor construiu um polígono, capaz de estabelecer a quantidade e a distribuição do prognatismo facial. Para facilitar o diagnóstico ortodôntico, Björk propôs mais algumas medidas, capazes de distinguir o prognatismo basal do prognatismo alveolar, assim como das alterações nas inclinações axiais dos incisivos superiores e inferiores.

Linhas e planos utilizados (Fig. 4-1)

1. **Plano oclusal:** linha que passa pelo bordo incisal do incisivo central superior e pela média dos entrecruzamentos das cúspides dos primeiros molares.
2. **Linha S-N:** união dos pontos sela (S) e násio (N).
3. **Linha S-Ar:** união dos pontos sela (S) e articular (Ar).
4. **Linha N-ENA:** união dos pontos násio (N) e espinha nasal anterior (ENA).
5. **Linha ENA-Pr:** união dos pontos espinha nasal anterior (ENA) e próstio (Pr).
6. **Linha Ar-KK:** união dos pontos articular (Ar) e KK (ponto de interseção entre as linhas tangentes ao ramo e à base da mandíbula).

FIG. 4-1
Cefalograma da análise de Björk.

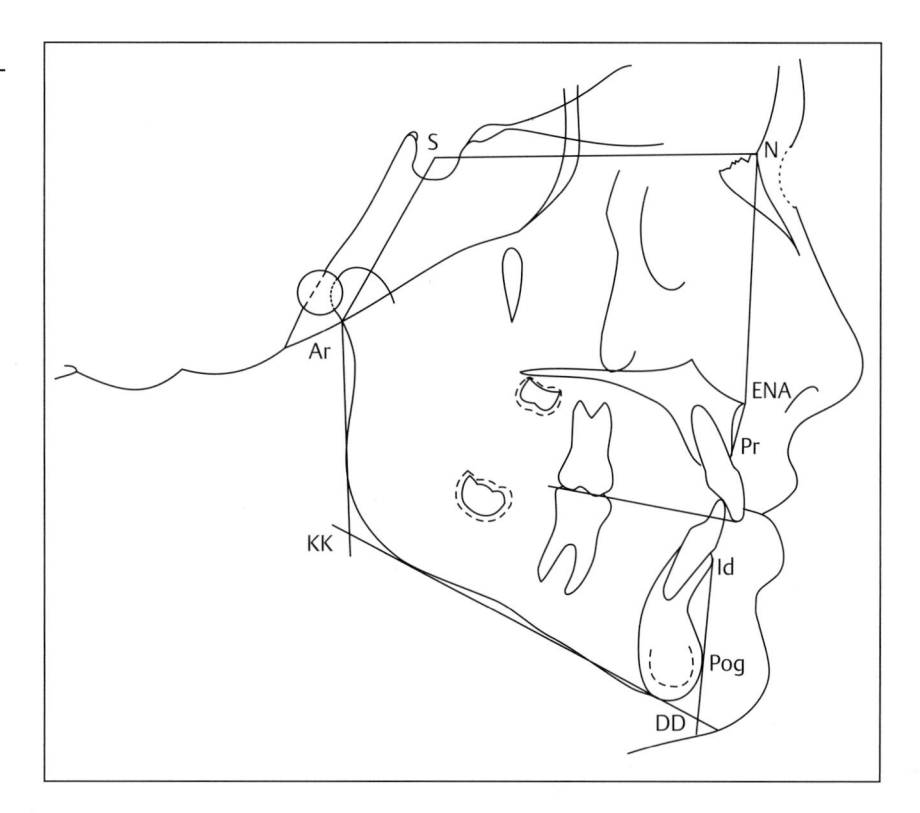

7. **Plano mandibular (linha KK-DD):** união dos pontos KK e DD (ponto de interseção entre a linha tangente à base da mandíbula e a linha formada pela união dos pontos Id e Pog).
8. **Linha DD-Id:** união dos pontos DD e infradental (Id).

MEDIDAS ANGULARES

Ângulo sela

É formado pela interseção das linhas S-N e S-Ar, e representa a união da base craniana anterior (linha S-N) com a base craniana posterior (linha S-Ar). Aos 12 anos, seu valor médio é de 122,90°, aumentando para 123,06° aos 21 e/ou 22 anos de idade. Um ângulo maior indica uma orientação mais horizontal da linha S-Ar; e um ângulo menor, uma orientação mais vertical. Esta variação é capaz de modificar a localização da cavidade glenoide, influenciando a posição da mandíbula no sentido anteroposterior. Seu valor não pode ser alterado pelo tratamento ortodôntico (Fig. 4-2).

FIG. 4-2

Ângulo sela. Quando o valor do ângulo diminui, a articulação temporomandibular desloca-se para a frente. Como efeito secundário, ocorre um deslocamento dos ossos maxilares, aumentando o prognatismo facial.

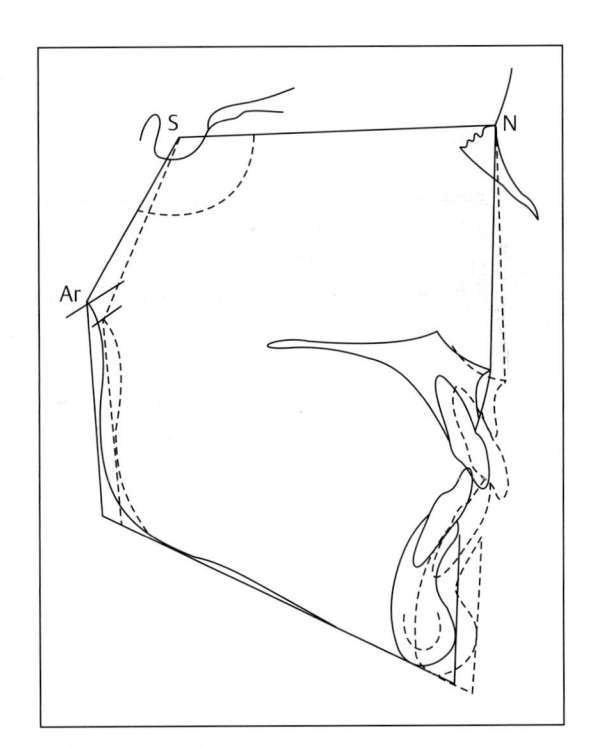

Ângulo articular

É formado pela interseção das linhas S-Ar e Ar-KK. Aos 12 anos, seu valor médio é de 142,96°, aumentando para 143,27° aos 21 e/ou 22 anos de idade (Fig. 4-3).

FIG. 4-3
Ângulo articular. Quando o valor do ângulo diminui, ocorre o aumento do prognatismo mandibular e, em menor grau, também o do prognatismo maxilar. Como efeito secundário, observa-se a diminuição da altura facial anterior.

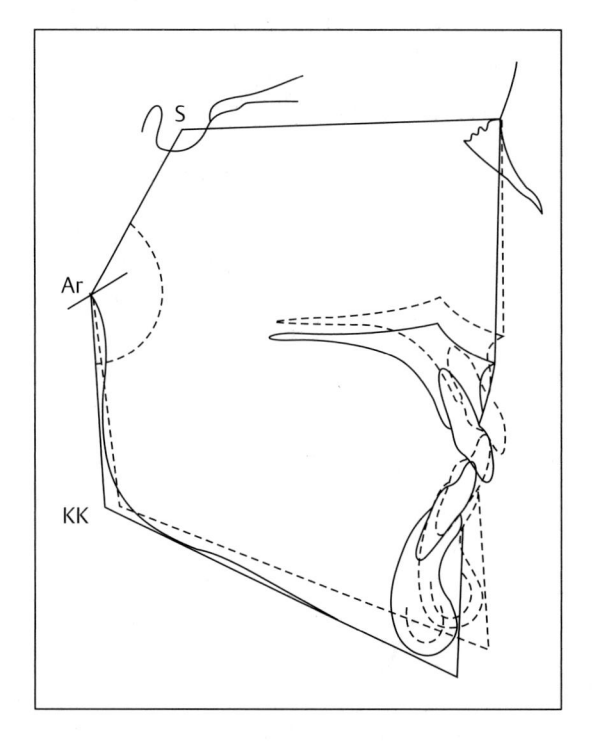

Ângulo goníaco

É formado pela interseção das linhas Ar-KK e KK-DD. Aos 12 anos, seu valor médio é de 131,09°, diminuindo para 130,85° aos 21 e/ou 22 anos de idade (Fig. 4-4).

FIG. 4-4
Ângulo goníaco. Tem pouca influência sobre o grau de prognatismo. A diminuição do ângulo desloca a sínfise para a frente e para cima, aumentando ligeiramente o prognatismo mandibular e encurtando a altura facial anterior.

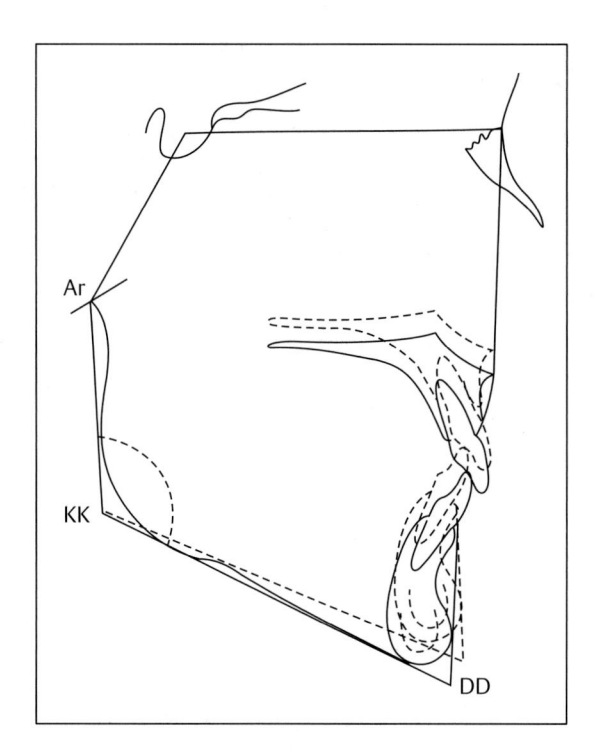

Ângulo do mento

É formado pela interseção das linhas Id-Pog e KK-DD. Aos 12 anos, seu valor médio é de 68,58°, diminuindo para 64,24° aos 21 e/ou 22 anos de idade (Fig. 4-5).

FIG. 4-5
Ângulo do mento. A alteração do valor deste ângulo tem uma influência acentuada sobre a região alveolar. Seu efeito sobre o prognatismo depende de uma modificação simultânea da posição da maxila.

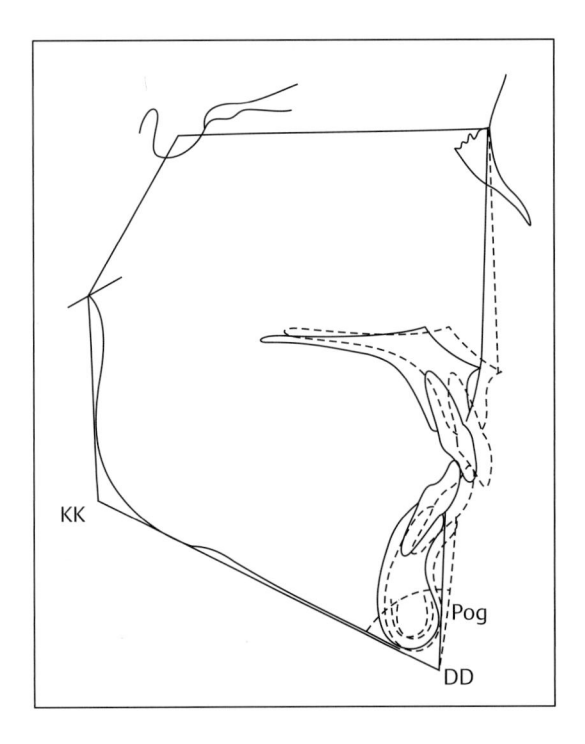

MEDIDAS LINEARES

Distância S-N

Corresponde à distância linear entre os pontos sela (S) e násio (N). Aos 12 anos, seu valor médio é de 68,75 mm, aumentando para 73,22 mm aos 21 e/ou 22 anos de idade (Fig. 4-6).

FIG. 4-6
Distância S-N. Quando esta distância está diminuída e as demais estruturas da face permanecem inalteradas, o prognatismo aumenta. Caso contrário, isto é, quando acontece um incremento proporcional do comprimento do esqueleto facial e do comprimento da base do crânio (representada pela distância S-N), o grau de prognatismo não será afetado.

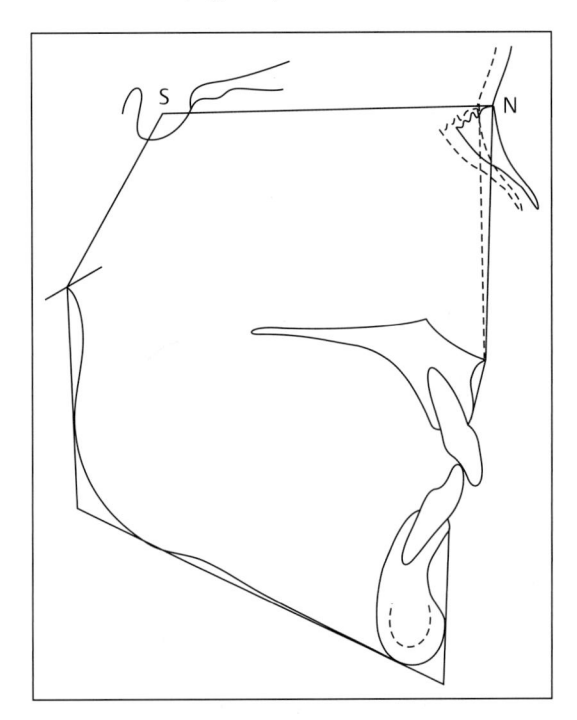

Distância S-Ar

Corresponde à distância linear entre os pontos sela (S) e articular (Ar). Aos 12 anos, seu valor médio é de 34,35 mm, aumentando para 37,02 mm aos 21 e/ou 22 anos de idade (Fig. 4-7).

FIG. 4-7

Distância S-Ar. Quando esta distância diminui, a face se apresenta mais protrusiva e o prognatismo aumenta. Como efeito secundário, ocorre a diminuição da altura facial. Entretanto, essas alterações só são observadas caso o ângulo articular permaneça inalterado.

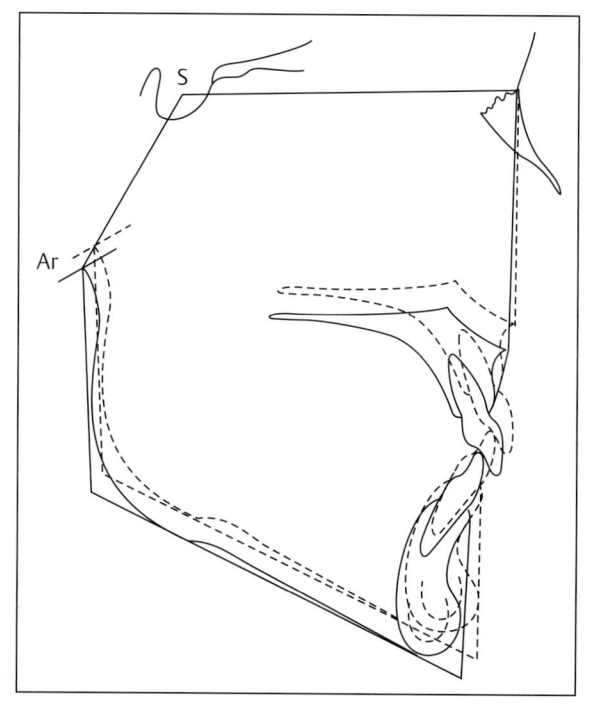

Distância Ar-KK

Corresponde à distância linear entre os pontos articular (Ar) e KK. Aos 12 anos, seu valor médio é de 42,13 mm, aumentando para 53,23 mm aos 21 e/ou 22 anos de idade (Fig. 4-8).

FIG. 4-8

Distância Ar-KK. O aumento da altura do ramo (representada pela distância Ar-KK) causa um discreto incremento do prognatismo mandibular. Entretanto, caso haja paralelismo entre o ramo e o perfil facial, o prognatismo não aumentará.

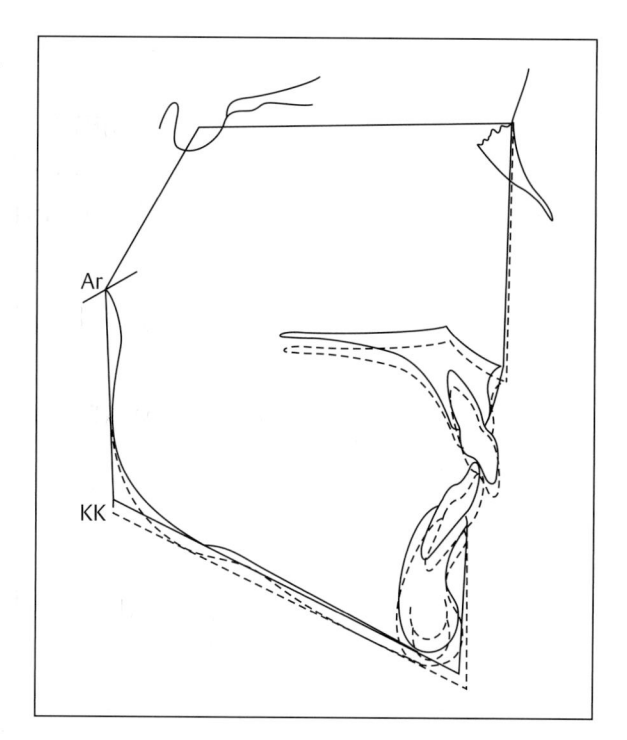

Distância KK-Pog

Corresponde à distância linear entre os pontos KK e pogônio (Pog). Aos 12 anos, seu valor médio é de 72,84 mm, aumentando para 80,66 mm aos 21 e/ou 22 anos de idade (Fig. 4-9).

FIG. 4-9
Distância KK-Pog. Obviamente, qualquer aumento do comprimento mandibular (representado pela distância KK-Pog) resulta num pronunciado incremento do prognatismo facial. Entretanto, caso a base craniana sofra um aumento proporcional, o grau de prognatismo não será alterado.

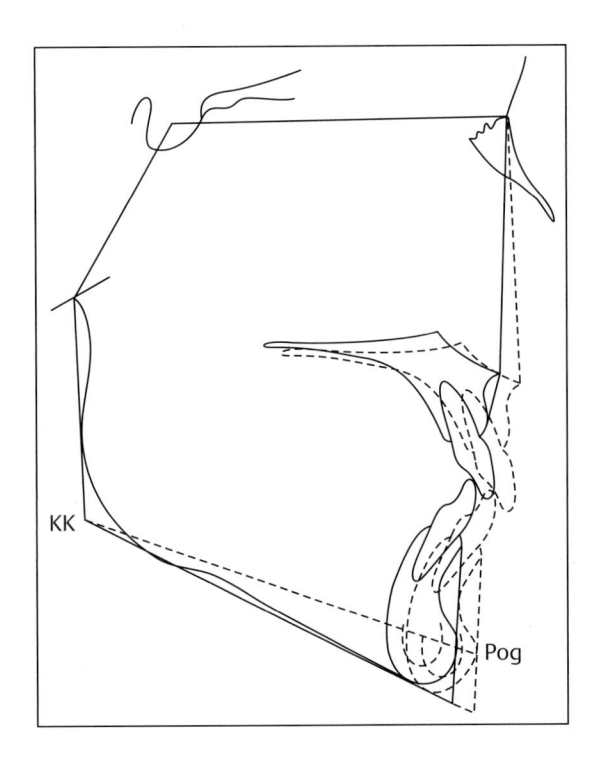

Prognatismo basal e prognatismo alveolar

Transpasse horizontal

Corresponde à distância linear medida do bordo incisal do incisivo central superior (ponto Is) ao bordo incisal do incisivo central inferior (ponto Io), projetada sobre o plano oclusal. Seu valor é considerado positivo quando o ponto Is está à frente do ponto Io. Existem três situações capazes de alterar a relação entre esses dois pontos:

1. **Diferença quanto ao grau de prognatismo basal:** ocorre quando uma das bases maxilares apresenta maior prognatismo (quanto ao tamanho ou quanto à posição) do que a outra.
2. **Diferença quanto ao grau de prognatismo alveolar:** esta condição revela que um dos arcos dentários está mais protraído que o arco antagonista.
3. **Inclinação dos incisivos:** nesta situação, não existe qualquer alteração no grau de prognatismo basal ou alveolar. Apenas os incisivos centrais, superiores ou inferiores, apresentam inclinação labial ou inclinação lingual acentuada.

Björk estabeleceu três parâmetros para identificar qual o problema anteroposterior apresentado pelo paciente. São eles: a diferença no grau de prognatismo basal, a diferença no grau de prognatismo alveolar e a inclinação dos incisivos superiores e inferiores (Fig. 4-10).

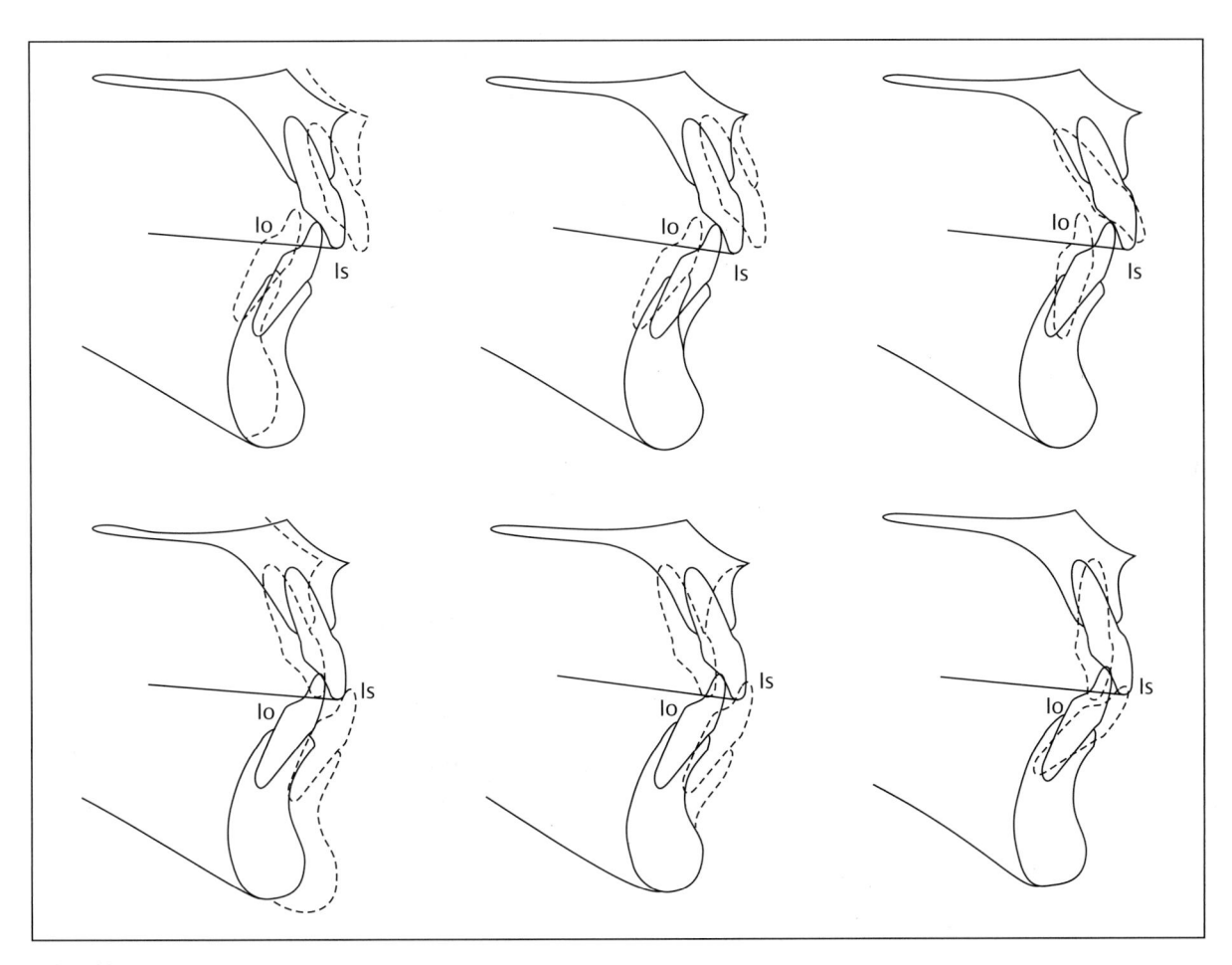

FIG. 4-10
Acima, transpasse horizontal maxilar. Abaixo, transpasse horizontal mandibular.

Prognatismo basal maxilar	Pode ser determinado pelo ângulo formado pela interseção das linhas S-N e N-ENA. Aos 12 anos, seu valor médio é de 85,77°, aumentando para 88,16° aos 21 e/ou 22 anos de idade (Fig. 4-11).
Prognatismo basal mandibular	Pode ser determinado pelo ângulo formado pela interseção das linhas S-N e N-Pog. Aos 12 anos, seu valor médio é de 78,92°, aumentando para 81,69° aos 21 e/ou 22 anos de idade (Fig. 4-11).
Diferença no grau de prognatismo basal	Corresponde à diferença entre o prognatismo basal maxilar e o prognatismo basal mandibular. Aos 12 anos, seu valor médio é de 6,85°, diminuindo para 6,47° aos 21 e/ou 22 anos de idade (Fig. 4-11).
Prognatismo alveolar maxilar	Pode ser determinado pelo ângulo formado pela interseção das linhas S-N e N-Pr. Aos 12 anos, seu valor médio é de 83,68°, aumentando para 84,83° aos 21 e/ou 22 anos de idade (Fig. 4-12).

Prognatismo alveolar mandibular

Pode ser determinado pelo ângulo formado pela interseção das linhas S-N e N-Id. Aos 12 anos, seu valor médio é de 80,01°, aumentando para 82,25° aos 21 e/ou 22 anos de idade (Fig. 4-12).

Diferença no grau de prognatismo alveolar

Corresponde à diferença entre o prognatismo alveolar maxilar e o prognatismo alveolar mandibular. Aos 12 anos, seu valor médio é de 3,67°, diminuindo para 2,58° aos 21 e/ou 22 anos de idade (Fig. 4-12).

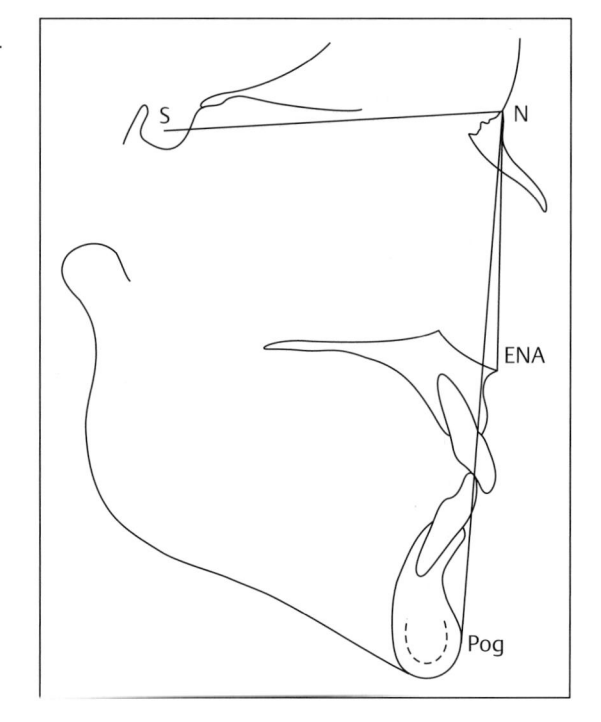

FIG. 4-11
Prognatismo basal maxilar (SNENA), prognatismo basal mandibular (SNPog) e diferença no grau de prognatismo basal (ENANPog).

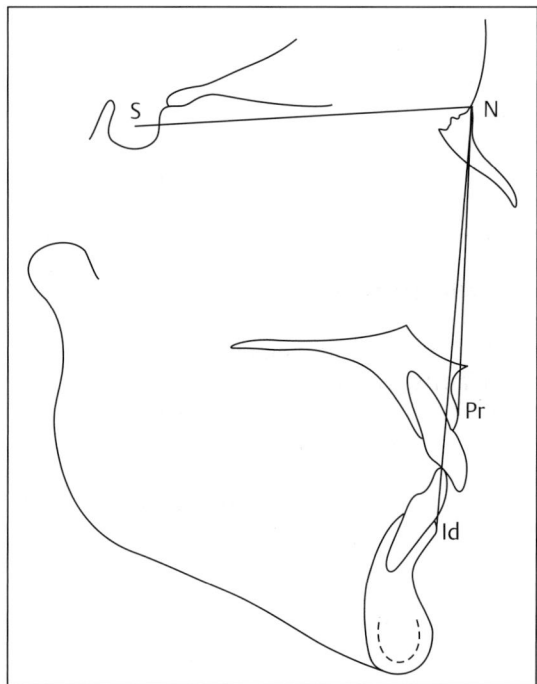

FIG. 4-12
Prognatismo alveolar maxilar (SNPr), prognatismo alveolar mandibular (SNId) e diferença no grau de prognatismo alveolar (PrNId).

Inclinação do incisivo superior com o plano oclusal

Corresponde ao ângulo formado pela interseção do longo eixo do incisivo central superior com o plano oclusal. Aos 12 anos, seu valor médio é de 58°, aumentando para 64° aos 21 e/ou 22 anos de idade (Fig. 4-13).

Inclinação do incisivo inferior com o plano oclusal

Corresponde ao ângulo formado pela interseção do longo eixo do incisivo central inferior com o plano oclusal. Aos 12 anos, seu valor médio é de 70,45°, aumentando para 73,59° aos 21 e/ou 22 anos de idade (Fig. 4-13).

Ângulo interincisal

Corresponde ao ângulo formado pela interseção dos longos eixos dos incisivos centrais superior e inferior. Aos 12 anos, seu valor médio é de 128,45°, aumentando para 137,44° aos 21 e/ou 22 anos de idade (Fig. 4-13).

FIG. 4-13

Ângulo 1. plano oclusal, Ângulo 1̄. plano oclusal e ângulo interincisal.

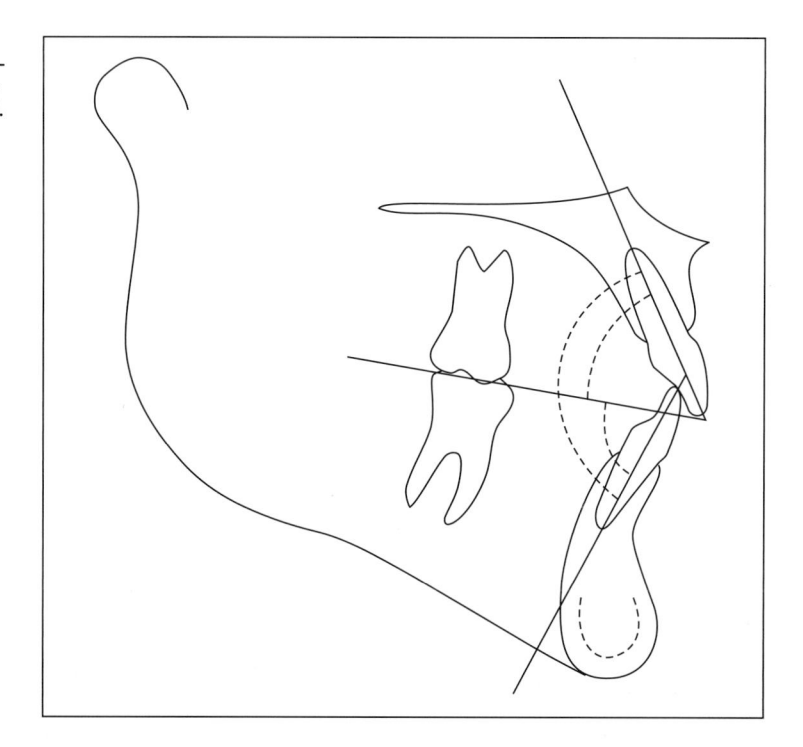

APLICAÇÃO CLÍNICA DA ANÁLISE DE BJÖRK

A paciente F. S. L. C. (Fig. 4-14), 9 anos de idade, é portadora de maloclusão de Classe II, 1ª divisão (Angle). Os valores iniciais e finais das medidas que compõem a análise são apresentados no Quadro 4-1. Os valores iniciais dos ângulos articular (aumentado) e goníaco (diminuído) indicam a diminuição do prognatismo basal. O ângulo do mento aumentado revela a presença de prognatismo alveolar mandibular. As distâncias S-N e Ar-KK diminuídas contribuem para aumentar a convexidade do perfil facial. A maxila encontra-se protraída e a mandíbula retraída com relação à base craniana, o que explica a grande diferença no grau de prognatismo basal. A diferença no grau de prognatismo alveolar está aumentada em decorrência do prognatismo alveolar maxilar e diminuição do prognatismo alveolar mandibular. Os incisivos superiores apresentam inclinação labial acentuada, e o ângulo interincisal diminuído expressa a protrusão dentária.

Quando os valores finais são confrontados com os iniciais (Quadro 4-1), observa-se que a modificação favorável de várias medidas determinou a correção da maloclusão. A diminuição do valor do ângulo articular e o aumento dos valores das distâncias lineares S-N (crescimento da base craniana anterior),

FIG. 4-14
Cefalogramas da paciente F. S. L. C. com as medidas da análise de Björk. Inicial (esquerda) e final (direita).

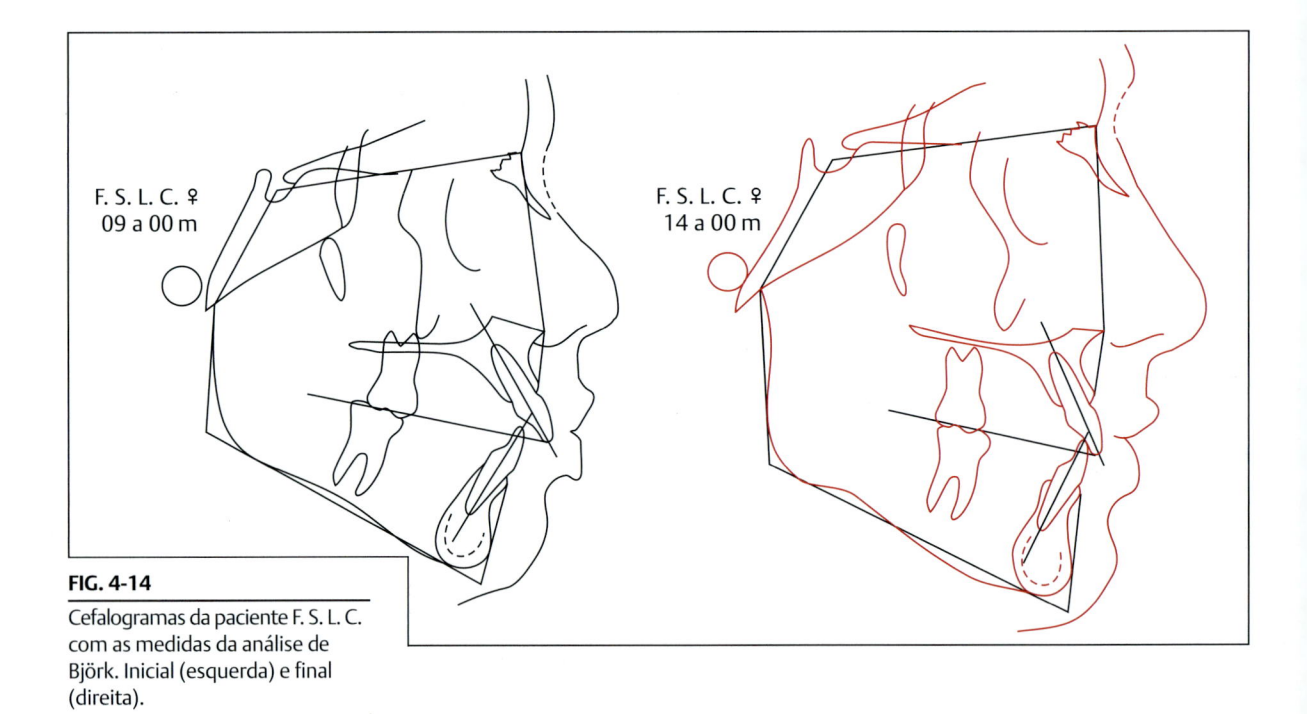

QUADRO 4-1
Análise de Björk. Valores médios para as idades de 12 e 21/22 anos e valores iniciais e finais da paciente F. S. L. C.

Medidas	Médias		Paciente F. S. L. C.	
	12 anos	21/22 anos	Inicial	Final
Ângulo sela	122,9°	123,06°	125°	125°
Ângulo articular	142,96°	143,27°	155°	150°
Ângulo goníaco	131,09°	130,85°	116°	117°
Ângulo do mento	68,58°	64,24°	76°	70°
Distância S-N	68,75 mm	73,22 mm	60 mm	65 mm
Distância S-Ar	34,35 mm	37,02 mm	32 mm	36 mm
Distância Ar-KK	42,13 mm	53,23 mm	32 mm	42 mm
Distância KK-Pog	72,84 mm	80,66 mm	74 mm	78 mm
Prog. basal maxilar	85,77°	88,16°	88°	86°
Prog. basal mandibular	78,92°	81,69°	77°	80°
Diferença prog. basal	6,85°	6,47°	11°	6°
Prog. alveolar maxilar	83,68°	84,83°	85°	82°
Prog. alveolar mandibular	80,01°	82,25°	78°	80°
Diferença prog. alveolar	3,67°	2,58°	7°	2°
1̲. Plano oclusal	58,00°	64,00°	48°	56°
1̄. Plano oclusal	70,45°	73,59°	70°	75°
Ângulo interincisal	128,45°	137,44°	118°	130°

Análise de Björk

S-Ar (crescimento da base craniana posterior), Ar-KK (bom crescimento do ramo) e KK-Pog (crescimento da base mandibular) permitiram que a mandíbula girasse no sentido anti-horário e posicionasse-se mais para a frente. A diminuição do ângulo do mento expressa a redução do prognatismo alveolar mandibular, por causa do reposicionamento para lingual dos incisivos inferiores. As diferenças nos graus de prognatismo basal e alveolar foram reduzidas a valores que podem ser aceitos como normais. O aumento do valor do ângulo interincisal foi consequência da verticalização dos incisivos superiores e inferiores. O polígono de Björk ilustra graficamente essas modificações (Fig. 4-15).

FIG. 4-15
Polígono de Björk. Superposição sobre a linha SN com registro em N. Paciente F. S. L. C.

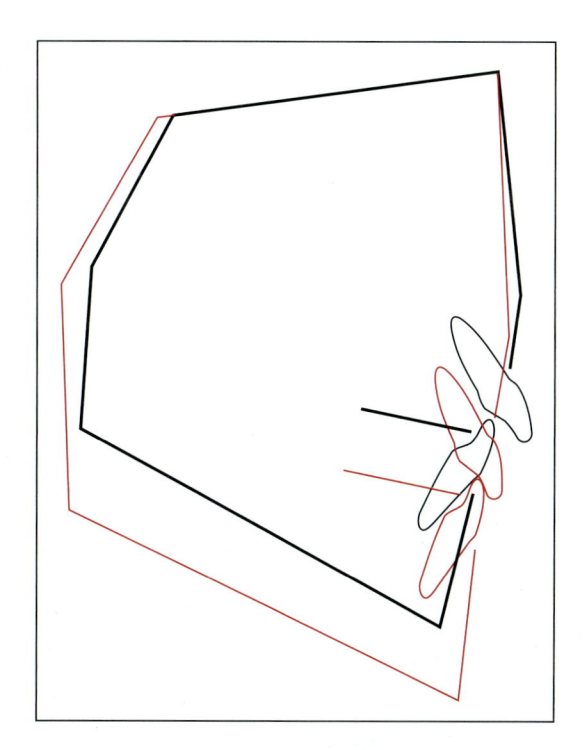

CRÍTICAS À ANÁLISE DE BJÖRK

A análise preconizada por Björk pretende diagnosticar o problema anteroposterior do paciente por meio da inter-relação existente entre a diferença nos graus de prognatismos basal e alveolar, e a inclinação dos incisivos. Realmente, a análise desses parâmetros permite que o profissional possa avaliar com maior facilidade o grau de dificuldade do tratamento. Quando o grau de prognatismo basal está dentro da normalidade e o transpasse horizontal é causado pela diferença no grau de prognatismo alveolar ou pela inclinação dos incisivos, as chances de sucesso do tratamento são grandes. Por outro lado, quando a diferença no grau de prognatismo basal é acentuada, é provável que o profissional tenha que lançar mão de outros recursos, como a cirurgia ortognática, para corrigir o caso.

Contudo, o próprio autor adverte que os valores das medidas utilizadas na análise variam de acordo com diversos fatores, como a idade e o gênero do paciente. Portanto, seus valores médios devem ser empregados com cautela, e não como norma geral.

BIBLIOGRAFIA

Araújo TM. Cefalometria – conceitos e análises. Rio de Janeiro: Faculdade de Odontologia da UFRJ (Tese de Mestrado), 1983.

Björk A. The face in profile. Lund: Berlingska Boktryckeriet, 1947.

Björk A. Some biological aspects of prognathism and occlusion of the teeth. Acta Odont Scand 1950;8:1-40.

Björk A. Determination of facial types and diagnosis of sagital malocclusion using cephalometric X-ray photography. DJ Australia 1950;22:605-618.

Björk A. The nature of facial prognathism and its relation to normal occlusion of the teeth. Am J Orthod 1951;37:106-124.

Björk A. Discussion on the significance of growth changes in facial pattern and their relationship to changes in occlusion. Dent Record 1951;71:197-280.

Björk A. Cephalometric X-ray investigations in dentistry. Internat Dent J 1954;45:718-744.

Björk A. Facial growth in man, studied with the aid of metallic implants. Acta Odont Scand 1955;13:9-34.

Björk A, Palling M. Adolescent age changes in sagital jaw relation, alveolar prognathy, and incisal inclination. Acta Odont Scand 1957;12:201-232.

Análise de Downs

CAPÍTULO 5

Em 1948, William B. Downs publicou um estudo que havia desenvolvido por 5 anos. Sua intenção era determinar, cefalometricamente, os padrões de normalidade, facial e dentário. Utilizou em sua amostra 20 indivíduos leucodermas que apresentavam oclusão excelente, sem que tivessem sido submetidos a tratamento ortodôntico prévio. As idades variavam entre 12 e 17 anos, sendo metade dos indivíduos do sexo masculino e metade do sexo feminino.

Como a oclusão dos 20 indivíduos componentes da amostra foi considerada excelente, Downs aceitou que os valores mínimos e máximos obtidos representariam a amplitude de variação da normalidade de cada uma das medidas estudadas. Por meio das médias aritméticas, os valores médios destas medidas foram estabelecidos.

Nesta pesquisa, a cabeça foi dividida por Downs em crânio e face. A face, por sua vez, foi dividida em face superior, dentes e zona alveolar, e face inferior ou mandíbula. Os objetivos definidos pelo autor foram os seguintes:

1. Determinar um padrão esquelético facial com exclusão dos dentes e processo alveolar.
2. Relacionar os dentes e os processos alveolares com o padrão esquelético.

Linhas e planos utilizados (Fig. 5-1)

1. Plano horizontal de Frankfurt: união dos pontos pório (Po) e orbitário (Or).
2. Plano facial: união dos pontos násio (N) e pogônio (Pog).

FIG. 5-1

Cefalograma da análise de Downs.

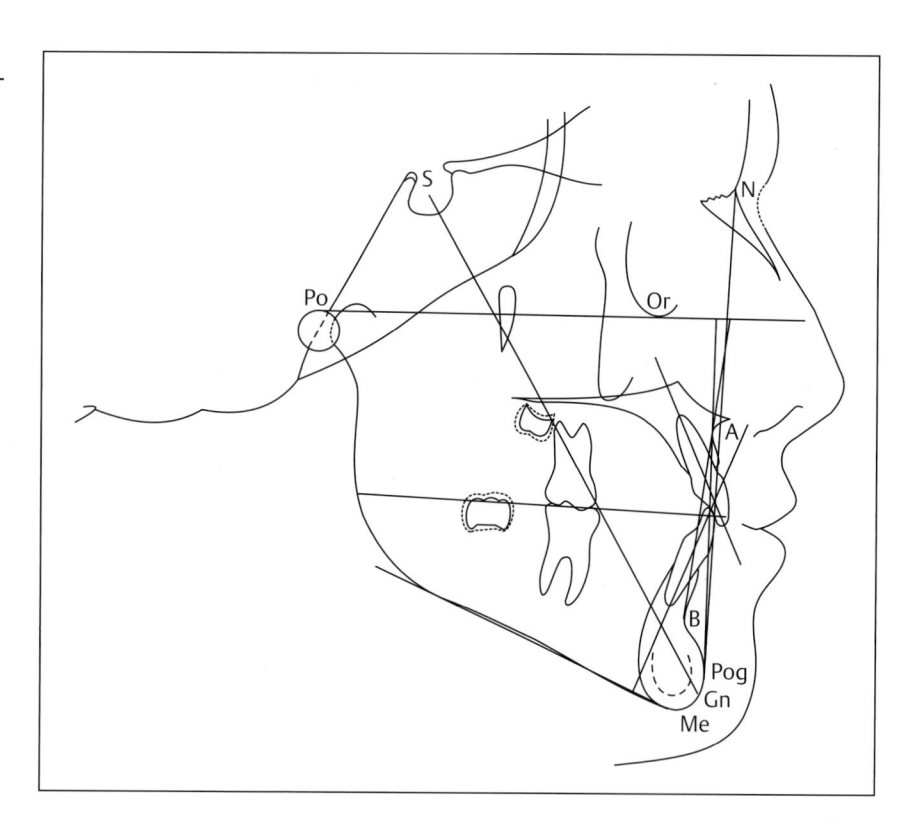

3. Plano mandibular: plano tangente ao bordo inferior da mandíbula, na região posterior, e ao ponto mento (Me), na região da sínfise.
4. Plano oclusal[1]: obtido pelas médias dos entrecruzamentos dos primeiros molares e dos incisivos centrais.
5. Eixo Y: união dos pontos sela (S) e gnátio (Gn).
6. Linha N-A: união dos pontos násio (N) e subespinhal (A).
7. Linha A-Pog: união dos pontos subespinhal (A) e pogônio (Pog).
8. Linha A-B: união dos pontos subespinhal (A) e supramental (B).
9. Longo eixo do incisivo central superior.
10. Longo eixo do incisivo central inferior.

MEDIDAS UTILIZADAS NA AVALIAÇÃO DO PADRÃO ESQUELÉTICO

Ângulo facial

É obtido pela interseção dos planos horizontal de Frankfurt e facial. O ângulo deve ser medido na sua parte inferior e interna (vértice voltado para a região anterior da cabeça), e expressa o grau de protrusão ou retrusão da mandíbula. Seu valor médio é de 87,8°, numa amplitude de variação da normalidade que vai de 82,0° a 95,0°.

Quando seu valor excede o valor máximo (95,0°), o paciente apresenta protrusão mandibular; quando menor que o valor mínimo (82,0°), existe retrusão mandibular (Fig. 5-2).

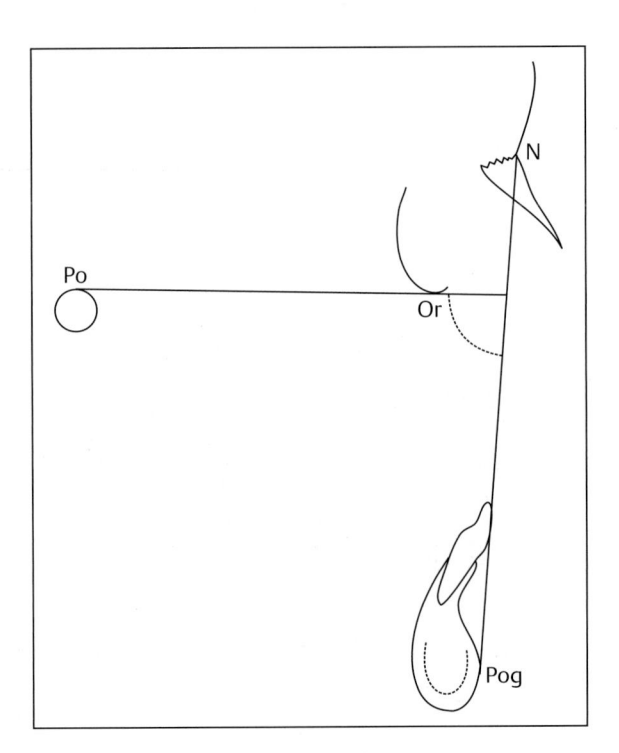

FIG. 5-2

Ângulo facial.

---

[1]Quando os incisivos se apresentarem em supra ou infraoclusão, este plano deverá ser orientado pela oclusão de pré-molares e molares.

Ângulo de convexidade

Determinado pela interseção das linhas N-A e A-Pog. Mede o grau de protrusão da maxila com relação ao perfil total. Seu valor médio é de 0,0°, numa amplitude de variação da normalidade que vai de –8,5° (perfil côncavo) a 10,0° (perfil convexo). Quando o ponto A está situado sobre o plano facial, o ângulo de convexidade é igual a zero; quando se encontra adiante do plano facial, o ângulo de convexidade tem valor positivo; quando atrás, valor negativo. O ângulo de convexidade apresenta uma relação inversa com o ângulo facial, isto é, quando o valor do primeiro diminui, o do segundo aumenta (Fig. 5-3).

Downs estabeleceu ainda correlações primárias e secundárias entre o prognatismo mandibular (determinado pelo ângulo facial) e o ângulo de convexidade. As correlações primárias resultam em melhor harmonia e equilíbrio facial; as correlações secundárias podem apresentar bom equilíbrio e harmonia.

FIG. 5-3
Ângulo de convexidade. (**A**) Quando o ponto A se encontra adiante do plano facial, o ângulo de convexidade tem valor positivo; (**B**) quando está situado sobre o plano facial, o ângulo de convexidade é igual a zero; (**C**) quando atrás, o valor é negativo.

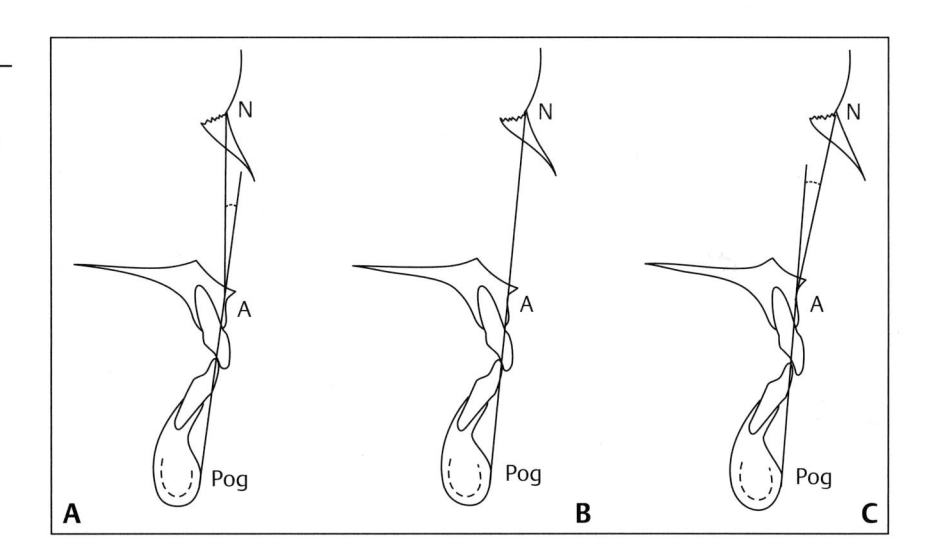

TIPOLOGIA FACIAL

Ângulo facial × Ângulo de convexidade

	CONVEXO	RETO	CÔNCAVO
RETROGNÁTICO	■ primária	secundária	
MESOGNÁTICO	secundária	■ primária	secundária
PROGNÁTICO	■ Verdadeiro prognatismo	secundária	■ primária

- Correlação primária (equilíbrio e harmonia ideais).
- Correlação secundária (equilíbrio e harmonia podem ser satisfatórios).
- Verdadeiro prognatismo.

Quando o perfil facial apresenta harmonia e equilíbrio, a face é denominada mesognática; o perfil facial retrusivo (com relação à posição do mento) produz uma face retrognática; e o perfil facial protrusivo (com relação à posição do mento) determina uma face prognática. O prognatismo verdadeiro ocorre quando a face está totalmente projetada para a frente, com relação ao crânio.

Ângulo do plano A-B

É determinado pela interseção da linha A-B com o plano facial. Relaciona o limite anterior das bases dentárias entre si e com o perfil. Seu valor médio é de –4,6°, numa amplitude de variação da normalidade que vai de –9,0° a 0,0°. Mede o grau de displasia entre as bases ósseas da maxila e da mandíbula, permitindo uma estimativa do grau de dificuldade da correção das relações incisais e das inclinações axiais dos dentes superiores e inferiores. Quando a linha A-B está paralela ou coincidente com a linha N-Pog, o ângulo do plano A-B tem valor igual a zero; quando atrás da linha N-Pog, o ângulo é positivo; quando à frente, o ângulo é negativo (Fig. 5-4).

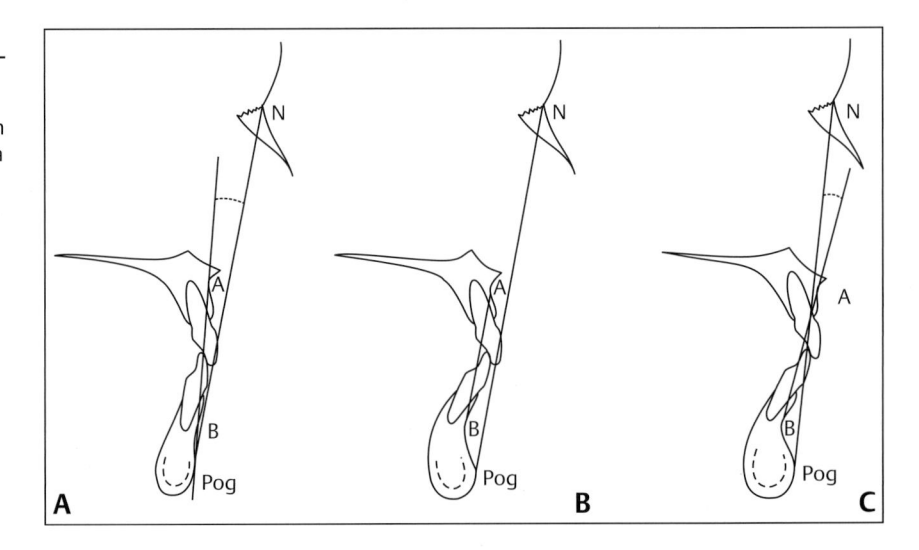

FIG. 5-4

Ângulo do plano A-B. (**A**) Quando a linha A-B está atrás da linha N-Pog, o ângulo do plano A-B tem valor positivo; (**B**) quando paralela ou coincidente com a linha N-Pog, o valor do ângulo é igual a zero; (**C**) quando à frente, o valor do ângulo é negativo.

Ângulo do plano mandibular

Obtido pela interseção dos planos mandibular e horizontal de Frankfurt. Expressa a relação da mandíbula com a base do crânio. Seu valor médio é de 21,9°, numa amplitude de variação da normalidade que vai de 17,0° a 28,0° (Fig. 5-5).

Um ângulo alto aumenta a dificuldade do tratamento e piora o prognóstico, embora não seja suficiente para indicar a natureza da dificuldade a ser corrigida,

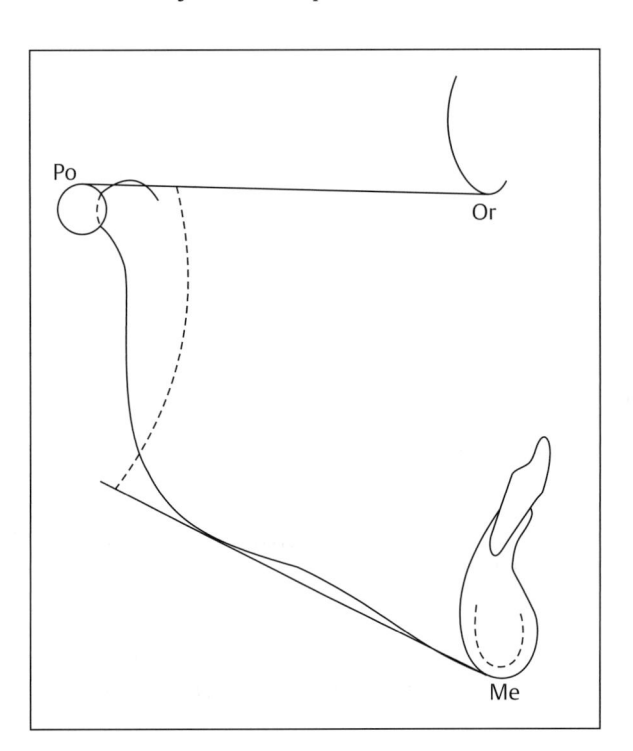

FIG. 5-5

Ângulo do plano mandibular.

pois pode ser encontrado tanto numa maloclusão de Classe II, 1ª divisão, quanto numa severa Classe III. Entretanto, no caso da maloclusão de Classe III, o valor aumenta por remodelamento do ângulo goníaco, causado pela pressão dos músculos masseter e pterigoideo interno, e não por deficiência de crescimento na área condilar.

Geralmente, numa típica maloclusão de Classe II, 2ª divisão, o valor do ângulo é baixo.

Ângulo do eixo Y

Determinado pela interseção do eixo Y com o plano horizontal de Frankfurt. Expressa a direção de crescimento da face. Seu valor médio é de 59,4°, numa amplitude de variação da normalidade que vai de 53,0° a 66,0° (Fig. 5-6).

Downs considerou três possíveis variações na direção de crescimento da face, durante o período de maturação esquelética. Caso os vetores de crescimento horizontal e vertical mantenham a mesma grandeza, o valor do ângulo do eixo Y permanece inalterado. Quando o vetor de crescimento horizontal excede o vertical, ocorre um giro da face no sentido anti-horário, e o valor do ângulo diminui; quando acontece o inverso, o valor aumenta.

FIG. 5-6
Ângulo do eixo Y.

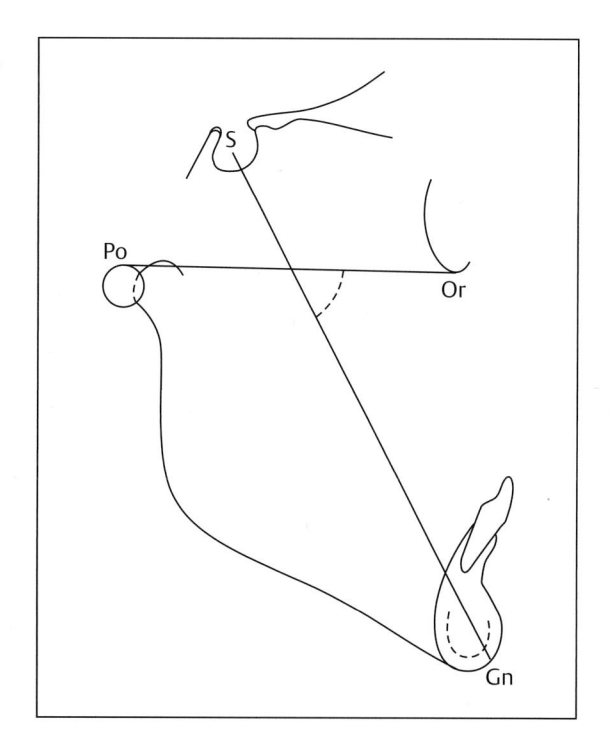

MEDIDAS UTILIZADAS NA AVALIAÇÃO DO PADRÃO DENTÁRIO

Inclinação do plano oclusal

É determinada pelo ângulo obtido da interseção dos planos oclusal e horizontal de Frankfurt. Relaciona a superfície funcional dos dentes com a base do crânio. Seu valor médio é de 9,3°, numa amplitude de variação da normalidade que vai de 1,5° a 14,0° (Fig. 5-7).

Quando os planos oclusal e horizontal de Frankfurt convergem para adiante (vértice voltado para a região anterior da cabeça), os valores devem ser medidos em graus negativos.

FIG. 5-7
Inclinação do plano oclusal.

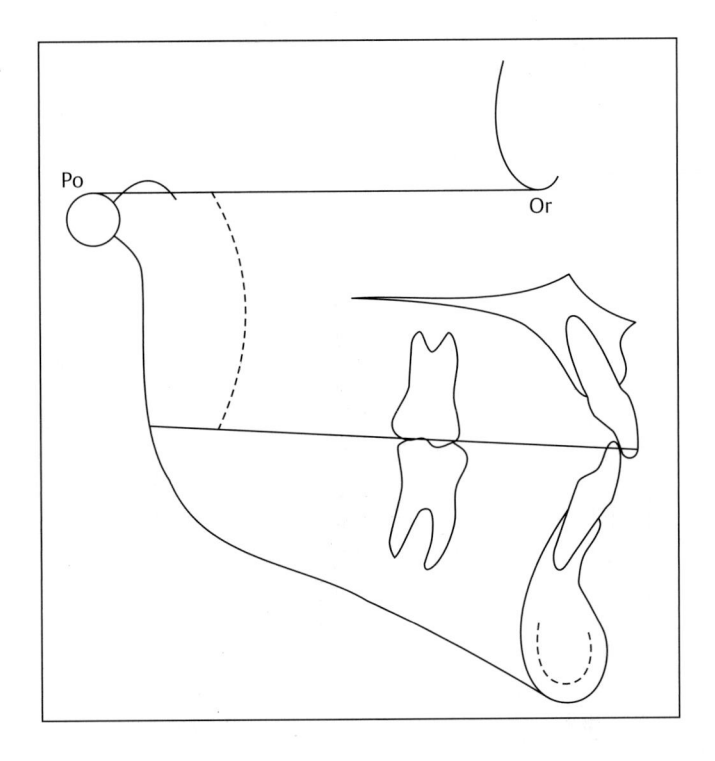

Inclinação axial dos incisivos superior e inferior

É determinada pelo ângulo obtido da interseção dos longos eixos dos incisivos centrais superior e inferior. Seu valor médio é de 135,4°, numa amplitude de variação da normalidade que vai de 130,0° a 150,5° (Fig. 5-8).

Revela o grau de inclinação dos incisivos entre si; portanto, quanto maior o valor do ângulo, menor a protrusão dentária, sendo o inverso verdadeiro.

FIG. 5-8
Inclinação axial dos incisivos superior e inferior.

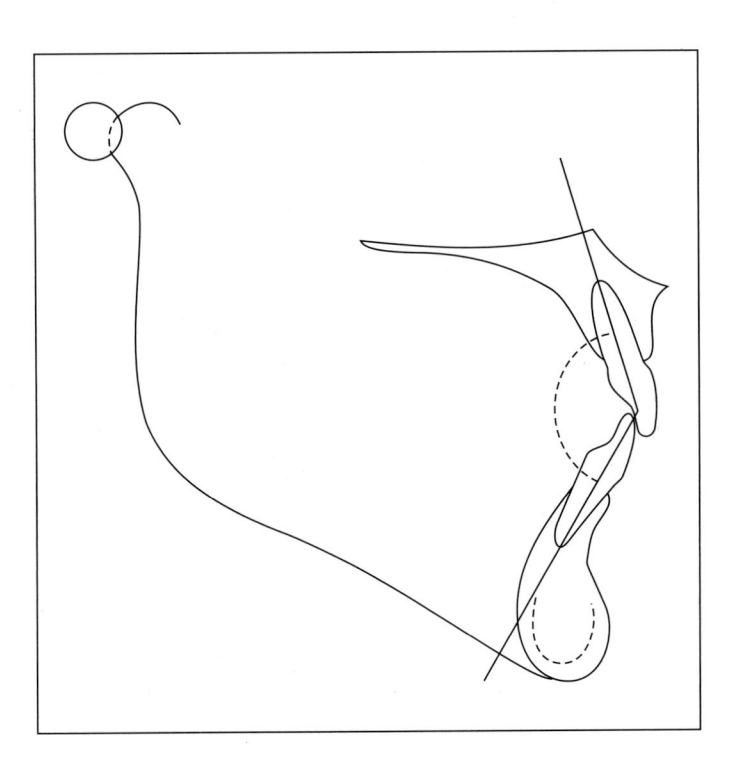

Inclinação axial dos incisivos inferiores com o plano oclusal

É determinada pelo ângulo obtido da interseção do longo eixo do incisivo central inferior com o plano oclusal. Seu valor médio é de 104,5°, numa amplitude de variação da normalidade que vai de 93,5° a 110°. Downs julgou que, para melhorar a compreensão, o valor do ângulo deve ser determinado subtraindo-se 90° da medida obtida. Desta forma, o valor médio a ser considerado é de 14,5°, numa amplitude de 3,5° a 20,0° (Fig. 5-9).

FIG. 5-9
Inclinação axial dos incisivos inferiores com o plano oclusal.

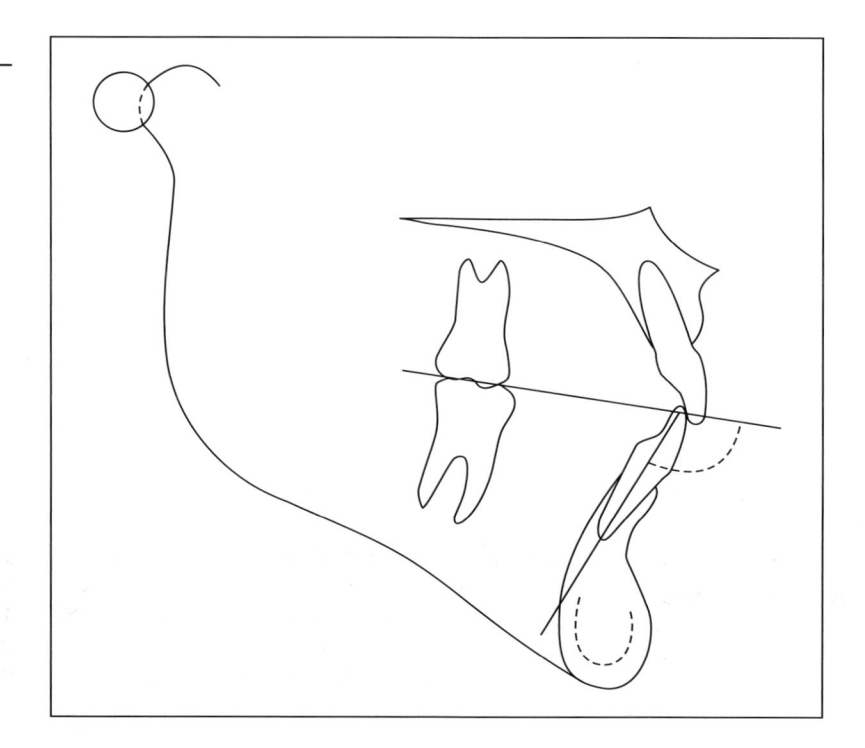

Inclinação axial dos incisivos inferiores com o plano mandibular

É determinada pelo ângulo obtido da interseção do longo eixo do incisivo central inferior com o plano mandibular. Indica o grau de inclinação dos incisivos inferiores com relação ao plano mandibular. Seu valor médio é de 91,4°, numa amplitude de variação da normalidade que vai de 81,5° a 97,0°. Da mesma forma que a medida anterior, do valor obtido devem-se subtrair 90°. Assim, o valor médio estabelecido é de 1,4°, numa amplitude de –8,5° a 7,0° (Fig. 5-10).

Protrusão dos incisivos superiores

É determinada pela distância da borda incisal do incisivo central superior à linha A-Pog. Expressa, em milímetros, o grau de protrusão dos incisivos superiores. Seu valor médio é de 2,7 mm, numa amplitude de variação da normalidade que vai de –1,0 mm a 5,0 mm. Quando o incisivo central superior está posicionado anteriormente à linha A-Pog, o valor é positivo; caso contrário, o valor é negativo (Fig. 5-11).

FIG. 5-10
Inclinação axial dos incisivos inferiores com o plano mandibular.

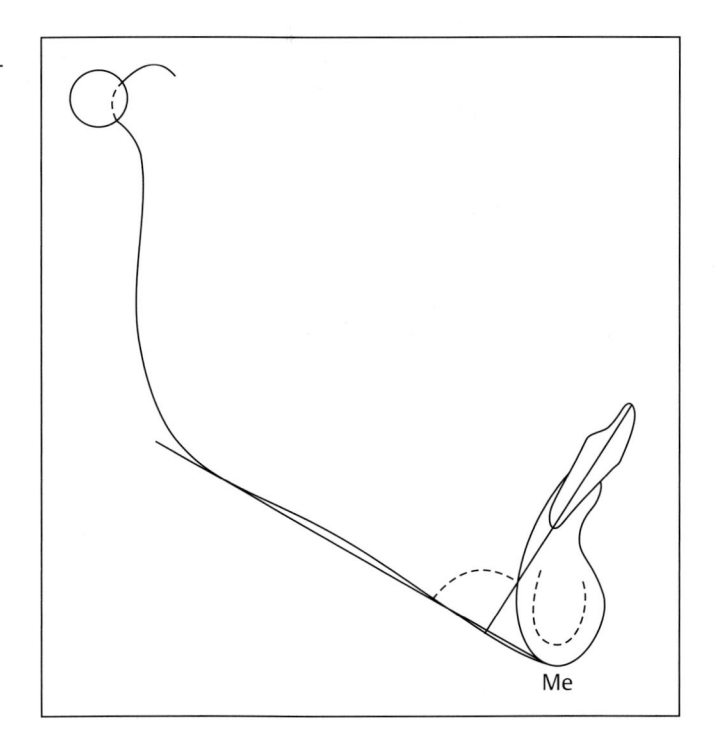

FIG. 5-11
Protrusão dos incisivos superiores.

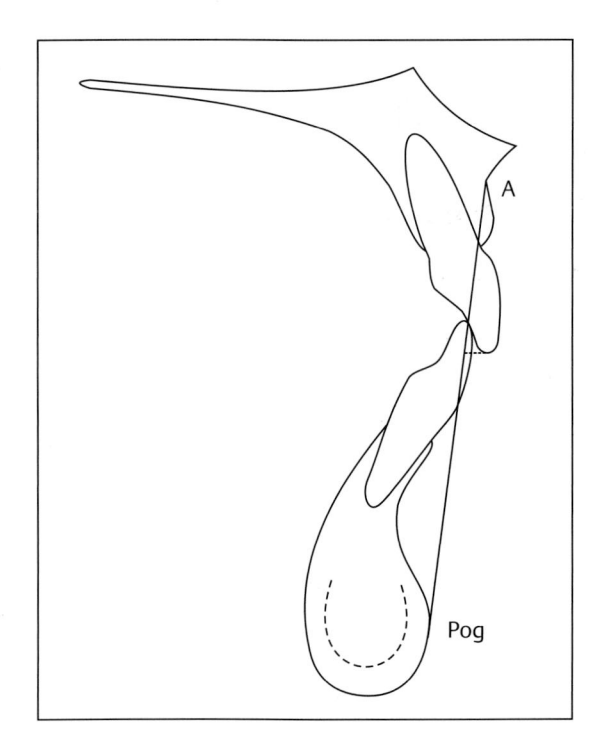

POLÍGONO CEFALOMÉTRICO

Ao propor sua análise cefalométrica, Downs ressaltou que a leitura isolada de qualquer das medidas que a compõem não é tão importante, pois o que deve ser considerado é o conjunto.

Com o objetivo de facilitar sua apresentação e interpretação, Vorhies e Adams, em 1951, desenvolveram um projeto gráfico, baseado no polígono antropométrico de Milo Hellman. Em 1952, Wylie modificou o gráfico original, que em sua versão final passou a contar com dez linhas horizontais paralelas, uma para cada medida utilizada por Downs. No centro dessas linhas, coincidindo verticalmente, estão os valores médios, enquanto que as paredes laterais do polígono representam os valores extremos estabelecidos pelo autor.

Os cefalogramas inicial e final da paciente P. E. M. foram utilizados como ilustração (Fig. 5-12). As grandezas registradas à esquerda do polígono estão associadas aos perfis retrognáticos, ao passo que à direita ficam as correspondentes aos perfis prognáticos (Fig. 5-13).

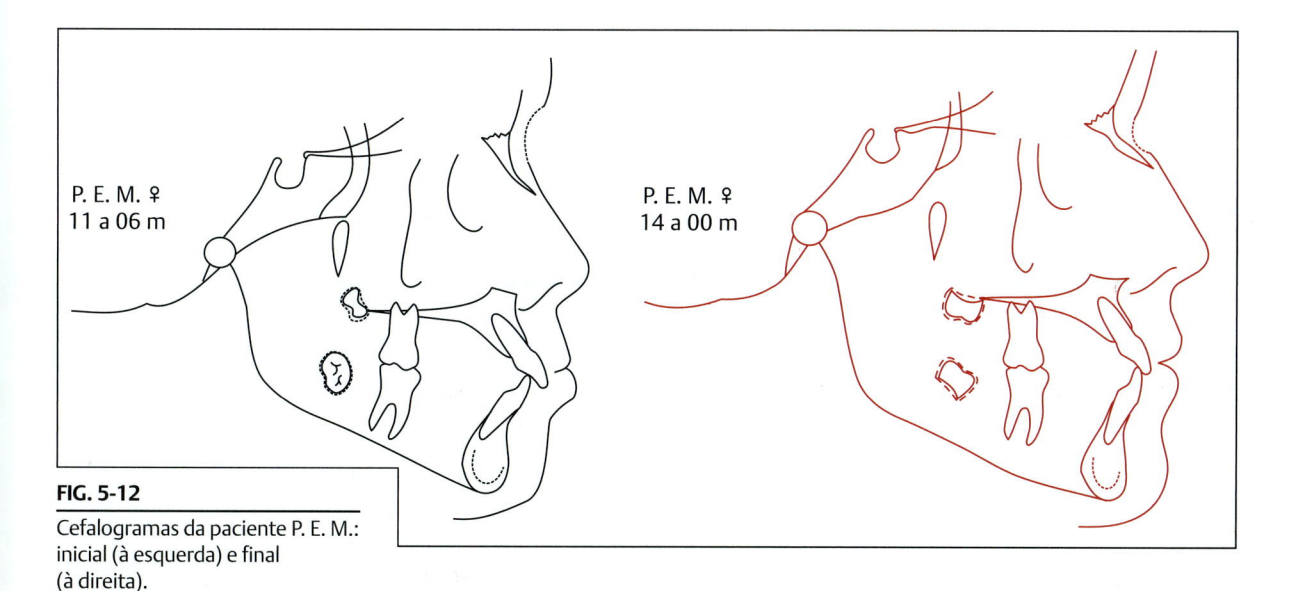

FIG. 5-12

Cefalogramas da paciente P. E. M.: inicial (à esquerda) e final (à direita).

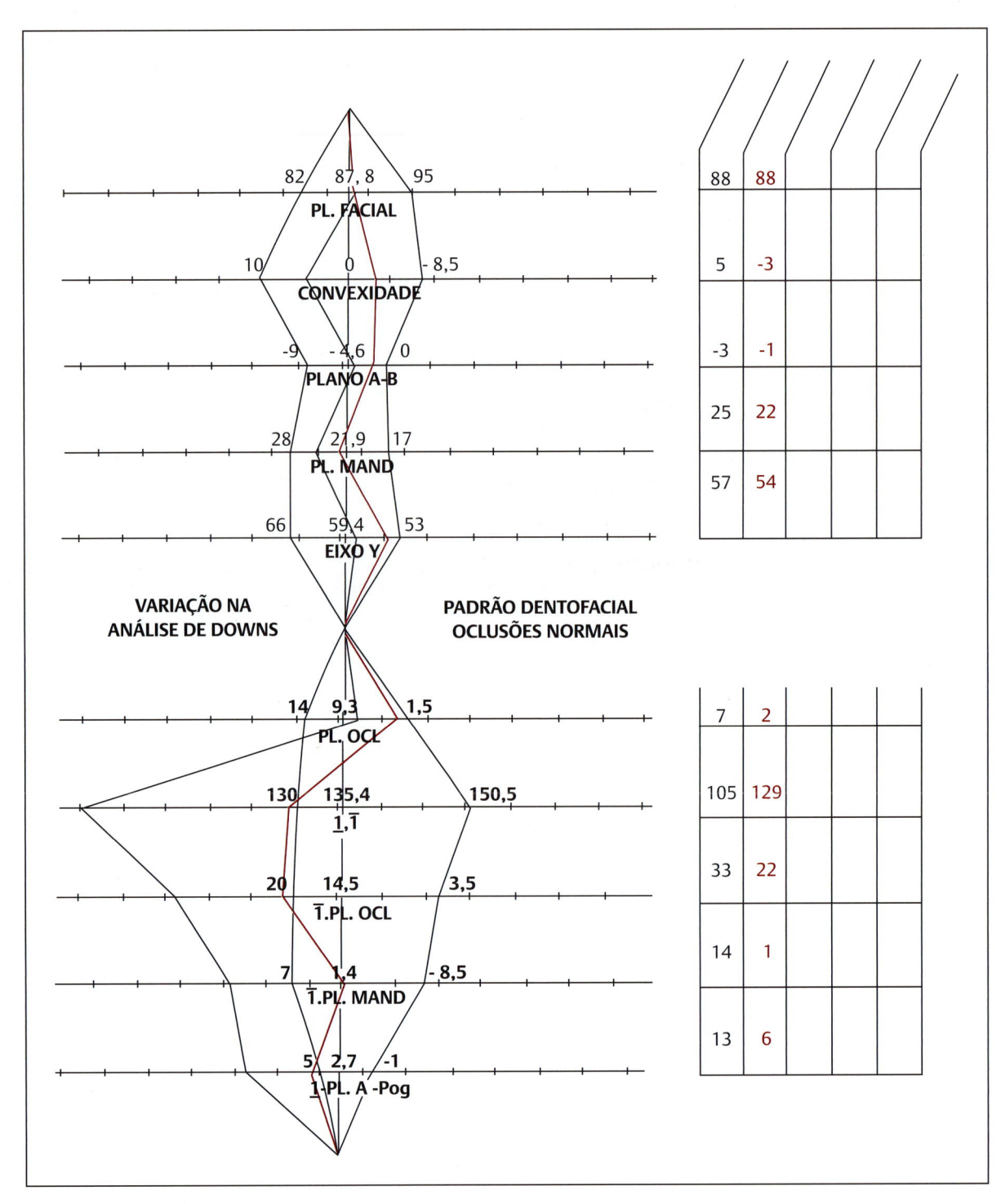

FIG. 5-13

Medidas referentes à análise de Downs transportadas para o polígono cefalométrico, antes e depois do tratamento, da paciente P. E. M.

CRÍTICAS À ANÁLISE DE DOWNS

Depois de ter testado a análise cefalométrica por três anos em seu próprio consultório e no Departamento de Ortodontia da Universidade de Illinois (no último ano seria utilizada também pelos Departamentos de Ortodontia das Universidades da Califórnia e de Indiana), Downs chegou à conclusão de que a mesma ainda apresentava algumas limitações. O maior problema apontado por ele foi com relação à amostra. O fato de ter estudado apenas indivíduos leucodermas impossibilitou que os padrões recém-estabelecidos pudessem ser utilizados para todos os tipos raciais. Outro fator limitante do estudo foi o número reduzido de componentes da amostra.

BIBLIOGRAFIA

Araújo TM. Cefalometria – conceitos e análises. Rio de Janeiro: Faculdade de Odontologia da UFRJ (Tese de Mestrado), 1983.

Beszkin E, Lipszyc M, Voronovitsky L, Zielinsky L. Cefalometría clínica. Buenos Aires: Editorial Mundi; 1966.

Cerci W. Estudo comparativo de leucodermas brasileiros em relação aos padrões das análises de Steiner e Downs. Rio de Janeiro: Faculdade de Odontologia da UFRJ (Tese de Mestrado), 1979.

Downs WB. Variations in facial relationship: their significance in treatment and prognosis. Am J Orthod 1948;4:812-840.

Downs WB. The role of cephalometric in orthodontic case analysis and diagnosis. Am J Orthod 1952;38:162-182.

Downs WB. Analysis of dentofacial profile. Angle Orthodont 1956;26:191-212.

Moyers RE. Ortodontia. Rio de Janeiro: Guanabara Koogan, 1979.

Rezende HSG. Análise de Downs – individualização para uma comunidade de brasileiros. Rio de Janeiro: Faculdade de Odontologia da UFRJ (Tese de Mestrado), 1982.

Vorhies JM, Adams JW. Poligonic interpretation of cephalometric finding. Angle Orthodont 1951;21:194-197.

Vilella OV. Estudo comparativo entre valores cefalométricos utilizados como guias para o posicionamento dos incisivos inferiores e aqueles obtidos ao término do tratamento ortodôntico. Rev SBO 1996;3:2-4.

Análise de Tweed

Capítulo **6**

TRIÂNGULO DE DIAGNÓSTICO FACIAL

Charles H. Tweed pós-graduou-se em ortodontia na *Angle School of Orthodontia*, em 1928, e herdou a firme convicção de *Angle* de que o ortodontista jamais deveria planejar tratamentos que envolvessem extrações dentárias. Tal convicção perdurou aproximadamente até 1934. Naquela época, constatou que só havia atingido os objetivos que almejara alcançar em 20% dos pacientes tratados. Tais objetivos eram: 1. saúde dos tecidos bucais; 2. estética facial satisfatória; 3. mecanismo mastigatório eficaz; e 4. estabilidade do tratamento.

Passou, então, a estudar o equilíbrio e a harmonia faciais de indivíduos portadores de oclusão normal. Observou clinicamente que a inclinação dos incisivos inferiores com relação ao bordo mandibular era de $90° \pm 5°$, a mesma encontrada nos pacientes que tratara e obtivera êxito. Concluiu que esta deveria ser a inclinação dos incisivos inferiores e que, para isso, seriam necessárias extrações de dentes em grande parte dos casos.

Em 1940, apresentou diversos casos clínicos num encontro da *Angle Society*, em Chicago. Todos haviam sido tratados primeiramente sem extrações e, então, retratados com extrações de dentes. Os resultados alcançados justificaram plenamente as extrações, confirmando a importância da inclinação correta dos incisivos inferiores com relação ao bordo da mandíbula. Estava criado o primeiro ângulo (IMPA) do que viria a ser o triângulo de diagnóstico facial.

Entretanto, e surpreendentemente, em alguns tipos de maloclusão, a terapia com extrações piorava ainda mais o caso, mesmo com a verticalização dos incisivos inferiores.

Em 1944, revendo a literatura, interessou-se particularmente por 3.500 traçados cefalométricos laterais publicados por Broadbent, que apresentavam características de normalidade. Ao compará-los com seus casos desfavoráveis, percebeu uma ampla variação no ângulo formado entre os planos mandibular e horizontal de Frankfurt (FMA).

Ainda sem a ajuda da cefalometria, Tweed posicionava seus pacientes num segurador de cabeça, orientado pelo plano horizontal de Frankfurt. Usando o polegar e o indicador, ele tangenciava o bordo mandibular e o estendia posteriormente, até encontrar o plano de orientação. O valor normal estabelecido para o FMA foi de 25°.

Como a soma dos ângulos internos de um triângulo é igual a 180° e os valores normais encontrados para os ângulos IMPA e FMA foram 90° e 25°, respectivamente, o valor do terceiro ângulo do Triângulo de Diagnóstico Facial (Fig. 6-1), que relaciona a inclinação do longo eixo do incisivo inferior com o plano horizontal de Frankfurt (FMIA), deveria ser 65°.

Em 1951, após freqüentar um curso de cefalometria promovido pela Universidade de Washington, em Seattle, Tweed convenceu-se da importância da análise das telerradiografias. No ano seguinte, durante o 48º Encontro da *American Association of Orthodontists*, apresentou, pela primeira vez, o Triângulo de Diagnóstico Facial, traçado com tinta branca sobre as radiografias cefalométricas.

FIG. 6-1
Triângulo de Diagnóstico Facial.

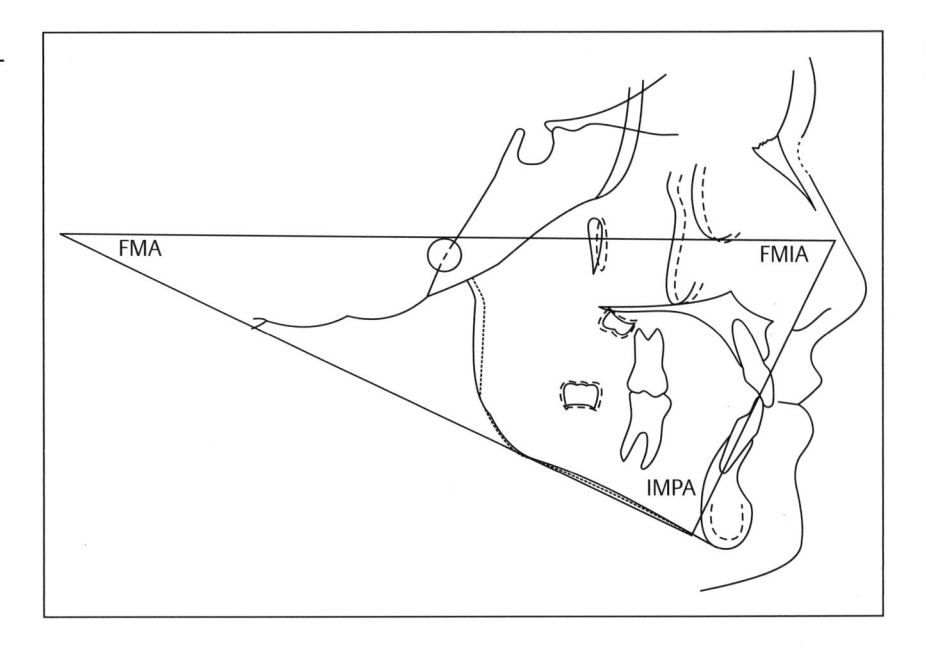

Sua análise está fundamentada na avaliação dos seguintes ângulos:

1. **FMA:** determinado pela interseção do plano mandibular[1] com o plano horizontal de Frankfurt.
2. **FMIA:** determinado pela interseção do plano horizontal de Frankfurt com o longo eixo do incisivo central inferior.
3. **IMPA:** determinado pela interseção do longo eixo do incisivo central inferior com o plano mandibular.

Ao estudar quatro casos ortodonticamente bem terminados e com estética facial satisfatória, observou uma ampla variação nos ângulos FMA e IMPA, enquanto os valores correspondentes ao FMIA estavam muito próximos a 65° (66°, 65°, 65° e 64,5°), valor considerado clinicamente ideal.

Procurou verificar se tais números se deviam apenas ao acaso. Em 1954, após avaliar uma amostra de 95 indivíduos (posteriormente chegaria a 100) possuidores de estética facial satisfatória, independentemente da existência, ou não, de maloclusão, registrou os seguintes valores, em média:

> FMA = 24,57°, com limite de variação entre 15° e 36°.
> IMPA = 86,93°, com limite de variação entre 76° e 99°.
> FMIA = 68,20°, com limite de variação entre 56° e 80°.

POSTULADOS DA ANÁLISE DE TWEED

A partir da pesquisa realizada com o grupo de indivíduos possuidores de estética facial satisfatória, Tweed estabeleceu três postulados:

1. Para aqueles pacientes que apresentam o FMA entre 20° e 30° (25° ± 4°), o FMIA requerido para o final do tratamento é de 68° (nesta parte da amostra, o FMIA variou entre 65° e 70°, com média de 68°).
2. Quando o FMA for igual ou maior a 30°, ou seja, quando é grande a inclinação do plano mandibular com relação ao plano horizontal de Frankfurt, de-

---

[1] O plano mandibular, conforme foi preconizado por Tweed, é traçado tomando-se como referência anterior o ponto Me, e, como referência posterior, a média entre as bordas direita e esquerda da mandíbula, na região do ângulo goníaco.

ve-se compensar a inclinação dos incisivos inferiores com a diminuição do valor do IMPA, até que o valor do FMIA atinja 65° (nesta parte da amostra, o IMPA oscilava em torno de 77°).
3. Sempre que o valor inicial do FMA for igual ou menor que 20°, o valor do IMPA poderá ser aumentado, desde que não ultrapasse 94°. Nesses casos, o valor do FMIA estará entre 66° e 80°, ou até mais.

FMA = 25° ± 4°	FMIA = 68°
FMA ≥ 30°	FMIA = 65°
FMA ≤ 20°	IMPA ≤ 94°

Tweed acreditava que um FMA de 25°, um IMPA de 87° e um FMIA de 68° proporcionavam uma estética facial satisfatória e resultados finais mais estáveis. Entretanto, enfatizava a importância do padrão facial, admitindo compensações na inclinação dos incisivos inferiores de acordo com a variação dos ângulos FM. De forma geral, à medida que o valor do FMA aumenta, deve-se diminuir a inclinação dos incisivos inferiores com relação ao plano mandibular. No caso inverso, o valor do IMPA deve aumentar até o limite de 94°.

CÁLCULO DA DISCREPÂNCIA CEFALOMÉTRICA

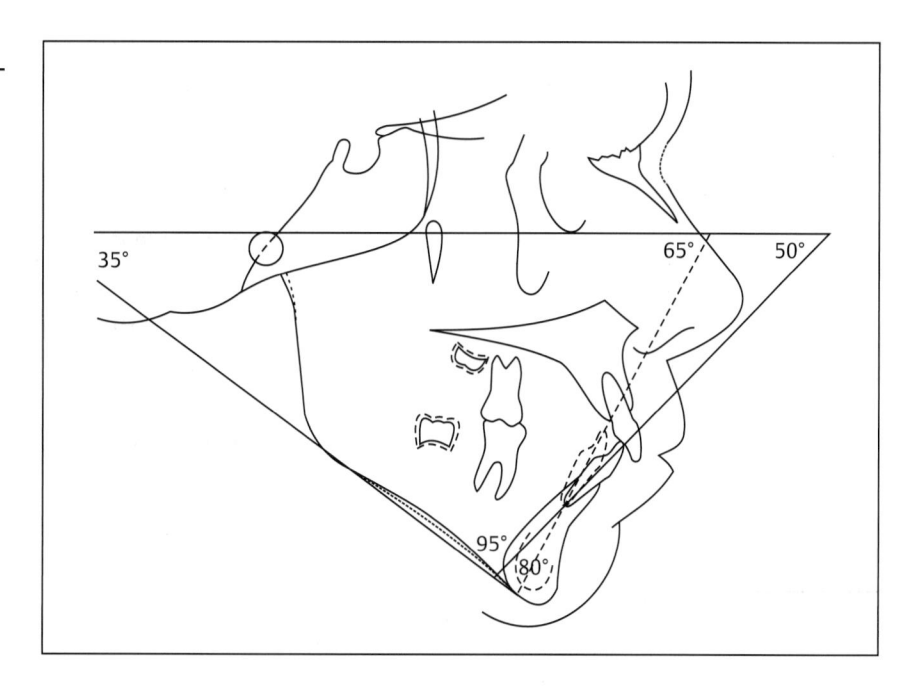

Discrepância cefalométrica é a diferença, expressa em graus, entre o FMIA inicial do paciente e o FMIA ideal, proposto pela análise.

Quando é necessário inclinar o incisivo inferior lingualmente, o valor da discrepância cefalométrica é negativo. Caso contrário, quando este dente tem de ser inclinado para labial, o valor da discrepância é positivo.

Para o cálculo da discrepância cefalométrica em milímetros, Tweed recomendou o traçado de um novo longo eixo para o incisivo inferior, determinado pelo resultado da análise, a partir do seu ápice radicular. Pode-se, então, medir a distância entre os dois bordos incisais, o inicial e o ideal (determinado pela análise).

Por exemplo, num caso que apresente os seguintes valores: FMA = 35°, FMIA = 50°, e IMPA = 95°, o FMIA final deverá ser de 65°, de acordo com o postulado de Tweed. Com isto, o IMPA será reduzido em 15° (de 95° para 80°), e a discrepância cefalométrica será negativa (Fig. 6-2).

FIG. 6-2
Cálculo da discrepância cefalométrica.

No traçado, a distância verificada entre os bordos incisais foi de –6 milímetros. Como o tratamento ortodôntico envolverá os dois hemiarcos, devem ser considerados os dois incisivos centrais inferiores para o cálculo da discrepância cefalométrica, a qual, no presente caso, será de –12 milímetros (–6 mm × 2).

Outra maneira de transformar em milímetros a discrepância obtida em graus é multiplicá-la por 0,4 (valor constante), e novamente por 2 (pois são dois hemiarcos), ou simplesmente multiplicá-la por 0,8. Portanto, –15° × 0,8 = –12 mm, para o caso em estudo.

Somando-se a discrepância cefalométrica com a discrepância de modelo determina-se a discrepância total, que permite avaliar a necessidade de extrações dentárias e o grau de ancoragem recomendado para o tratamento.

BIBLIOGRAFIA

Araújo TM. Cefalometria – conceitos e análises. Rio de Janeiro: Faculdade de Odontologia da UFRJ (Tese de Mestrado), 1983.

Beszkin E, Lipszyc M, Voronovitsky L, Zielinsky L. Cefalometría clínica. Buenos Aires: Mundi, 1966.

Interlandi S. Ortodontia – bases para a iniciação. São Paulo: Panamed, 1977.

Maia FA. Cefalometria para o clínico geral e o odontopediatra. São Paulo: Ed. Santos, 1988.

Matos EB. Análise de Tweed – individualização para uma comunidade de brasileiros. Rio de Janeiro: Faculdade de Odontologia da UFRJ (Tese de Mestrado), 1980.

Tweed CH. A philosophy of orthodontic treatment. Am J Orthod 1945;31:74-103.

Tweed CH. The Frankfort-mandibular plane angle in orthodontic diagnosis, classification, treatment planning and prognosis. Am J Orthod Oral Surg 1946;34:175-230.

Tweed CH. Evolutionary trends in orthodontics – past, present and future. Am J Orthod 1953;39:81-108.

Tweed CH. Frankfort mandibular incisor angle in diagnosis, treatment, planning and prognosis. Angle Orthodont 1954;24:121-169.

Tweed CH. Was the development of diagnosis facial triangle as an accurate analysis based on fact or fancy. Am J Orthod 1962;48:823-840.

Tweed CH. Clinical orthodontics. St. Louis: CV Mosby, 1966.

Tweed CH. The diagnostic facial triangle in the control of treatment objectives. Am J Orthod 1969;55:651-667.

Vilella OV. Estudo comparativo entre valores cefalométricos utilizados como guias para o posicionamento dos incisivos inferiores e aqueles obtidos ao término do tratamento ortodôntico. Rev SBO 1996;3:2-4.

Análise de Diagnóstico Diferencial

Capítulo 7

L. Levern Merrifield foi aluno do curso de ortodontia coordenado por Charles H. Tweed em 1953, tornando-se membro de sua equipe a partir de 1955. Após a ausência de Tweed, ocorrida em 1970, Merrifield acabou assumindo a direção da Fundação Tweed, introduzindo novos conceitos de diagnóstico que ajudaram a sedimentar e aperfeiçoar o conhecimento legado por ele. Aos quatro objetivos do tratamento ortodôntico preconizados por Tweed (ver Análise de Tweed), acrescentou mais dois, a saber: 5) em pacientes jovens, posicionar os dentes de modo a harmonizar a correção com os processos normais de crescimento e melhorar a compensação relativa aos padrões abaixo do normal; e 6) posicionar os dentes de modo a estabelecer um estado de máxima harmonia entre a dentição e o meio bucal. Na verdade, o sexto objetivo só pode ser alcançado caso os cinco primeiros tenham sido atingidos.

No seu esforço para introduzir uma base mais sólida para o diagnóstico ortodôntico, Merrifield estabeleceu o conceito fundamental das dimensões da dentição. De acordo com este conceito, o ortodontista deve reconhecer que existem três dimensões (comprimento, largura e altura) da dentição que devem ser respeitadas, e tratar os pacientes de forma que os dentes se ajustem a essas dimensões, isto é, não expandir os arcos dentários nas maloclusões que apresentem equilíbrio muscular normal. Este conceito é a base do diagnóstico e do tratamento proposto por Merrifield.

Ao longo dos anos, a equipe de professores da *Charles H. Tweed International Foundation for Orthodontic Research* desenvolveu um Sistema de Análise de Diagnóstico Diferencial, publicado em 1994. Esta análise tem como alicerce o Triângulo de Diagnóstico Facial preconizado por Tweed, além de medidas propostas por outros autores e pelo próprio Merrifield. Permite a identificação do tipo de problema a ser tratado, que pode ser de origem dentária, esquelética ou facial, fornecendo um diagnóstico diferencial preciso. Os valores apresentados para as medidas cefalométricas utilizadas foram determinados de acordo com estudos e avaliações clínicas realizados pelos pesquisadores da Fundação Tweed.

MEDIDAS UTILIZADAS (FIG. 7-1)

FMA — Ângulo que determina a direção de crescimento facial (inferior), e que talvez seja a medida mais importante para a análise esquelética do paciente. A amplitude de variação normal vai de 22° a 28°. Valores acima da faixa de variação normal indicam maior crescimento vertical, enquanto valores abaixo da faixa de variação normal indicam maior crescimento horizontal (ver Análise de Tweed).

FMIA — Este ângulo do Triângulo de Diagnóstico Facial é um importante indicador do equilíbrio e da harmonia facial inferior (ver Análise de Tweed).

IMPA — Ângulo que estabelece a inclinação dos incisivos inferiores com relação ao plano mandibular, funcionando como guia para relacionar esses dentes com o osso basal. Caso o valor do FMA encontre-se dentro da faixa de variação normal, os

FIG. 7-1
Cefalograma da Análise de Diagnóstico Diferencial.

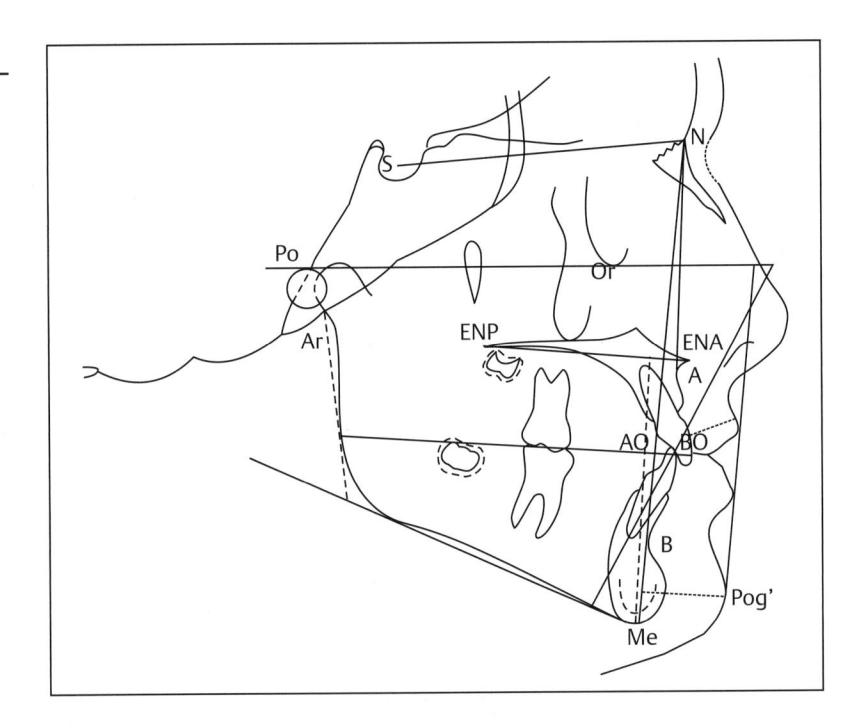

incisivos inferiores verticalizados devem proporcionar o melhor equilíbrio e a melhor harmonia do perfil facial inferior. Porém, quando o valor do FMA estiver acima da faixa de variação normal, os incisivos inferiores devem ser ainda mais verticalizados; caso contrário, isto é, quando o valor do FMA estiver abaixo da faixa de variação normal, os incisivos inferiores devem ser mantidos com suas inclinações iniciais ou devem ser menos verticalizados, como efeito compensatório. A inclinação inicial deve ser o limite da compensação, pois, caso contrário, não se conseguirá estabilidade nem saúde dos tecidos periodontais (ver Análise de Tweed).

SNA — Ângulo que determina a posição anteroposterior da maxila com relação à base do crânio. Seu valor normal varia de 80° a 84° ao final do crescimento (ver Análise de Steiner).

SNB — Ângulo que expressa a posição anteroposterior da mandíbula com relação à base do crânio. Seu valor normal varia de 78° a 82°. Valores abaixo de 74° ou acima de 84° podem indicar a necessidade de uma cirurgia ortognática para solucionar a discrepância anteroposterior (ver Análise de Steiner).

ANB — Ângulo que expressa a relação anteroposterior entre a maxila e a mandíbula. Sua amplitude de variação normal vai de 1° a 5°. Valores maiores que 10° e menores que –3° podem indicar a necessidade de uma cirurgia ortognática para solucionar a discrepância anteroposterior (ver Análise de Steiner).

AO-BO — Distância linear entre as projeções dos pontos A (subespinhal) e B (supramental) sobre o plano oclusal. Expressa a relação anteroposterior entre a maxila e a mandíbula. Sua amplitude de variação normal vai de 0 mm a 4 mm (ver Análise de Wits).

Inclinação do plano oclusal

Ângulo que expressa a relação dentoesquelética entre o plano oclusal e o plano horizontal de Frankfurt. Sua amplitude de variação normal vai de 8° a 12°. Existe variação de acordo com o sexo. Para os indivíduos do sexo masculino, o valor médio encontrado é de 11°. Para o sexo feminino, o valor médio corresponde a 9°. Valores situados além ou aquém da amplitude de variação normal indicam que haverá maior dificuldade no tratamento. Seu valor inicial deve ser mantido ou diminuído, pois seu incremento é um indicativo de perda de controle vertical durante o tratamento. Esta condição é instável, capaz de provocar um desequilíbrio muscular que por sua vez determinará uma recidiva que tenderá ao valor inicial, prejudicando a relação interdentária (ver Análise de Downs).

Ângulo Z

Ângulo formado entre a linha do perfil mentolabial (linha tangente ao pogônio tegumentar e ao ponto mais anterior do lábio mais proeminente) e o plano horizontal de Frankfurt. Sua amplitude de variação normal vai de 70° a 80°. Porém, os valores ideais encontram-se na faixa de 75° a 78°, dependendo do sexo e da idade do indivíduo. Seu valor, combinado com os valores do FMA, do FMIA e da espessura dos tecidos moles quantifica as anomalias e fornece um guia imediato para o reposicionamento dos dentes anteriores. Para um paciente que apresenta um FMA de 25°, um FMIA de 68° e uma boa distribuição do tecido mole, o valor do ângulo Z deve ser de aproximadamente 78°. Entretanto, para corrigir os valores que se encontram fora da variação de normalidade, as posições dos dentes anteriores devem ser alteradas. Como consequência, o perfil facial deve tornar-se mais equilibrado. Por exemplo, a retração de 4 mm do incisivo superior permite 4 mm de retração do lábio inferior e aproximadamente 3 mm de resposta do lábio superior, influenciando o ângulo Z. O reposicionamento anteroposterior da mandíbula e o aumento da altura facial, tanto anterior quanto posterior, também afetam seu valor (Fig. 7-2).

FIG. 7-2
Ângulo Z.

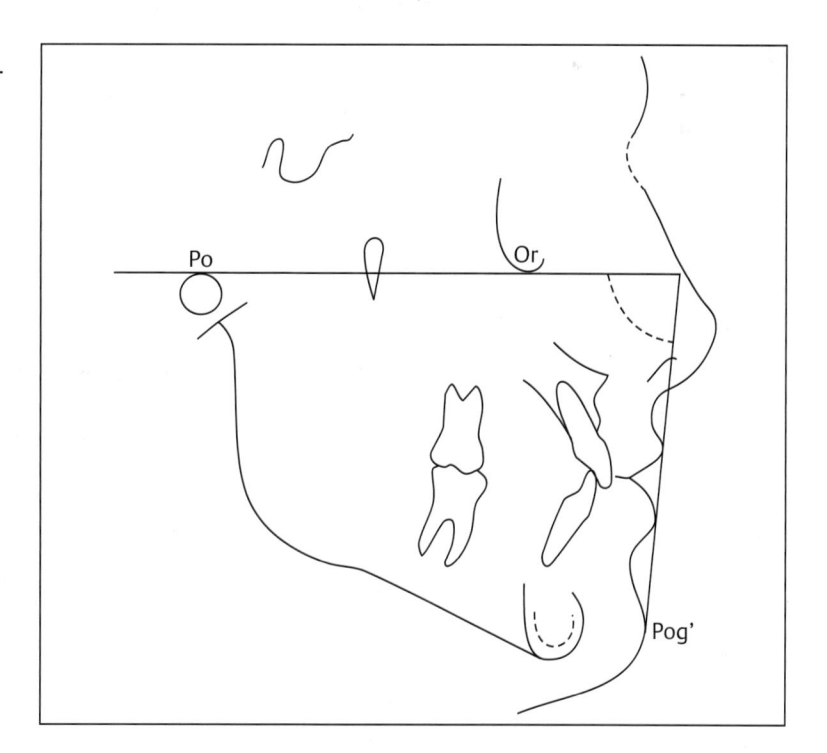

Espessura do lábio superior	Corresponde à distância linear medida do ponto mais proeminente da coroa do incisivo central superior até a borda do vermelhão do lábio superior. O lábio superior geralmente se afina com o amadurecimento, mas se espessa com a retração do incisivo superior. Para cada 4 mm de retração do incisivo superior, ocorre 1 mm de espessamento do lábio superior (Fig. 7-3).
Espessura total do mento	Corresponde à distância linear medida perpendicularmente desde a linha NB até o pogônio tegumentar, incluindo regiões de osso e de tecido mole do mento. Deve-se levar em consideração que a região do pogônio torna-se mais proeminente nos indivíduos do sexo masculino que nos indivíduos do sexo feminino, como resultado do processo de amadurecimento. A espessura total do mento deve ser igual ou superior à espessura do lábio superior. Caso contrário, o ortodontista deve compensar a diferença pela movimentação dos incisivos. O aumento ou a diminuição da espessura total do mento afetará o valor do ângulo Z, aumentando a dificuldade do tratamento (Fig. 7-3).
Altura facial posterior (AFP)	Corresponde à distância linear medida do ponto articular (Ar) até o plano mandibular, tangenciando o ramo ascendente. Representa, em milímetros, a altura do ramo. A AFP influencia a forma facial tanto no sentido vertical quanto no horizontal. Seu incremento é essencial para que se consiga a rotação da mandíbula no sentido anti-horário. Portanto, no indivíduo em crescimento portador de maloclusão de Classe II (Angle), o crescimento do ramo é crítico, pois modificará a proporção existente entre a altura facial posterior e a altura facial anterior. É esta proporção que determinará o valor do FMA (Fig. 7-4).
Altura facial anterior (AFA)	Corresponde à distância linear medida perpendicularmente do plano palatal até o ponto mento (Me). O valor de 65 mm representa a normalidade para um indivíduo de 12 anos de idade. O valor da AFA deve ser cuidadosamente monitorado nos

FIG. 7-3

Espessura do lábio superior e espessura total do mento.

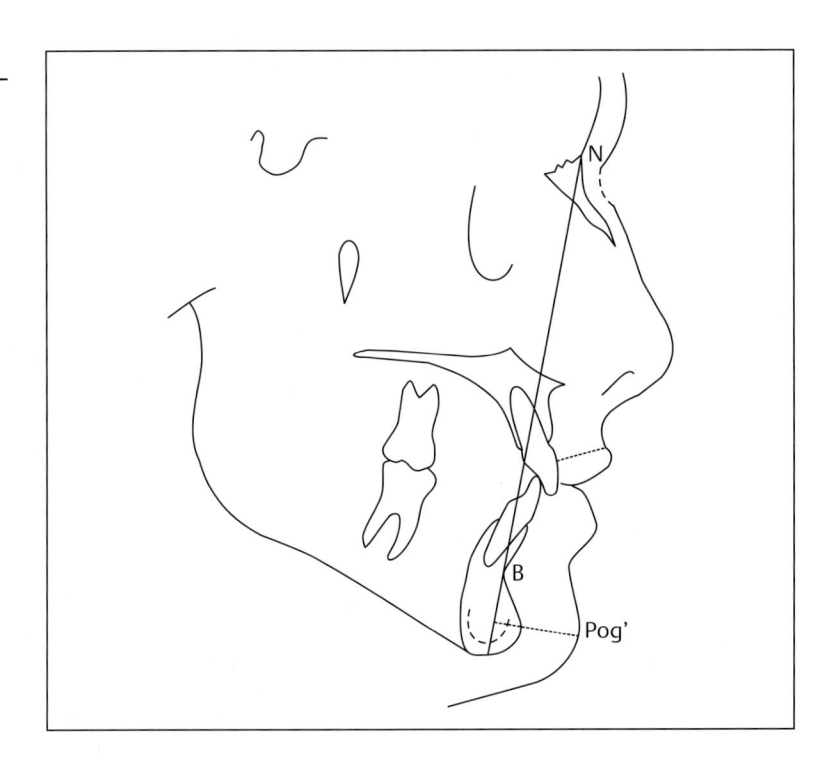

Análise de Diagnóstico Diferencial

FIG. 7-4
Altura facial anterior (AFA) e altura facial posterior (AFP).

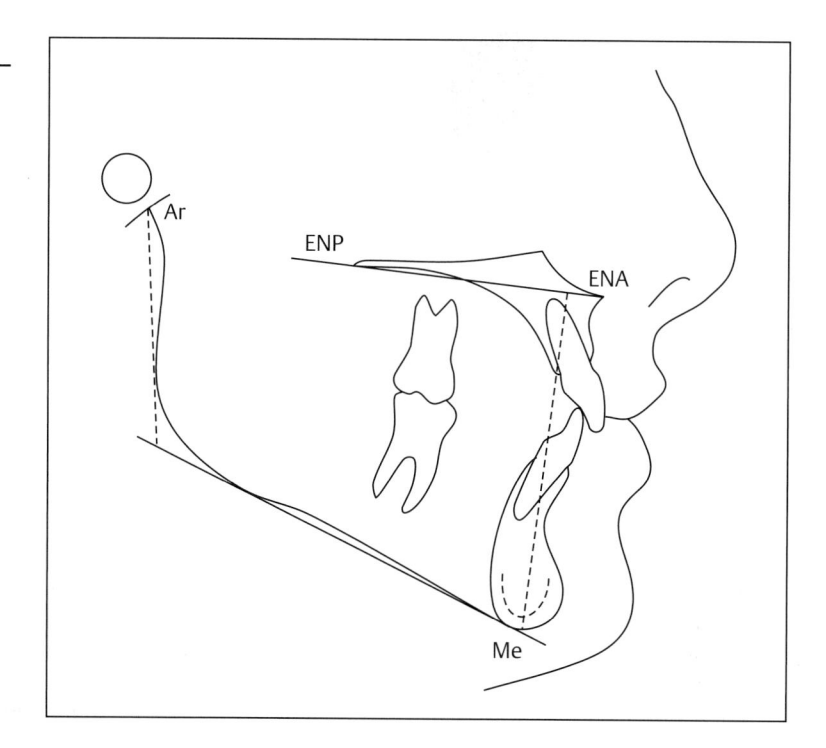

pacientes que apresentarem 5 mm de aumento ou diminuição com relação ao valor normal. Para a correção da maloclusão de Classe II (Angle), é importante não permitir o incremento desta medida, o que pode ser obtido pelo controle da extrusão dos molares superiores e inferiores, com a utilização de força extraoral intrusiva sobre o segmento anterior da maxila (Fig. 7-4).

Índice da altura facial (IAF)

Após estudar a relação existente entre a AFP e a AFA, Andre Horn concluiu que a altura facial posterior corresponde a 69% (0,69) da altura facial anterior. O intervalo de variação normal entre a AFP e a AFA vai de 0,65 a 0,75. Valores situados abaixo ou acima deste intervalo indicam que a maloclusão é complexa e difícil de ser tratada. Um índice de 0,80 corresponde a uma maloclusão de FMA baixo, causada tanto por excessivo crescimento posterior como por crescimento anterior deficiente. Um paciente cujo índice se aproximar de 0,60 apresentará altura facial posterior muito reduzida e/ou altura facial anterior excessiva.

Coeficiente de variação da altura facial

Corresponde ao coeficiente de aumento entre a altura facial posterior e a altura facial anterior. Por exemplo, para corrigir a maloclusão de Classe II, 1ª divisão (Angle), o ideal é que haja um coeficiente de 2:1, isto é, que a AFP sofra um incremento duas vezes maior que o da AFA. Entretanto, mais importante ainda é a quantidade da variação. O aumento de 6 mm da AFP acompanhado de um aumento de 3 mm da AFA apresenta um benefício maior para o paciente que o aumento de 2 mm da AFP acompanhado de um aumento de 1 mm da AFA, embora nos dois casos a razão seja de 2:1.

ANÁLISE CRANIOFACIAL

A análise craniofacial foi desenvolvida com base no índice de probabilidade. Este índice foi elaborado por J. F. Gramling, por meio da análise de uma amostra de casos de maloclusão de Classe II (Angle), tratados com ou sem êxito pelos membros da Fundação Tweed. A partir dos dados obtidos, ele formulou o índice de probabilidade com os seguintes objetivos:

1. Ampliar os procedimentos diagnósticos.
2. Guiar os procedimentos terapêuticos.
3. Prever o possível sucesso ou fracasso do tratamento.

Gramling estabeleceu estatisticamente um fator de dificuldade e atribuiu um número específico de pontos para cada variável. Mais tarde, em 1989, ao estudar outra amostra semelhante, concluiu que a amplitude de variação normal do FMA deveria ser de 22° a 28°, pois esta foi a amplitude encontrada nos casos bem-sucedidos.

Às informações conseguidas por Gramling foi adicionado o índice de altura facial (IAF) desenvolvido por Andre Horn, dando origem à análise craniofacial (Quadro 7-1), parte integrante do sistema de análise de diagnóstico diferencial.

A análise craniofacial possui seis valores cefalométricos. Para determinar o grau de dificuldade da correção, a significância de cada um desses valores foi avaliada estatisticamente. O FMA, a inclinação do plano oclusal e o IAF são as medidas que fazem parte do componente esquelético vertical, e são muito úteis quando utilizadas em conjunto. O componente esquelético horizontal é composto pelos ângulos SNB e ANB. O valor elevado do ANB causado por um valor baixo do SNB torna a desarmonia esquelética horizontal muito mais difícil de tratar do que se fosse causada por um valor excessivo do SNA. Neste caso, será necessário um tratamento de compromisso. Quando se desejar um resultado esquelético melhor, a cirurgia ortognática estará indicada. O ângulo Z é a única medida não esquelética da análise. Foi incluído porque é um indicador facial do equilíbrio ou do desequilíbrio esquelético.

QUADRO 7-1
Análise craniofacial.

Medida cefalométrica	Variação normal	Valor encontrado	Fator de dificuldade	Dificuldade
FMA	22° a 28°		5	
ANB	1° a 5°		15	
Ângulo Z	70° a 80°		2	
Plano oclusal	8° a 12°		3	
SNB	78° a 82°		5	
IAF	0,65 a 0,75		3	
TOTAL				

ANÁLISE DO ESPAÇO TOTAL DA DENTIÇÃO

A análise do espaço total da dentição (Quadro 7-2) foi elaborada com a finalidade de permitir um diagnóstico correto do problema dentário, possibilitando um melhor controle de espaço. Por sua vez, o controle de espaço é o processo utilizado para determinar quando e quais dentes precisam ser extraídos, organizando os dentes da maneira mais vantajosa com relação ao espaço disponível. Como o objetivo da análise é determinar o grau de dificuldade do tratamento, as discrepâncias positivas terão sinal negativo e vice-versa.

A dentição foi dividida em três regiões: anterior, média e posterior. Esta divisão foi realizada pelos seguintes motivos:

1. Simplicidade para identificar a falta ou o excesso de espaço.
2. Alcançar um diagnóstico diferencial mais preciso.

Análise do espaço da região anterior

A análise do espaço da região anterior compreende três variáveis, a saber: a discrepância de arco dentário, a discrepância cefalométrica e a modificação do tecido mole. A primeira variável diz respeito à diferença entre o espaço avaliado no arco

QUADRO 7-2
Análise do espaço total da dentição.

	Valor encontrado	Fator de dificuldade	Dificuldade
Região anterior: 1, 2 e 3			
Discrepância de arco dentário		1,5	
Discrepância cefalométrica		1	
Modificação do tecido mole		0,5	
Total			
Região média: 4, 5 e 6			
Discrepância de arco dentário			
Curva de Spee			
Total		1	
Desarmonia oclusal (Classe II ou Classe III)		2	
Região posterior: 7 e 8			
Discrepância de arco dentário			
Aumento esperado (–)			
Total		0,5	
TOTAL			

inferior, desde a região distal ao canino até a região distal ao canino contralateral, e o somatório dos diâmetros mesiodistais dos seis dentes anteroinferiores.

O valor da discrepância cefalométrica pode ser obtido por meio de um cálculo matemático ou pela medição, sobre o traçado cefalométrico, da distância compreendida entre o bordo incisal do incisivo inferior inicial e o bordo incisal do incisivo inferior cujo longo eixo foi determinado pelo resultado da análise (ver Análise de Tweed).

A modificação do tecido mole corresponde à diferença entre a espessura do lábio superior e a espessura total do mento. Idealmente, essas duas medidas devem ser iguais. Caso a espessura total do mento seja menor, os dentes anteroinferiores deverão ser mais verticalizados, com o objetivo de alcançar-se um perfil mais equilibrado.

Análise do espaço da região média

A região média da dentição inclui os primeiros e segundos pré-molares, além dos primeiros molares inferiores. É uma região extremamente importante, pois permite a administração do espaço para a correção da maloclusão posterior. A discrepância de arco dentário é representada pela diferença entre o espaço avaliado desde a região distal aos caninos até a região distal aos primeiros molares e o somatório dos diâmetros mesiodistais desses seis dentes.

O espaço necessário para o nivelamento da curva de Spee também deve ser considerado. Num cálculo simplificado, mede-se a profundidade maior da curva de ambos os lados, somam-se os valores e divide-se por dois.

As duas variáveis supracitadas permitem estimar o excesso ou a deficiência de espaço na região média da dentição. Entretanto, a desarmonia oclusal (espaço necessário para corrigir a relação de Classe II ou de Classe III) também deve ser considerada, embora não faça parte da análise do espaço real dessa região. É mensurada por meio dos modelos de gesso articulados, desde a cúspide mesiovestibular do primeiro molar superior até o sulco mesiovestibular do primeiro molar inferior. Devem ser realizadas medições de ambos os lados, e os valores obtidos devem ser somados. O valor encontrado representa a desarmonia oclusal. O fator de dificuldade é dois, de modo que a desarmonia oclusal é duplicada e adicionada à dificuldade da região média da dentição, pois deverá ser corrigida pela movimentação dentária que ocorrerá nessa região, principalmente nos casos em que não houver mais crescimento.

Análise do espaço da região posterior

A discrepância de arco dentário pode ser obtida subtraindo-se os diâmetros mesiodistais dos segundos e terceiros molares inferiores do espaço avaliado, que vai desde a região distal aos primeiros molares até a margem anterior do ramo ascendente, medida ao longo do plano oclusal. Quando ainda existe crescimento, o espaço avaliado pode ser calculado pela estimativa do aumento do comprimento posterior do arco, tomando-se como base a idade e o gênero do paciente.

Merrifield sugere, baseado na literatura, um aumento de espaço da ordem de 3 mm por ano, até a idade de 14 anos, para as meninas, e de 16 anos, para os meninos. Isso significa um aumento anual de 1,5 mm de cada lado, após a erupção completa dos primeiros molares inferiores, sendo esse cálculo válido para os pacientes que já completaram 8 anos de idade.

A análise do espaço da região posterior tem baixo fator de dificuldade (0,5) porque a deficiência de espaço posterior pode ser facilmente resolvida por meio da remoção dos terceiros molares. Entretanto, ela é muito importante, pois o ortodontista não deve criar discrepâncias posteriores graves ao fazer os ajustes nas regiões média e anterior. Ao contrário, o clínico deve utilizar o excesso de espaço posterior para ajudar a aliviar as deficiências de espaço identificadas nessas regiões. Como qualquer discrepância positiva da análise, o "aumento esperado" em decorrência do aumento posterior do arco terá sinal negativo, devendo-se subtrair na tabela em vez de somar.

APLICAÇÃO CLÍNICA DA ANÁLISE DE DIAGNÓSTICO DIFERENCIAL

A análise craniofacial e a análise do espaço total da dentição, utilizadas em conjunto, compreendem o sistema de Análise de Diagnóstico Diferencial. A soma da dificuldade craniofacial e da dificuldade de espaço total da dentição é chamada de "dificuldade total". Seu valor revela o grau de dificuldade da correção de determinada maloclusão, identificando as áreas específicas de desarmonia e orientando a planificação do tratamento. Sua escala de valores é a seguinte: leve, quando o grau de dificuldade total está entre 0 e 60; moderada, quando é maior que 60, podendo chegar a 120; e grave, quando é maior que 120.

O paciente R. S. F. V. (Fig. 7-5 e Quadro 7-3), sexo masculino, 16 anos, é portador de maloclusão de Classe I (Angle). A dificuldade craniofacial total calculada para o tratamento desse paciente foi 90. Esse resultado deveu-se principalmente às medidas cefalométricas que fazem parte do componente esquelético vertical da análise, ou seja, ao FMA, à inclinação do plano oclusal e ao índice de altura facial, pois seus valores se encontram alterados, indicando um excesso de crescimento vertical. Em contrapartida, os valores dos ângulos SNB e ANB estão dentro da faixa de normalidade, revelando que o paciente não apresenta alteração significativa no plano horizontal. O valor diminuído do ângulo Z denota desequilíbrio facial, causado pela protrusão dos incisivos superiores e inferiores.

A dificuldade de espaço total da dentição é 36. O cálculo da dificuldade de espaço da região anterior é igual a 35, em parte por causa da grande discrepância existente entre o volume dentário e o espaço disponível no arco nessa região (14 mm), o que gerou um severo apinhamento dos dentes anteroinferiores. Como seu fator de dificuldade é 1,5, o valor a ser transportado para a coluna "dificuldade" é 21 (14 × 1,5). A discrepância cefalométrica mediu 12 mm, devendo o mes-

Análise de Diagnóstico Diferencial

FIG. 7-5

Cefalograma do paciente R. S. F. V. Valores cefalométricos das medidas da Análise de Diagnóstico Diferencial: FMA 35°, FMIA 50°, IMPA 95°, SNA 85°, SNB 80°, ANB 5°, AO-BO 2 mm, inclinação do plano oclusal 15°, ângulo Z 56°, espessura do lábio superior 12 mm, espessura total do mento 8 mm, AFP 47 mm, AFA 80 mm e IAF 0,59.

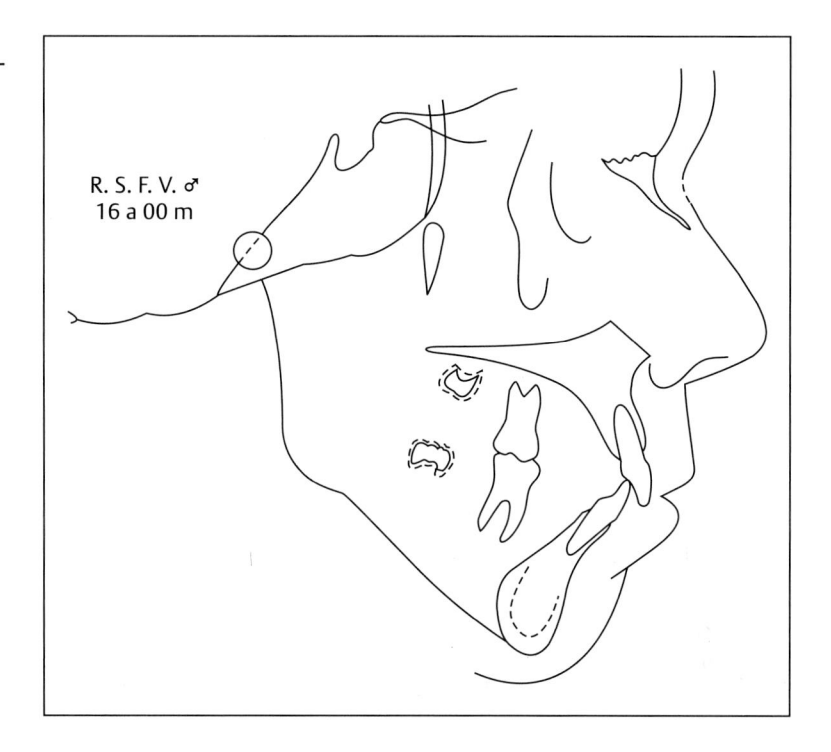

mo valor ser escrito na coluna "dificuldade". A modificação do tecido mole desejada é de 4 mm. Entretanto, como seu fator de dificuldade é 0,5, o valor a ser transferido para a coluna "dificuldade" é 2 (4 × 0,5).

A dificuldade de espaço da região média deveu-se exclusivamente ao espaço necessário para o nivelamento da suave curva de Spee (1 mm), pois a discrepância de arco dentário é nula e não existe desarmonia oclusal, considerando que o paciente apresenta maloclusão de Classe I (Angle).

A dificuldade de espaço da região posterior também foi nula. A discrepância de arco dentário é igual a zero e, como o paciente pertence ao gênero masculino e já completou 16 anos de idade, não deve ser esperado qualquer aumento de espaço na região posterior.

O espaço real necessário para corrigir o apinhamento e a biprotrusão do paciente R. S. F. V., e ainda nivelar a curva de Spee, é igual a 31 mm. Entretanto, a

QUADRO 7-3

Dificuldade total do tratamento do paciente R. S. F. V.

		Valor encontrado	Fator de dificuldade	Dificuldade
Análise craniofacial				
FMA	22° a 28°	35°	5	35
ANB	1° a 5°	5°	15	0
Ângulo Z	70° a 80°	56°	2	28
Plano oclusal	8° a 12°	15°	3	9
SNB	78° a 82°	80°	5	0
IAF	0,65 a 0,75	0,59	3	18
TOTAL				90

(Continua)

QUADRO 7-3
(Continuação)

	Valor encontrado	Fator de dificuldade	Dificuldade
Análise do espaço total da dentição			
Região anterior: 1, 2 e 3			
Discrepância de arco dentário	14 mm	1,5	21
Discrepância cefalométrica	12 mm	1	12
Modificação do tecido mole	4 mm	0,5	2
Total	30 mm		35
Região média: 4, 5 e 6			
Discrepância de arco dentário	0 mm		
Curva de Spee	1 mm		
Total	1 mm	1	1
Desarmonia oclusal (Classe II ou Classe III)	0 mm	2	0
Região posterior: 7 e 8			
Discrepância de arco dentário	0 mm		0
Aumento esperado (-)	0 mm		0
Total	0 mm	0,5	0
TOTAL	31 mm		36
DIFICULDADE TOTAL			126

dificuldade da análise de espaço total é 36, pois esse valor inclui a *administração* do espaço para corrigir os problemas anteriormente mencionados.

Com a inclusão da dificuldade craniofacial (90), verifica-se que a dificuldade total do tratamento é igual a 126, o que enquadra a maloclusão apresentada pelo paciente na categoria de correção grave.

A análise de diagnóstico diferencial é um importante instrumento de diagnóstico, capaz de fornecer informações que poderão guiar o plano de tratamento ortodôntico.

BIBLIOGRAFIA

Barreto MB, Fonseca EM, Vilella OV, Vilella BS, Wilhelm RS, Cunha AJLA. Como utilizar a análise de Tweed-Merrifield em novo formato. Orthod Science Pract 2008;1:60-73.

Gebeck TR, Merrifield LL. Orthodontic diagnosis and treatment analysis-concepts and values. Part I. Am J Orthod Dentofacial Orthop 1995;107:434-443.

Gebeck TR, Merrifield LL. Orthodontic diagnosis and treatment analysis-concepts and values. Part II. Am J Orthod Dentofacial Orthop 1995;107:541-547.

Gramling JF. The probability index. Am J Orthod Dentofacial Orthop 1995;107:159-164.

Jacobson A. The "wits" appraisal of jaw disharmony. Am J Orthod 1975;67:125-138.

Horn AJ. Facial height index. Am J Orthod Dentofacial Orthop 1992;102:180-186.

Merrifield LL. The profile line as an aid in critically evaluating facial esthetics. Am J Orthod 1966;52:804-822.

Merrifield LL. Dimensions of the denture: back to the basis. Am J Orthod Dentofacial Orthop 1994;106:535-542.

Merrifield LL. Diagnóstico diferencial. In: Sadowsky PL. Atualidades em orthodontia. São Paulo: Premier, 1999.

Merrifield LL, Klontz RA, Vaden JL. Differential diagnostic analysis system. Am J Orthod Dentofacial Orthop 1994;106:641-648.

Tweed CH. A philosophy of orthodontic treatment. Am J Orthod 1945;31:74-103.

Tweed CH. The Frankfort-mandibular plane angle in orthodontic diagnosis, classification, treatment planning and prognosis. Am J Orthod & Oral Surg 1946;34:175-230.

Tweed CH. Evolutionary trends in orthodontics – past, present and future. Am J Orthod 1953;39:81-108.

Tweed CH. Frankfort mandibular incisor angle in diagnosis, treatment, planning and prognosis. Angle Orthodont 1954;24:121-169.

Tweed CH. Was the development of diagnosis facial triangle as an accurate analysis based on fact or fancy. Am J Orthod 1962;48:823-840.

Tweed CH. Clinical orthodontics. St. Louis: CV Mosby, 1966.

Tweed CH. The diagnostic facial triangle in the control of treatment objectives. Am J Orthod 1969;55:651-667.

Vaden JL, Dale JG, Klontz HA. The Tweed-Merrifield edgewise appliance: philosophy, diagnosis and treatment. In: Graber TM, Vanarsdall RL. Orthodontics-currents principles and techniques. St. Louis: Mosby Year Book, 1994.

Análise de Steiner

Capítulo 8

Cecil C. Steiner apresentou, em 1953, uma análise cefalométrica que visava facilitar o diagnóstico e o planejamento dos problemas dentocraniofaciais. Seu trabalho foi desenvolvido com base numa amostra de casos considerados ortodonticamente bem terminados. Tal amostra foi selecionada nas clínicas das Universidades de Illinois e Washington, e complementada com os melhores casos de sua própria clínica particular.

De acordo com Uesato *et al.*, após escolher aquele que considerou ser seu melhor caso, e confrontá-lo favoravelmente com os padrões de normalidade propostos por Downs, Steiner utilizou os valores encontrados naquele único caso como normas para sua análise.

Empregou medidas preconizadas por Riedel, Downs, Thompson, Margolis e Wylie, às quais acrescentou algumas outras, de sua própria autoria. Ao trabalho inicial, adicionou os artigos publicados em 1959 e 1960, nos quais descreveu a resolução e a aplicação clínica de sua análise.

Steiner conseguiu organizar uma análise dinâmica, levando em consideração o crescimento do paciente e as alterações decorrentes da mecânica empregada no tratamento ortodôntico. É, ao mesmo tempo, abrangente e simples, qualidades que facilitaram sua aceitação entre os ortodontistas, tornando-a universalmente conhecida.

Linhas e planos utilizados (Fig. 8-1)

1. Linha S-N: união dos pontos sela (S) e násio (N).
2. Plano mandibular: união dos pontos gônio (Go) e gnátio (Gn).

FIG. 8-1
Cefalograma da análise de Steiner.

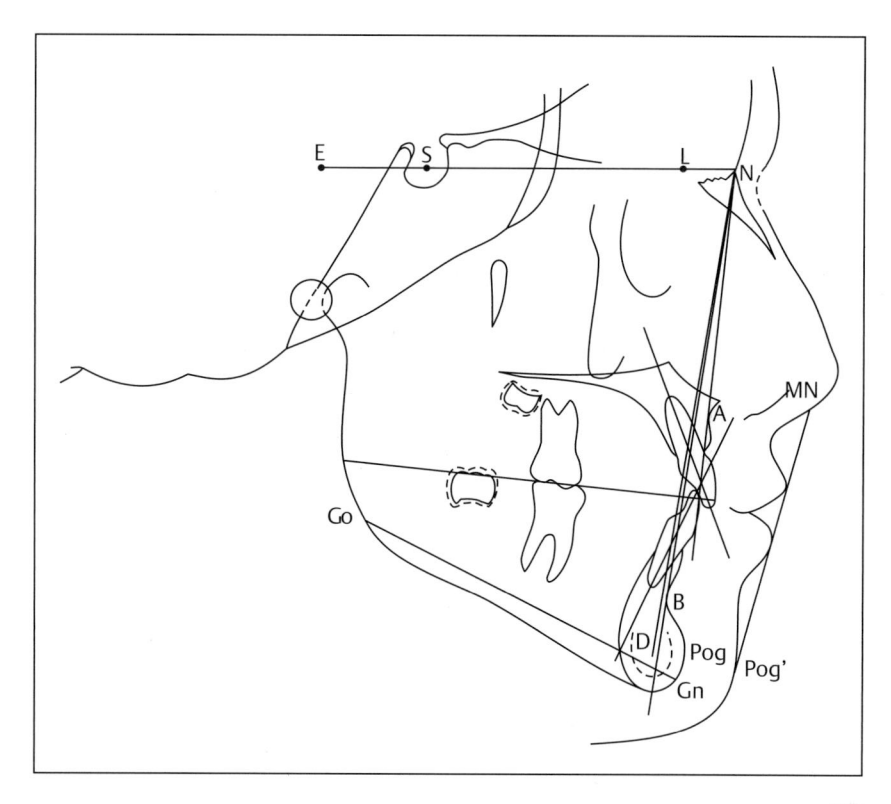

3. Plano oclusal: obtido por meio das médias dos entrecruzamentos dos primeiros molares e incisivos centrais.
4. Linha N-A: união dos pontos násio (N) e subespinhal (A).
5. Linha N-B: união dos pontos násio (N) e supramental (B).
6. Linha N-D: união dos pontos násio (N) e D.
7. Longo eixo do incisivo central superior.
8. Longo eixo do incisivo central inferior.
9. Linha S: união dos pontos MN e pogônio tegumentar (Pog').

MEDIDAS UTILIZADAS NA AVALIAÇÃO DO PADRÃO ESQUELÉTICO

Ângulo SNA

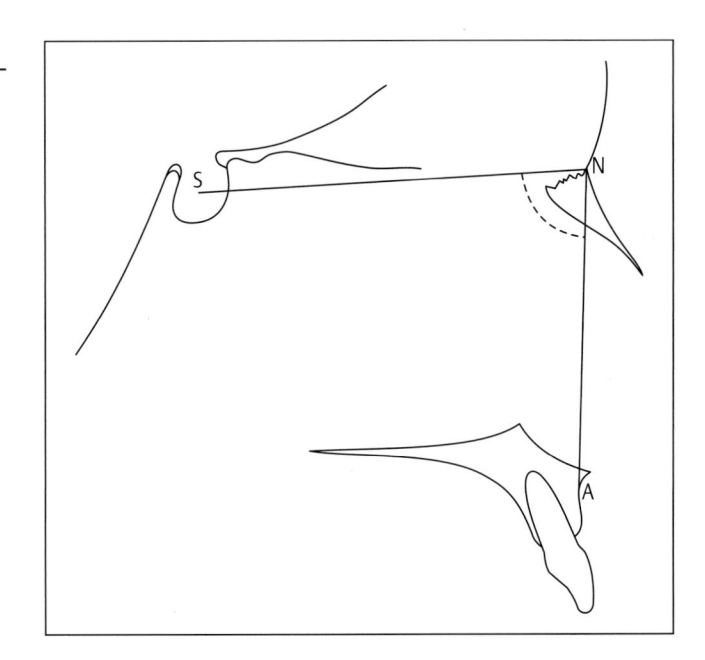

É determinado pela interseção das linhas S-N e N-A. Seu valor normal é 82°, e expressa o grau de protrusão ou retrusão da maxila com relação à base do crânio. Portanto, um valor elevado do ângulo SNA revela a tendência de protrusão maxilar, ao passo que um valor baixo sugere retrusão maxilar (Fig. 8-2).

FIG. 8-2
Ângulo SNA.

Ângulo SNB

É determinado pela interseção das linhas S-N e N-B. Seu valor normal é 80°, e expressa o grau de protrusão ou retrusão da mandíbula com relação à base do crânio. Portanto, um valor elevado do ângulo SNB revela a tendência de protrusão mandibular, ao passo que um valor baixo sugere retrusão mandibular (Fig. 8-3).

Ângulo ANB

É determinado pela interseção das linhas N-A e N-B. Seu valor normal é 2°, e corresponde à diferença entre os ângulos SNA e SNB. Expressa a relação anteroposterior entre a maxila e a mandíbula, facilitando a interpretação do padrão esquelético. Um ângulo ANB aumentado pode significar protrusão da maxila, retrusão da mandíbula ou combinação das duas situações. Um ângulo ANB diminuído pode significar retrusão da maxila, protrusão da mandíbula ou uma combinação de ambos os casos. Portanto, a origem do problema deve ser identificada por meio dos valores dos ângulos SNA e SNB (Fig. 8-4).

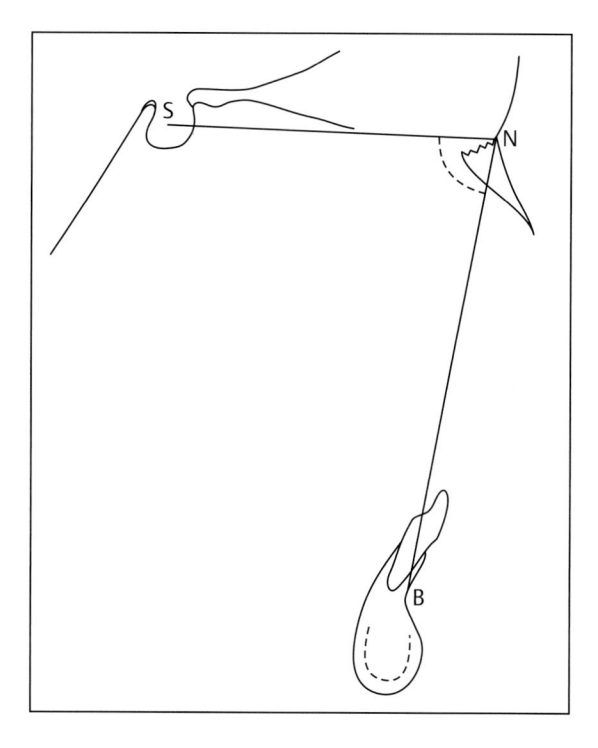

FIG. 8-3
Ângulo SNB.

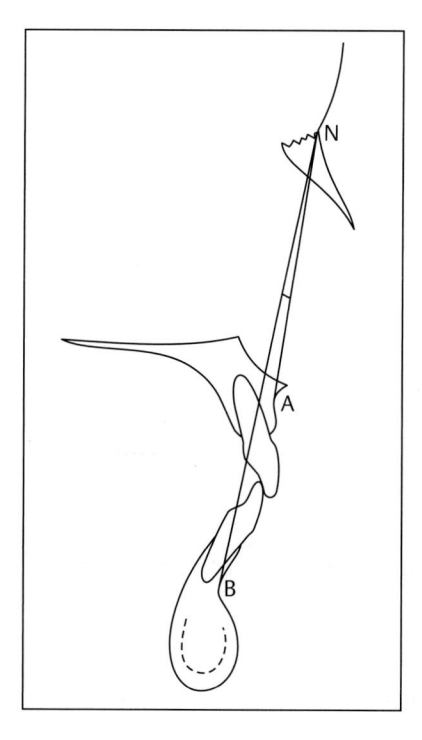

FIG. 8-4
Ângulo ANB.

Ângulo SND

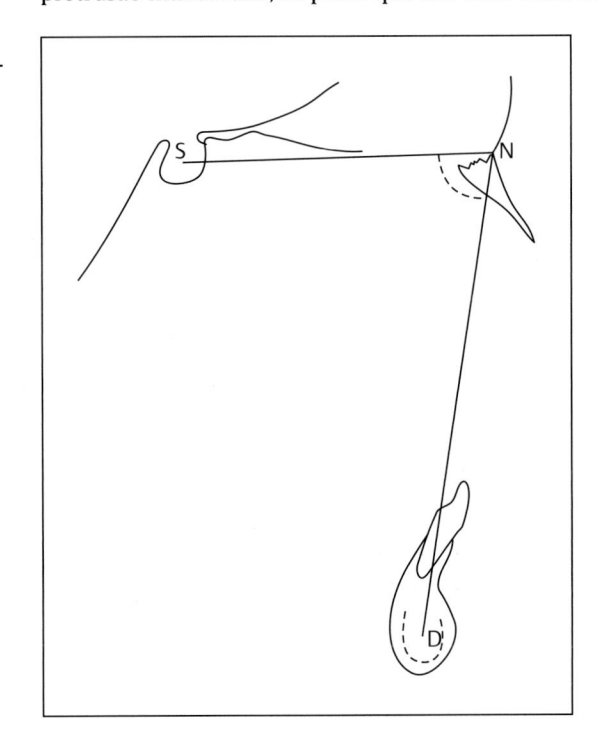

É determinado pela interseção das linhas S-N e N-D. Seu valor normal varia entre 76° e 77°, e expressa, de forma mais verdadeira, a localização do osso basal mandibular com relação à base do crânio, no sentido anteroposterior, além de ratificar o valor do SNB.

Steiner considerou o ponto D mais estável que o ponto B, pois aquele está situado no centro da sínfise mandibular, protegido por corticais ósseas, mantendo-se isolado das áreas onde se verificam a movimentação dentária e as mudanças decorrentes do crescimento normal (Fig. 8-5).

Da mesma forma que o SNB, um valor elevado do SND revela a tendência de protrusão mandibular, ao passo que um valor baixo sugere retrusão mandibular.

FIG. 8-5
Ângulo SND.

Ângulo GoGn.SN

É determinado pela interseção do plano mandibular (Go-Gn) com a linha SN. Seu valor normal é 32°, e expressa o grau de abertura da mandíbula e de altura vertical da sua porção anterior.

O ângulo GoGn.SN é também um valioso indicador do crescimento da área condilar. A quantidade de crescimento que ocorre nesta região é responsável pelo comprimento do ramo mandibular. Desta forma, um valor elevado do ângulo GoGn.SN é resultado de um ramo curto, e revela um padrão pobre de crescimento. Por outro lado, um valor baixo indica um bom padrão de crescimento, que deve repetir-se no futuro.

O valor desse ângulo sofre ainda a influência do grau de inclinação da linha S-N. Tal inclinação pode ser resultado tanto de um posicionamento mais alto ou mais baixo da cavidade glenoide, quanto da quantidade de crescimento vertical verificada na região do násio (Fig. 8-6).

Distâncias E-S e S-L

A distância E-S, medida em milímetros, vai do ponto E ao ponto S. O ponto E está localizado na interseção da linha S-N com uma perpendicular, que passa pelo ponto mais posterior do processo condilar da mandíbula. O valor médio preconizado por Steiner é de 22 mm, porém, seu valor varia não só em função da idade, como também de indivíduo para indivíduo, não tendo significado como grandeza absoluta. Expressa a localização anteroposterior do côndilo mandibular.

FIG. 8-6

Ângulo GoGn.SN.

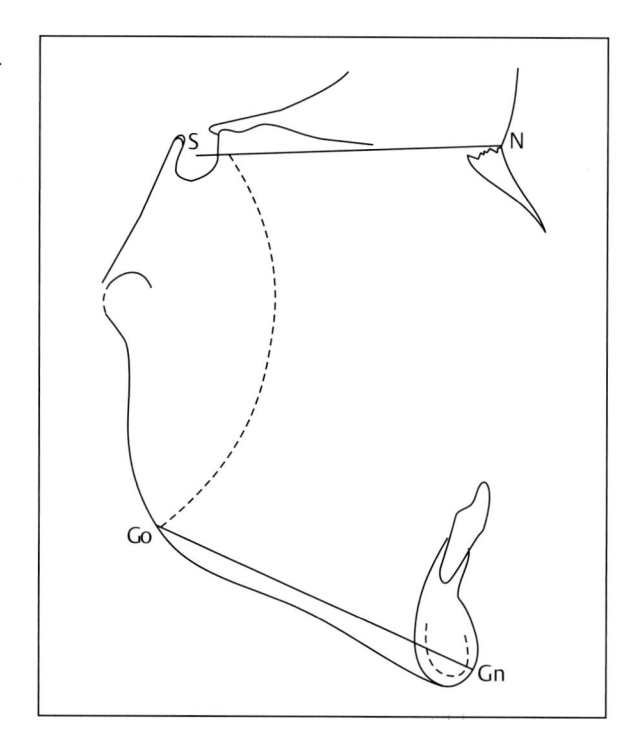

A distância S-L, medida em milímetros, vai do ponto S ao ponto L. O ponto L está localizado na interseção da linha S-N com uma perpendicular, que passa pelo ponto mais anterior da mandíbula, ou seja, o pogônio (Pog). O valor médio preconizado por Steiner é de 51 mm. Da mesma forma que a distância E-S, seu valor é extremamente variável, não tendo significado como grandeza absoluta. Revela as mudanças na posição e no tamanho da mandíbula, projetadas na linha S-N (Fig. 8-7).

FIG. 8-7

Distâncias E-S e S-L.

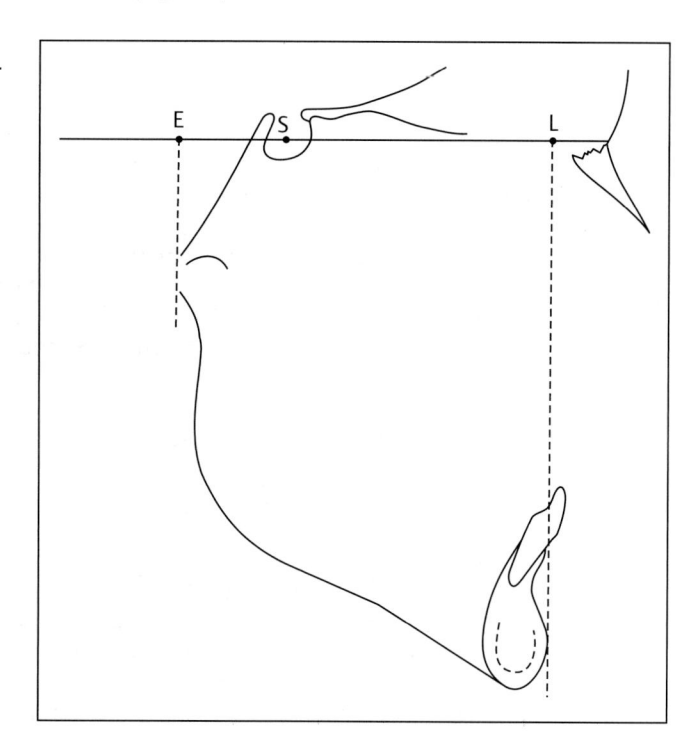

MEDIDAS UTILIZADAS NA AVALIAÇÃO DO PADRÃO DENTÁRIO

Ângulo plano oclusal.SN

É determinado pela interseção do plano oclusal com a linha S-N. Seu valor normal é 14°, e expressa a inclinação dos dentes, em oclusão, com a base do crânio.

Caso haja uma alteração brusca na inclinação do plano oclusal em decorrência da mecânica utilizada durante o tratamento ortodôntico, é muito provável que, pela ação dos músculos mastigatórios, exista a tendência deste plano em voltar à sua inclinação original, aumentando as chances de recidiva após o tratamento. Portanto, o ortodontista deve prestar atenção ao valor inicial desse ângulo, procurando não modificar demasiadamente (Fig. 8-8).

FIG. 8-8
Ângulo plano oclusal.SN.

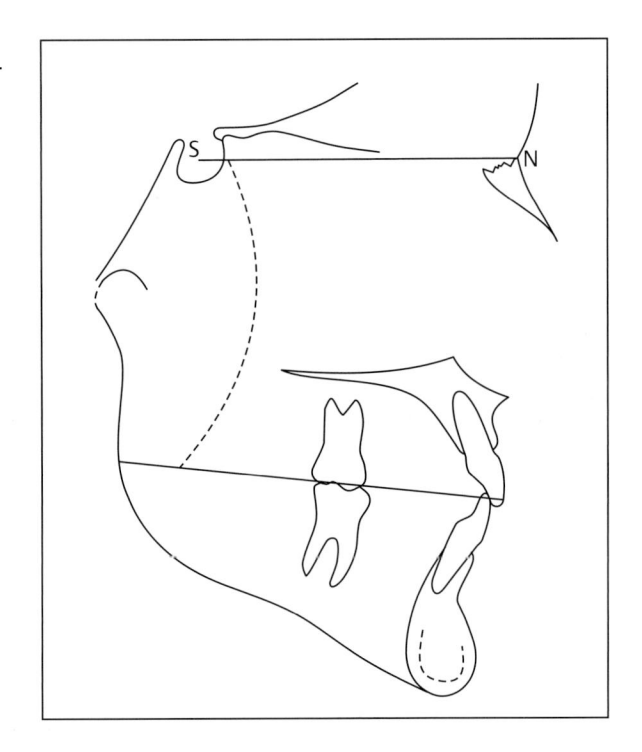

Ângulo incisivo superior.NA (1.NA)

É determinado pela interseção do longo eixo do incisivo central superior com a linha N-A. Seu valor normal é 22°, e expressa a inclinação axial deste dente com a linha N-A.

Valores elevados são característicos de maloclusões Classe II, 1ª divisão, em decorrência do aumento da inclinação labial dos incisivos superiores, enquanto valores baixos são comumente observados nas maloclusões Classe II, 2ª divisão, por causa da verticalização apresentada pelos incisivos centrais superiores. O maior mérito desse ângulo é auxiliar o ortodontista no controle do torque, especialmente durante a fase de retração ou protrusão dos incisivos superiores (Fig. 8-9).

Distância incisivo superior-NA (1-NA)

Corresponde à distância linear medida do ponto mais proeminente da coroa do incisivo central superior até a linha N-A. Seu valor normal é 4 milímetros, e expressa a relação anteroposterior deste dente com a linha N-A.

Ao ser analisada em conjunto com o ângulo 1.NA, orientará o ortodontista sobre qual movimento é o mais indicado durante a fase de retração ou protrusão dos incisivos superiores: inclinação ou movimento de corpo (Fig. 8-10).

Análise de Steiner

FIG. 8-9
Ângulo 1.NA.

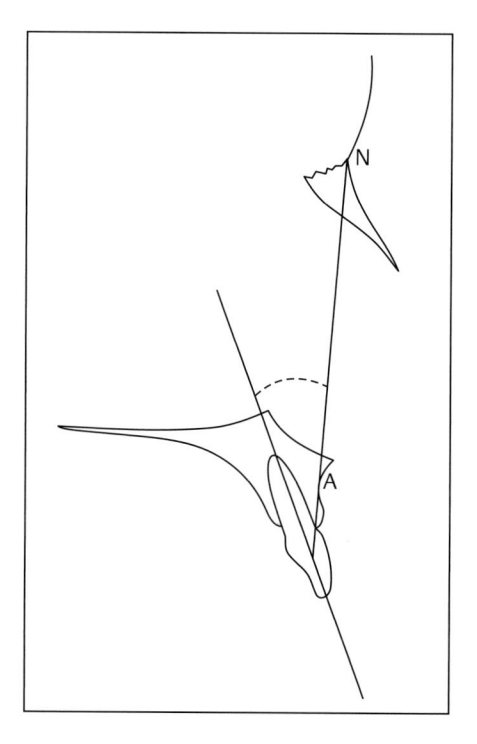

FIG. 8-10
Distância 1-NA.

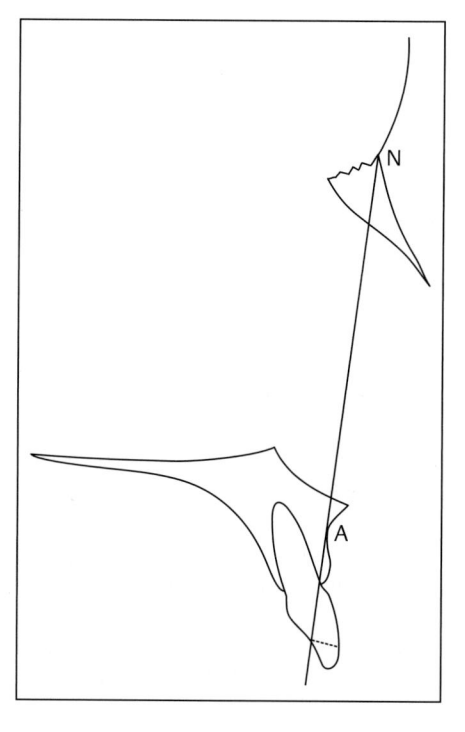

Ângulo incisivo inferior.NB (1̄.NB)

É determinado pela interseção do longo eixo do incisivo central inferior com a linha N-B. Seu valor normal é 25°, e expressa a inclinação axial deste dente com a linha N-B.

Do mesmo modo que o ângulo 1.NA, essa medida também é importante para o controle do torque, durante a fase de retração ou protrusão dos incisivos inferiores (Fig. 8-11).

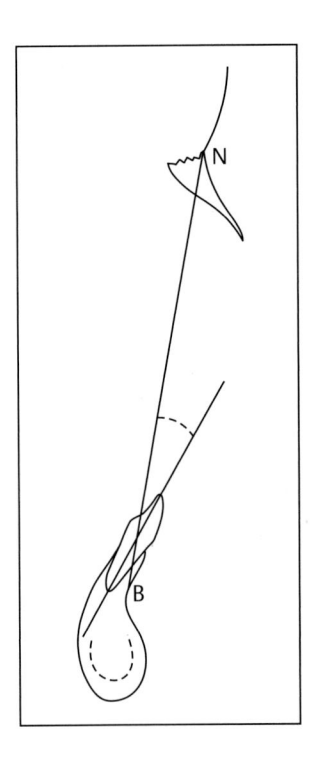

FIG. 8-11
Ângulo $\overline{1}$.NB.

Distância incisivo inferior-NB ($\overline{1}$-NB)

Corresponde à distância linear medida do ponto mais proeminente da coroa do incisivo central inferior até a linha N-B. Seu valor normal é 4 milímetros, e expressa a relação anteroposterior deste dente com a linha N-B.

Ao ser analisada em conjunto com o ângulo $\overline{1}$.NB, orientará o ortodontista sobre qual movimento é o mais indicado durante a fase de retração ou protrusão dos incisivos inferiores: inclinação ou movimento de corpo (Fig. 8-12).

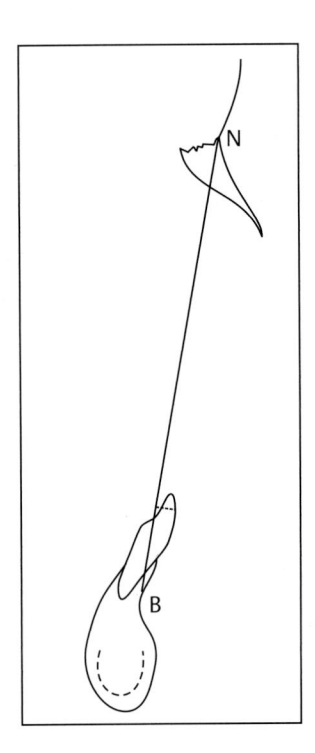

FIG. 8-12
Distância $\overline{1}$-NB.

Ângulo interincisal (1.1̄)

É determinado pela interseção dos longos eixos dos incisivos centrais superior e inferior. Seu valor normal é 131°, e revela a inclinação axial dos incisivos, mostrando o grau de protrusão destes dentes entre si.

Quanto menor o valor deste ângulo, maior será a inclinação axial dos incisivos. Portanto, valores pequenos são característicos das biprotrusões dentárias. Por outro lado, valores elevados geralmente são observados nas maloclusões Classe II, 2ª divisão, pois uma das características desse tipo de maloclusão é a verticalização dos incisivos centrais superiores (Fig. 8-13).

FIG. 8-13
Ângulo interincisal.

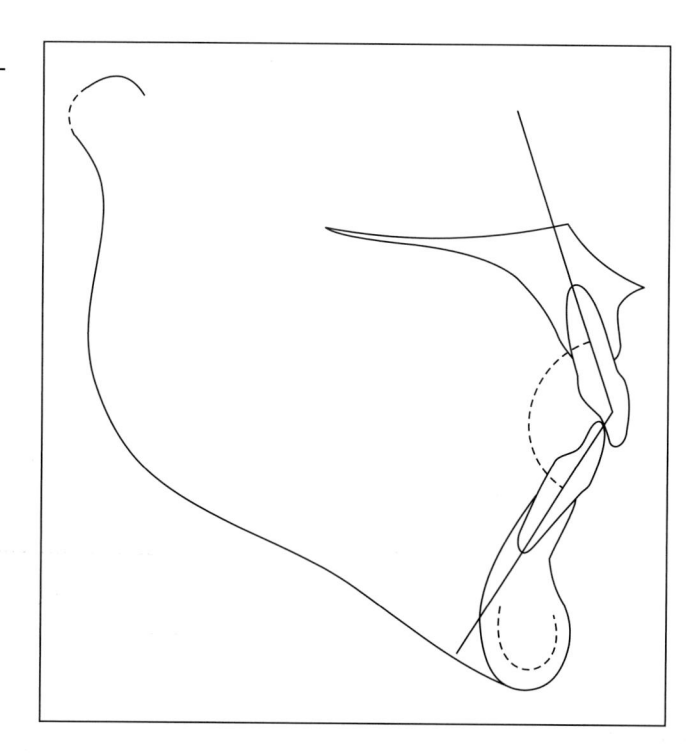

Distância pogônio-NB

Corresponde à distância linear medida do ponto pogônio (Pog) à linha N-B. Não possui um valor normal definido, pois a quantidade de osso presente na região anterior da sínfise é inerente a cada indivíduo.

A falta de tecido ósseo nesta região é geralmente associada com pobre crescimento mandibular, como nas maloclusões Classe II, 1ª divisão.

Nos casos de Classe III, é comum a presença de uma quantidade maior de tecido ósseo nesta área do mento (Fig. 8-14).

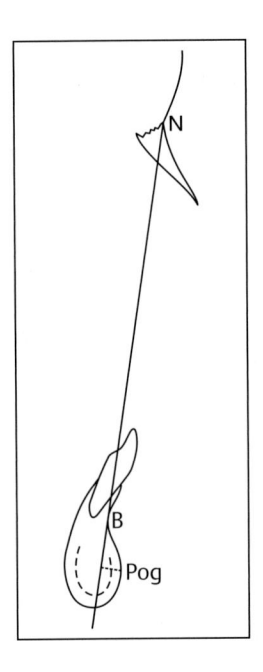

FIG. 8-14
Distância Pog-NB.

ANÁLISE DO PERFIL

Distâncias S-LS e S-LI

A linha "S" foi utilizada por Steiner, em 1962, para avaliar a relação entre os tecidos moles componentes do perfil facial. Tal linha é traçada desde o ponto MN, situado na metade da borda inferior do nariz, até o ponto Pog', correspondente ao pogônio tegumentar.

Em faces normais e idades ortodônticas ideais, os lábios superior (LS) e inferior (LI) devem tangenciar esta linha, ou seja, as distâncias S-LS e S-LI devem ser iguais a zero (Fig. 8-15).

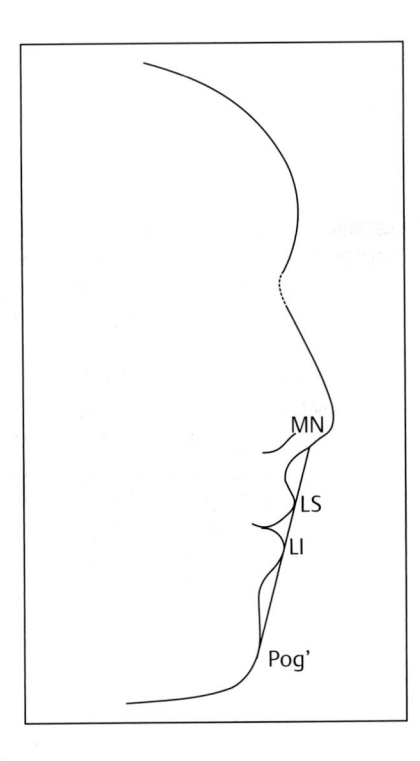

FIG. 8-15
Linha "S".

SUBSÍDIOS PARA A APLICAÇÃO CLÍNICA DA ANÁLISE DE STEINER

Steiner considerou a correlação entre três variáveis ao propor a aplicação clínica de sua análise, visando alcançar um perfil harmonioso para o paciente. Tais variáveis são:

1. O ângulo ANB, o qual, idealmente, deve apresentar o valor de 2° ao término do tratamento.
2. A distância e a inclinação dos incisivos superiores e inferiores com relação às linhas N-A e N-B, respectivamente. Este conjunto de valores deve associar-se harmoniosamente ao valor do ângulo ANB possível de ser obtido.
3. A distância do ponto pogônio até a linha N-B. Holdaway afirmou que, idealmente, as distâncias lineares pogônio-NB e incisivo inferior-NB devem apresentar o mesmo valor (Fig. 8-16). Este postulado foi aceito por Steiner. Holdaway considerou ainda que uma variação de 2 milímetros entre ambas as distâncias é aceitável, caso os tecidos moles sejam espessos. Uma diferença de 3 milímetros é o máximo tolerável. Porém, quando a diferença for igual ou superior a 4 milímetros, extrações de dentes ou outras medidas serão necessárias para manter a discrepância dentro de limites aceitáveis.

FIG. 8-16

Postulado de Holdaway: a distância $\bar{1}$-NB deve ser igual a distância Pog-NB.

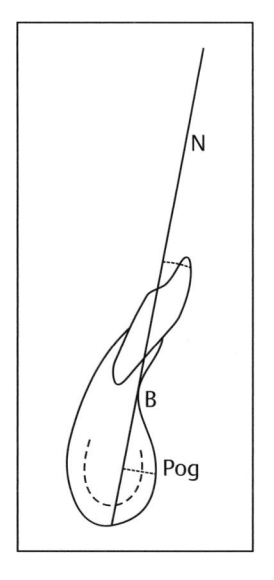

No intuito de esquematizar estas variáveis, Steiner traçou duas linhas inclinadas que convergem para um ponto comum. A linha de cima representa o longo eixo do incisivo central superior; a linha de baixo representa o longo eixo do incisivo central inferior (Fig. 8-17).

Acima da linha superior, será colocado o valor do ângulo ANB; do lado superior direito estará o valor da distância entre o ponto mais proeminente da coroa do incisivo central superior e a linha N-A; e do lado superior esquerdo, o valor do ângulo formado entre o longo eixo deste dente e a linha N-A.

No lado inferior direito ficará o valor da distância entre o ponto mais proeminente da coroa do incisivo central inferior e a linha N-B; no lado inferior esquerdo, o ângulo formado entre o longo eixo deste dente e a linha N-B; e abaixo da linha inferior, o valor da distância entre o ponto pogônio e a linha N-B.

FIG. 8-17
Esquema gráfico das distâncias e inclinações dos incisivos superiores e inferiores com relação às linhas N-A e N-B, respectivamente.

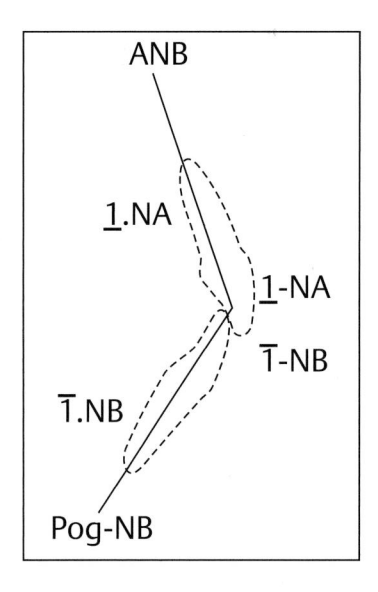

Cálculo da estimativa do valor final do ângulo ANB

A estimativa do valor aceitável para o ângulo ANB do final do tratamento deve levar em consideração os seguintes fatores:

1. **Potencial de crescimento:** a correção dos problemas esqueléticos depende principalmente do crescimento que o paciente vai apresentar. A idade do paciente deve ser considerada, pois geralmente a época mais oportuna para o início do tratamento dos problemas esqueléticos coincide com o início do surto de crescimento puberal. O sexo é igualmente importante, pois se sabe que, em média, o surto de crescimento, nas meninas, inicia-se antes do que nos meninos.

   Neste item, pode ser incluída também a colaboração do paciente, uma vez que, caso este não colabore, o potencial de crescimento será desperdiçado.

2. **Tipo de maloclusão:** caso exista desarmonia esquelética, será necessário determinar o grau desta desarmonia, quais as estruturas envolvidas (maxila, mandíbula, ou maxila e mandíbula), e o tipo de problema (protrusão, retrusão ou conjugação dos dois problemas).

3. **Tipo de tratamento e habilidade do operador:** é da mesma forma relevante a escolha da terapia mais eficiente para o problema a ser resolvido, como também seu perfeito domínio por parte do profissional.

Steiner apresentou um caso no qual o ANB inicial de 10° foi reduzido para 6°. Acrescentou que, de acordo com a sua experiência, não seria possível uma redução ainda maior.

Convencionou-se que o valor do ANB final deverá ser igual à metade do valor do ANB inicial mais 1, desprezando-se os décimos:

$$\text{ANB final} = \frac{\text{ANB inicial}}{2} + 1$$

Cálculo da estimativa dos valores finais das medidas 1.NA, 1-NA, 1̄.NB e 1̄-NB

Para cada valor do ângulo ANB, existe uma posição e uma inclinação ideais para os incisivos centrais superior e inferior, conforme preconizado por Steiner em seus "compromissos aceitáveis". Desta forma, quanto maior o valor do ANB, maior a inclinação palatina do incisivo central superior e a inclinação vestibular do incisivo central inferior, para compensar a discrepância anteroposterior existente entre as bases ósseas. De acordo com Moura, essas estimativas podem ser calculadas por meio da seguinte fórmula (ANB = a) (Fig. 8-18).

FIG. 8-18
Cálculo dos valores das medidas dos "compromissos aceitáveis".

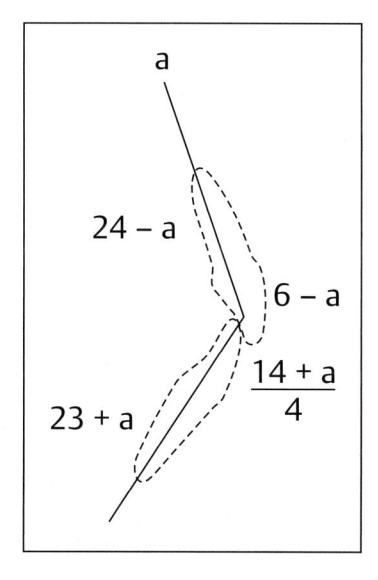

$24 - a$

$6 - a$

$\dfrac{14 + a}{4}$

$23 + a$

Cálculo da estimativa do valor final da medida Pog-NB

Devem ser considerados fatores como:
1. **Potencial de crescimento:** a modificação que ocorrerá nesta região dependerá da idade e da herança genética do paciente. Geralmente, os indivíduos do sexo masculino apresentarão um mento mais proeminente que os do sexo feminino. Na maioria das vezes, um bom crescimento no passado é sinal de um bom crescimento futuro.
2. **Direção de crescimento da mandíbula:** o paciente pode apresentar crescimento predominantemente horizontal, predominantemente vertical, ou proporcional. Quanto maior o componente horizontal de crescimento, mais proeminente será o mento, sendo o inverso verdadeiro.
3. **Distância e tipo de movimento a que os incisivos inferiores serão submetidos:** quando os incisivos inferiores são movimentados lingualmente, o ponto B é retraído e o ponto pogônio sobressai.

Para um paciente do sexo masculino, que apresente um crescimento mandibular proporcional e cujo surto de crescimento puberal esteja começando, pode-se esperar um aumento aproximado de 1 milímetro desta distância por ano de tratamento, considerando-se que o tempo médio de duração do tratamento ortodôntico é de dois anos.

APLICAÇÃO CLÍNICA DA ANÁLISE DE STEINER

O caso que será tomado como exemplo é o de um menino (H. R. T.) com 12 anos e 3 meses de idade, portador de maloclusão Classe II, 1ª divisão (Angle).

O diagrama "problema" (Fig. 8-19) mostra os seguintes valores.

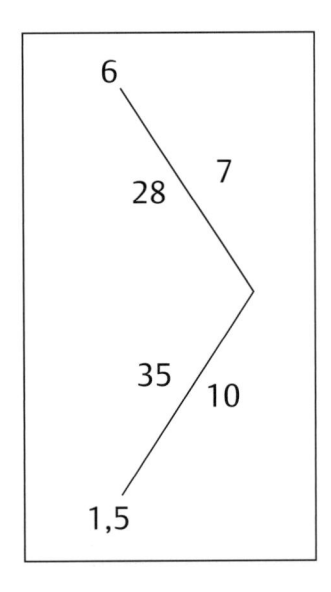

FIG. 8-19
Diagrama "problema" do caso H. R. T.

Aplicando-se a fórmula vista anteriormente, o valor proposto para o ANB do final do tratamento será 4° (6°/2° + 1).

Este valor, assim como os demais valores estimados, serão transportados para dois diagramas dispostos verticalmente, que correspondem ao diagrama "problema" desmembrado (Fig. 8-20).

Para um ângulo ANB de 4°, pode-se estimar, segundo os "compromissos aceitáveis" (Quadro 8-1), que os valores ideais para as distâncias lineares dos incisivos superiores e inferiores com relação às linhas N-A e N-B, respectivamente, seriam:

$$ANB = 4° \text{ (a)}; \underline{1} - NA = 2 \text{ mm (b)}; \overline{1} - NB = 4{,}5 \text{ mm (c)}$$

FIG. 8-20
Diagramas utilizados para a resolução da análise de Steiner: (**A**) diagrama "problema"; (**A'**) diagrama "problema" desmembrado; (**B**) diagrama "solução"; (**C**) diagrama "individualização".

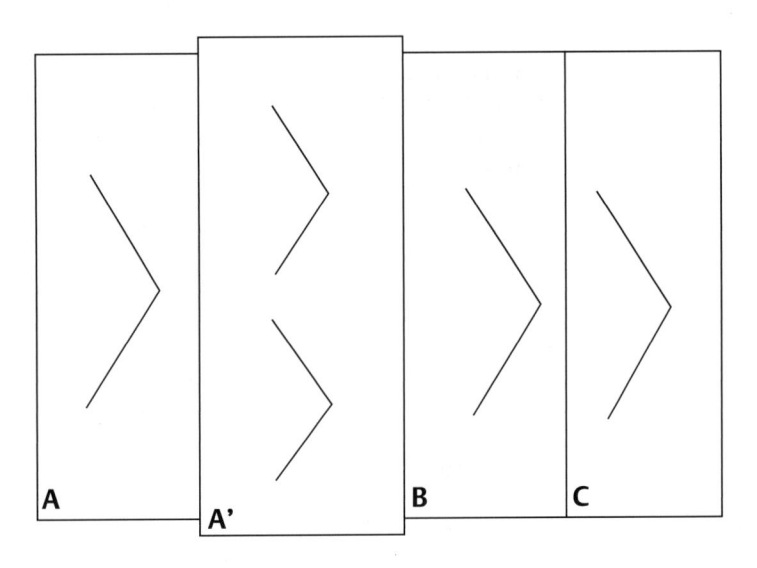

QUADRO 8-1

"Compromissos aceitáveis".

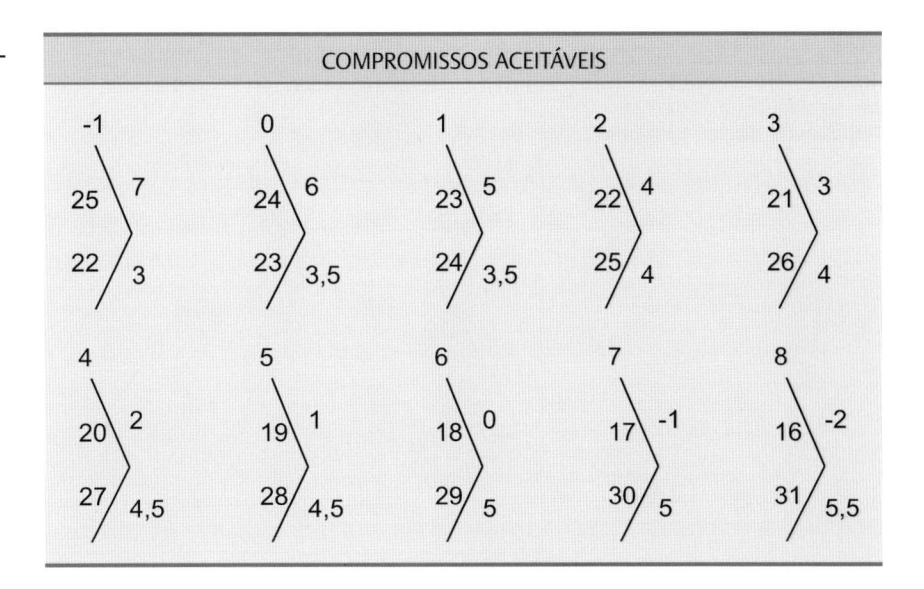

COMPROMISSOS ACEITÁVEIS				
-1 25 \ 7 22 / 3	0 24 \ 6 23 / 3,5	1 23 \ 5 24 / 3,5	2 22 \ 4 25 / 4	3 21 \ 3 26 / 4
4 20 \ 2 27 / 4,5	5 19 \ 1 28 / 4,5	6 18 \ 0 29 / 5	7 17 \ -1 30 / 5	8 16 \ -2 31 / 5,5

A estimativa de aposição óssea na região do mento será de 0,75 mm por ano de tratamento, pois o crescimento apresentado até então foi apenas moderado (1,5 mm). Portanto, é justo esperar que a distância Pog-NB apresente um valor aproximado de 3 mm (d) ao final de 2 anos (3 = 1,5 + 0,75 + 0,75).

Conforme o postulado de Holdaway, a distância do ponto mais proeminente da coroa do incisivo central inferior até a linha N-B deve ser igual a distância do ponto pogônio até a mesma linha. Assim, esta distância também deverá ser igual a 3 mm (e).

Entretanto, de acordo com os "compromissos aceitáveis" de Steiner, tal distância deveria apresentar o valor de 4,5 mm (c), havendo uma diferença de 1,5 mm entre ambas as estimativas (4,5 – 3 = 1,5). Isto significa que, para que se mantenha o contato entre os incisivos superiores e inferiores, deve-se subtrair também 1,5 mm do valor da distância do ponto mais proeminente da coroa do incisivo central superior até a linha N-A (f = 2 – 1,5) ou, simplesmente, aplicar a fórmula: f = e – (c – b).

No caso, f = 3 – (4,5 – 2); portanto, f = 0,5 mm.

Para o cálculo das estimativas ideais das distâncias dos pontos mais proeminentes das coroas dos incisivos centrais, superior e inferior, até as linhas N-A e N-B, respectivamente, tira-se a média dos valores apresentados nos dois diagramas. Estes valores deverão ser transportados para o diagrama "solução" (Fig. 8-21).

$$g = \frac{b+f}{2} \Rightarrow g = \frac{2+0,5}{2} \Rightarrow g = 1,25 \text{ mm}$$

$$h = \frac{c+e}{2} \Rightarrow h = \frac{4,5+3}{2} \Rightarrow h = 3,75 \text{ mm}$$

Para a previsão dos valores ideais das inclinações dos longos eixos dos incisivos centrais, superior e inferior, com relação às linhas N-A e N-B, respectivamente, consulta-se a tábua de "compromissos aceitáveis" de Steiner. No caso em questão, quando:

FIG. 8-21

Resolução da análise de Steiner: desmembramento do diagrama "problema" e diagrama "solução".

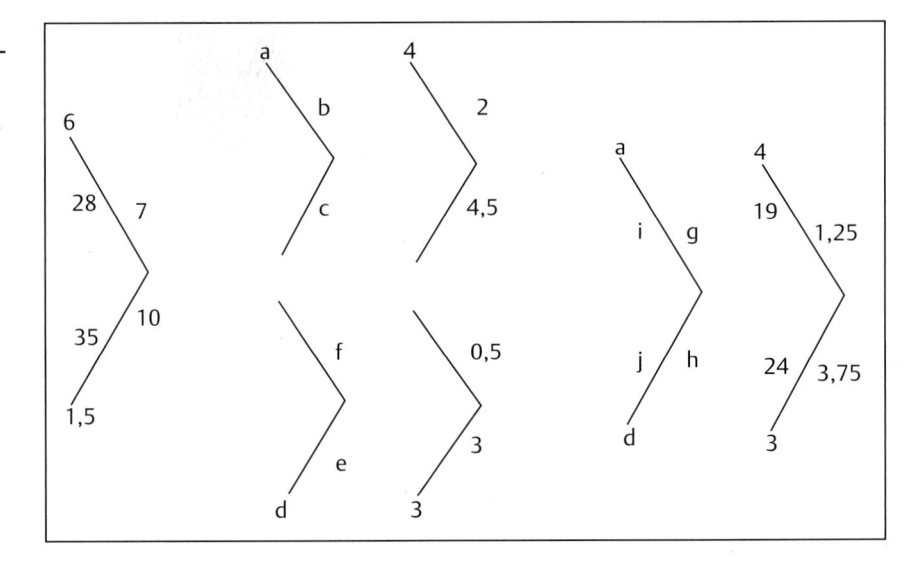

$$\underline{1}\text{-NA (g)} = 1{,}25 \text{ mm} \Rightarrow \underline{1}.\text{NA (i)} = 19°$$
$$\overline{1}\text{-NB (h)} = 3{,}75 \text{ mm} \Rightarrow \overline{1}.\text{NB (j)} = 24°$$

SUBSÍDIOS PARA A PLANIFICAÇÃO DO TRATAMENTO DE ACORDO COM A RESOLUÇÃO DA ANÁLISE DE STEINER

Como foi visto anteriormente, Steiner desenvolveu uma fórmula matemática com a finalidade de possibilitar a resolução de sua análise cefalométrica. O passo seguinte será planejar de que maneira o resultado proposto poderá ser alcançado.

No quadro "Arco Inferior + e –" (Quadro 8-2), deverão ser anotados os ganhos e as perdas de espaço que ocorrerão no arco inferior, de acordo com a análise de cada item. O objetivo é fazer com que o total do lado positivo seja igual ao total do lado negativo. Caso isto não aconteça, será preciso decidir quais as alterações que deverão ser executadas para que se consiga a igualdade.

Análise, item por item, do quadro "Arco Inferior + e – "

1. **Discrepância:** neste espaço, deverá ser registrada a discrepância de modelo (DM) encontrada no arco inferior. Representa a diferença entre o espaço avaliado (EA) e o espaço requerido (ER). Espaço avaliado é aquele compreendido entre as faces mesiais dos primeiros molares inferiores permanen-

QUADRO 8-2

"Arco Inferior + e –".

ARCO INFERIOR	+	–
Discrepância		
Expansão		
Recolocação do $\overline{1}$		
Recolocação do $\overline{6}$		
Curva de Spee		
Mecânica		
Extrações/Desgastes		
TOTAL		
DIFERENÇA		

tes. Espaço requerido corresponde ao somatório dos diâmetros mesiodistais dos pré-molares, caninos e incisivos inferiores.

A discrepância de modelo do caso em questão é de –2 mm.

2. **Expansão:** quando se modifica a forma de um arco estreito, durante o tratamento, de modo que o mesmo adquira uma forma parabólica normal, ocorre concomitantemente alguma expansão lateral do arco. O problema é saber quando e quanto expandir e, ao mesmo tempo, manter a estabilidade do tratamento.

    No presente caso, não foi necessária qualquer expansão.

3. **Recolocação do $\bar{1}$:** corresponde à diferença entre o valor inicial e o valor estimado da distância entre o ponto mais proeminente da coroa do incisivo central inferior e a linha N-B. Tal diferença deve ser multiplicada por dois, para que se obtenha o resultado para os dois lados da arcada.

    No caso apresentado, a recolocação foi de 6,25 mm (10 – 3,75), perfazendo um total de 12,5 mm para os dois hemiarcos. Como os incisivos inferiores serão movimentados lingualmente, a recolocação terá valor negativo, ou seja, –12,5 mm (Fig. 8-22).

4. **Recolocação do $\bar{6}$:** quando os primeiros molares inferiores estão inclinados mesialmente, a verticalização destes dentes pode resultar em ganho de espaço no arco.

    Não foi identificada qualquer inclinação dos primeiros molares inferiores do paciente em questão; logo, nenhuma verticalização foi executada.

5. **Curva de Spee:** o nivelamento da curva de Spee aumenta sua extensão. Caso nenhum esforço contrário seja realizado, os incisivos inferiores serão projetados para a frente durante o nivelamento. Portanto, quanto mais acentuada a curva de Spee, maior será a perda de espaço (Fig. 8-23).

    De acordo com Baldridge, este aumento ("P") pode ser mensurado por meio da fórmula:

$$P = 0{,}488\,(x + x') - 0{,}51$$

As variáveis x e x' representam a maior profundidade em cada lado da arcada dentária.

Para o plano de tratamento, a perda de espaço resultante da retificação da curva de Spee poderá ser favorável, caso seja necessário projetar os incisivos labialmente, ou desfavorável, quando for preciso retrair estes dentes.

FIG. 8-22

Recolocação do $\bar{1}$. (**A**) Movimento para lingual: valor negativo. (**B**) Movimento para labial: valor positivo.

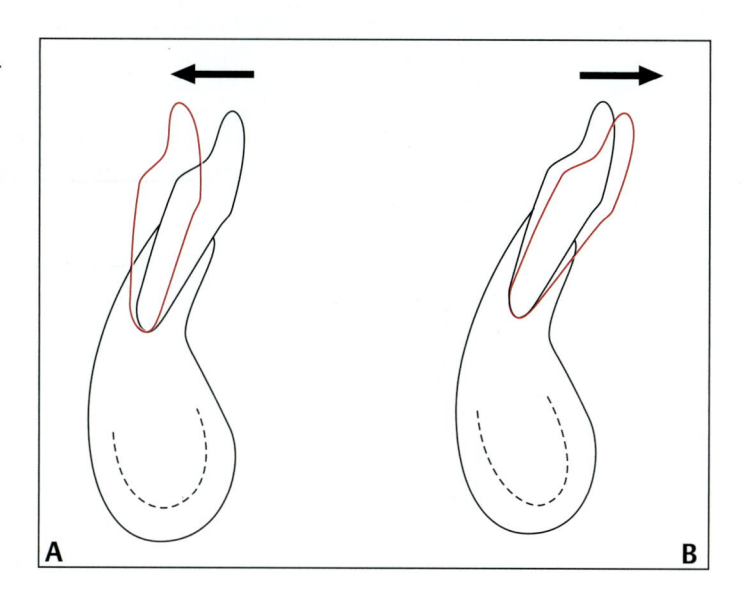

FIG. 8-23
Comprimento da curva de Spee, antes e após a planificação.

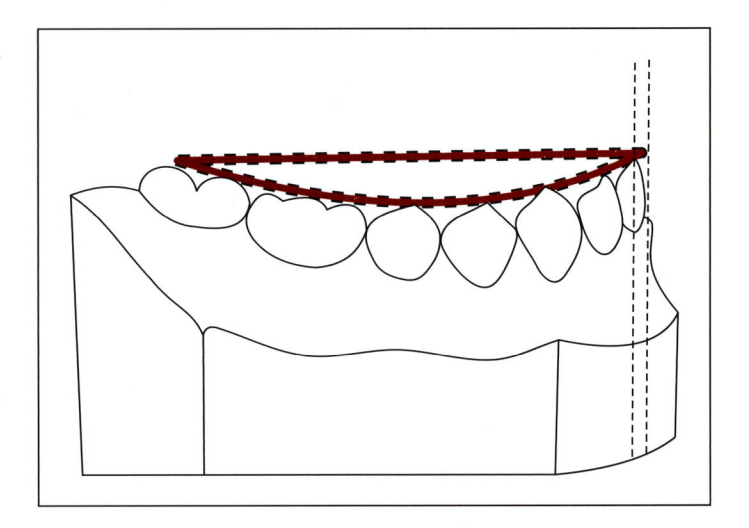

No caso apresentado, foi observada uma curva de Spee suave, havendo uma perda de espaço de aproximadamente 1 mm no arco inferior.

6. **Mecânica:** no presente caso, a discrepância esquelética deverá ser corrigida por meio do uso de um aparelho extraoral, enquanto elásticos de Classe III serão colocados em ambos os lados da arcada dentária, durante o estágio de nivelamento, o que resultará em um "ganho" de 1 mm no diâmetro do arco. Na verdade, a mecânica de Classe III tem a finalidade de evitar a perda de espaço decorrente do nivelamento da curva de Spee, impedindo a projeção labial dos incisivos inferiores, não havendo, portanto, ganho real de espaço.

7. **Extrações:** a necessidade de extrações de dentes permanentes deve ser avaliada de acordo com as condições de cada caso. O somatório dos lados positivo e negativo do quadro "Arco Inferior + e –" apresenta, até o momento, 1 mm do lado positivo e 15,5 mm do lado negativo. Obviamente, a proposta de recolocação dos incisivos inferiores não poderá ser concretizada sem extrações de dentes.

Steiner considerou que, com a extração dos primeiros pré-molares inferiores, haveria a criação de um espaço de 15 mm, correspondente à soma de seus diâmetros mesiodistais (7,5 mm + 7,5 mm). Entretanto, 1/3 deste espaço deverá ser perdido durante a fase de retração dos dentes anteriores, caso o fechamento de espaços seja feito por meio de técnicas usuais, por causa da mesialização dos molares. Caso se optasse pela extração dos segundos pré-molares, aproximadamente metade do espaço seria perdido.

Após a anotação de 15 mm no lado positivo e 5 mm no lado negativo, observa-se que ainda persiste uma diferença negativa: 16 mm – 20,5 mm = – 4,5 mm (Quadro 8-3).

Diante deste resultado, duas opções são possíveis: 1. alteração do plano de tratamento quanto à mecânica empregada, com o objetivo de evitar parte da perda de espaço prevista na fase de retração dos dentes anteriores; 2. recolocação menor dos incisivos inferiores.

É preciso, então, analisar o perfil do paciente, para decidir sobre a conveniência de retrair menos os incisivos inferiores. Percebe-se que o lábio superior ultrapassa em 3 mm a linha "S", e que o lábio inferior está projetado 5 mm à frente desta mesma linha. De acordo com Ricketts, para cada milímetro de retração do incisivo inferior, o lábio inferior também será retraído 1 mm, ao passo que o lábio superior recuará apenas 2/3 do total da retração dos incisivos superiores. Portanto, uma recolocação de 5 mm para o incisivo inferior produziria um perfil harmonioso, de acordo com o ideal de Steiner.

Análise de Steiner

QUADRO 8-3

"Arco Inferior + e –" do paciente H. R. T. após a análise de todos os seus itens.

ARCO INFERIOR	+	–
Discrepância		2
Expansão		
Recolocação do $\bar{1}$		12,5
Recolocação do $\bar{6}$		
Curva de Spee		1
Mecânica	1	
Extrações/Desgastes	15	5
TOTAL	16	20,5
DIFERENÇA		4,5

Obedecendo-se a este raciocínio, será necessário individualizar o caso. No diagrama "individualização", o novo valor estimado para a medida $\bar{1}$-NB será 5 mm (10 mm – 5 mm). Como este valor foi aumentado de 3,75 mm para 5 mm (diferença entre os valores dos diagramas "solução" e "individualização"), o que representa 1,25 mm a menos de retração para cada hemiarco, o mesmo acontecerá com o valor da medida $\underline{1}$-NA, em igual proporção (de 1,25 mm para 2,5 mm).

A diferença entre os valores de $\bar{1}$-NB e Pog-NB será de 2 mm, valor aceito por Holdaway, quando os tecidos moles são espessos (Fig. 8-24).

No item "recolocação do $\bar{1}$", anotar-se-ão 10 mm, no lado negativo, em vez de 12,5 mm. A diferença entre os lados positivo e negativo cairá para – 2 mm (16 mm – 18 mm).

No presente caso, o plano de tratamento considera o emprego de força extraoral e, durante a fase de nivelamento, de elásticos de Classe III. Com a continuação da mecânica de Classe III também durante a fase de fechamento de espaços, pode-se evitar a perda de pelo menos 2 mm do espaço obtido com as extrações. Desta forma, acrescentam-se mais 2 mm no lado positivo do item "mecânica", alcançando-se a igualdade entre os totais das duas colunas (Quadro 8-4).

FIG. 8-24

Resolução da análise de Steiner: diagramas "problema", "solução" e "individualização".

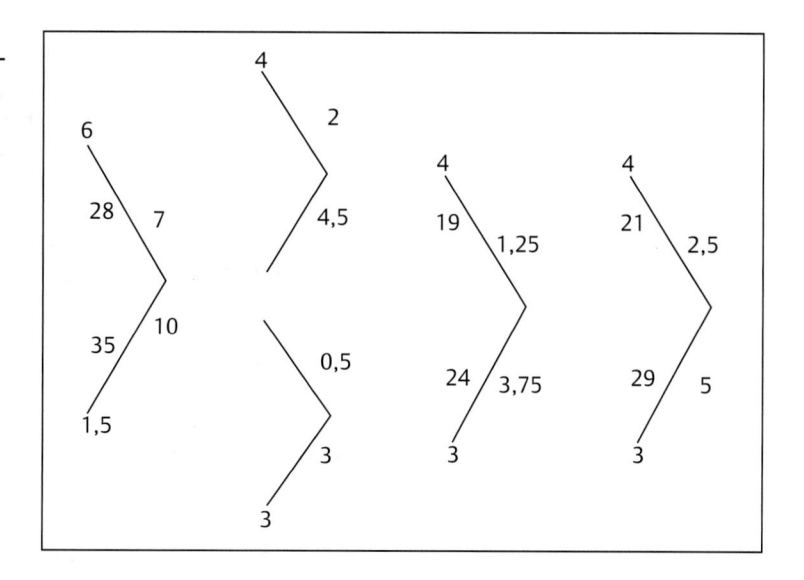

QUADRO 8-4

"Arco inferior + e – "do paciente H. R. T. após a individualização do caso.

ARCO INFERIOR	+	–
Discrepância		2
Expansão		
Recolocação do $\overline{1}$		~~12,5~~ 10
Recolocação do $\overline{6}$		
Curva do Spee		1
Mecânica	~~1~~ 3	
Extrações/Desgastes	15	5
TOTAL	~~16~~ 18	~~20,5~~ 18
DIFERENÇA		zero

Caso fosse necessário manter todo o espaço conseguido com as extrações, poder-se-ia intensificar a mecânica de Classe III, executar o preparo de ancoragem, conforme preconizado por Tweed, ou utilizar a ancoragem esquelética, com o auxílio de miniimplantes.

O desgaste das faces interproximais (*stripping*) dos dentes inferiores também pode ser adotado para se conseguir espaço no arco, desde que haja discrepância de Bolton com excesso inferior. Do contrário, será preciso desgastar também as faces interproximais dos dentes superiores, para que não se crie uma discrepância de tamanho entre os dentes superiores e inferiores.

A Figura 8-25 e o Quadro 8-5 mostram, respectivamente, os cefalogramas e os valores cefalométricos referentes às fases inicial e final do tratamento do paciente H. R. T.

FIG. 8-25

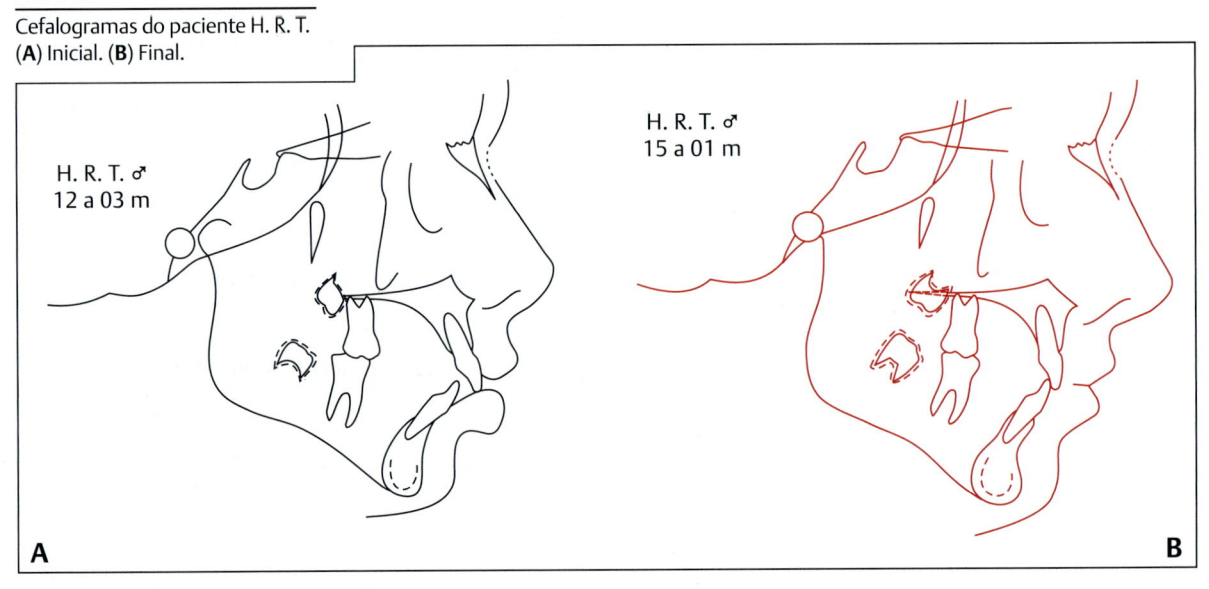

Cefalogramas do paciente H. R. T. (**A**) Inicial. (**B**) Final.

QUADRO 8-5
Valores cefalométricos iniciais e finais do paciente H. R. T.

ANÁLISE DE STEINER		Paciente	H. R. T.
Medidas	Médias	Inicial	Final
SNA	82°	77°	78°
SNB	80°	71°	74°
ANB	2°	6°	4°
SND	76°/7°	68°	71°
GoGN.SN	32°	37°	35°
Oclusão SN	14°	24°	22°
1.NA	22°	28°	23°
1-NA	4 mm	7 mm	2 mm
1̄.NB	25°	35°	23°
1̄-NB	4 mm	10 mm	5 mm
1.1̄	131°	110°	132°
Pog-NB	----	1,5 mm	3 mm
S-LS	0 mm	3 mm	0 mm
S-LI	0 mm	5 mm	0 mm
E-S	(22 mm)	22 mm	----
S-L	(51 mm)	33 mm	36 mm

CRÍTICAS À ANÁLISE DE STEINER

Ao longo dos anos, a análise cefalométrica preconizada por Steiner foi criticada por inúmeros autores. A alegação principal parece ter sido a de que a mesma seria derivada de um esquema matemático, e não o resultado de um amplo estudo com indivíduos, que refletisse dados biológicos verdadeiros.

Apesar dos esquemas derivados de dados biológicos serem mais satisfatórios, a presente análise também é valiosa para a elaboração do plano de tratamento, senão no delineamento dos objetivos finais, no mínimo direcionando o tratamento. O próprio Steiner afirmou que os "compromissos aceitáveis" de sua análise são estimativas úteis como guias, que devem ser adaptados para cada paciente. O ortodontista deve utilizar sua inteligência, experiência e perícia para individualizar esses dados, pois certamente não são aplicáveis indiscriminadamente para todas as etnias e idades.

Com o objetivo de tentar contornar tais limitações, foram realizados vários estudos, abrangendo amostras cujos componentes pertenciam a diferentes etnias e faixas etárias (Quadro 8-6). Estabeleceram-se novos padrões cefalométricos para essas populações, a partir das normas propostas por Steiner. O trabalho dos ortodontistas foi facilitado, o que, em última análise, está de acordo com o pensamento exposto pelo autor.

Para os leucodermas brasileiros, Cerci observou que se deve considerar normal um maior grau de protrusão dentária, ressaltando que, com relação ao padrão esquelético, não existem diferenças significantes entre as médias encontradas por ele e os valores estabelecidos por Steiner.

A relação anteroposterior entre os ossos basais (maxila e mandíbula) é determinada, segundo a análise de Steiner, pelo ângulo ANB. Entretanto, o valor deste ângulo varia de acordo com a idade, durante a fase de crescimento, conforme foi demonstrado por meio de estudos longitudinais, nos quais os mesmos indivíduos são acompanhados durante um determinado período de tempo.

QUADRO 8-6
Individualização da análise de Steiner, segundo o grupo étnico.

Autor (es)	Ano	Amostra	Idade	Sexo
Miura *et al.*	1965	Japoneses	7-12a	M e F
Choy	1969	Havaianos (crânio seco)	adultos	M e F
Kowalski *et al.*	1974	Negros norte-americanos	20-60a	M
		Brancos norte-americanos	20-60a	M
Kowalski *et al.*	1975	Negros norte-americanos	20-50a	M
		Brancos norte-americanos	20-50a	M
		Índios Sioux (EUA)	adultos	M
		Índios Cashinahua (Peru)	adultos	M
Uesato *et al.*	1978	Japoneses e nipo-americanos	11-18a	M e F
Cerci	1979	Leucodermas brasileiros	adultos	M e F
Lamberton *et al.*	1980	Tailandeses	adultos	M e F
Hajighadimi *et al.*	1981	Iranianos	12-13a	M e F
Platou e Zachrisson	1981	Norugueses	12-13a	M e F

Conforme pode ser percebido (Quadro 8-7), o valor do ângulo ANB tende a diminuir com o crescimento. Este fato pode ser explicado pelo posicionamento progressivamente mais anterior do ponto B, quando comparado com o ponto A, pois a componente horizontal de crescimento é normalmente maior na mandí-

QUADRO 8-7
Variação dos valores médios do ângulo ANB de acordo com a idade.

Autor(es)	Ano	Idade	ANB (GRAUS)	
			M	F
Riolo *et al.*	1974	6 anos	5,3	4,7
		9 anos	4,2	4,0
		12 anos	3,9	3,7
		16 anos	3,2	2,6
Sinclair e Little	1985	9 anos	4,16	3,44
		12 anos	4,02	3,00
		19 anos	3,22	2,62

bula que na maxila.

O valor do ângulo ANB sofre ainda a influência do crescimento (horizontal e vertical) que irá ocorrer na região do násio e do padrão de crescimento dos ossos maxilares.

Jacobson afirmou que quando o ponto násio está localizado mais anteriormente, o valor do ângulo ANB diminui. No caso inverso, isto é, quando o ponto násio está localizado mais para trás, com redução do comprimento da base craniana anterior, o valor do ângulo ANB aumenta (Fig. 8-26).

Este autor também alertou para as consequências da rotação dos ossos basais. Quando os ossos maxilares sofrem rotação no sentido anti-horário com

FIG. 8-26

Efeitos da localização do násio no sentido horizontal. (**A**) Oclusão normal. (**B**) Localização mais anterior do násio reduzindo o ANB de 2° para –2°. (**C**) Localização mais posterior do násio com aumento do ângulo ANB de 2° para 5°.

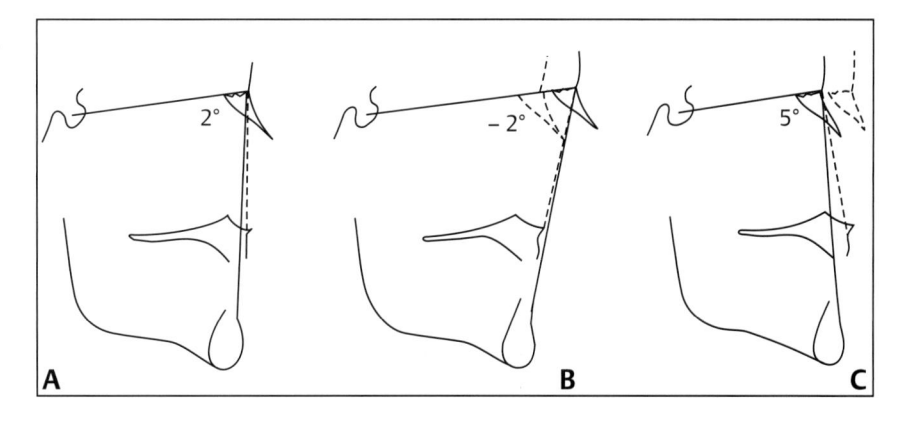

relação à linha SN, o valor do ângulo ANB diminui, mesmo não havendo qualquer alteração na relação anteroposterior entre a maxila e a mandíbula. A rotação dos ossos maxilares no sentido horário produz o efeito oposto (Fig. 8-27).

FIG. 8-27

Consequências da rotação dos ossos basais. (**A**) Oclusão normal. (**B**) Rotação dos ossos basais no sentido anti-horário reduzindo o ANB de 2° para –2°. (**C**) Rotação dos ossos basais no sentido horário com aumento do ângulo ANB de 2° para 5°.

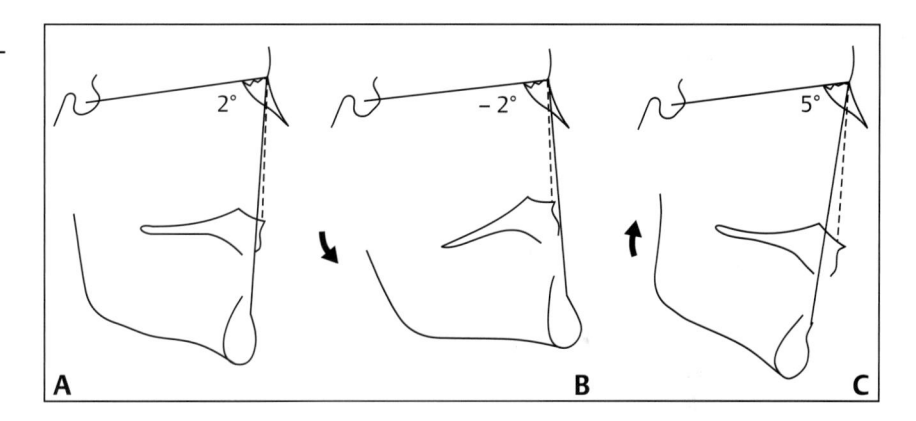

FIG. 8-28

Efeitos da localização do násio no sentido vertical. Quanto maior a distância do násio ao ponto A, menor será o valor do ANB. Quanto menor a distância do násio ao ponto A, maior será o valor do ANB.

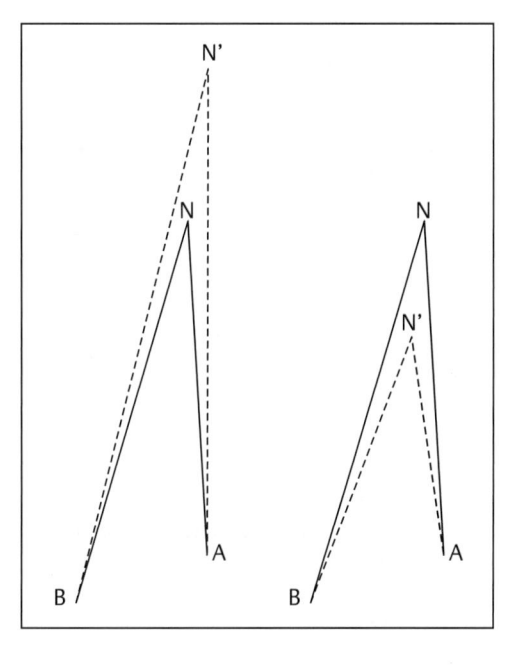

FIG. 8-29
Inclinação da base craniana tendo como consequência a redução dos valores dos ângulos SNA e SNB.

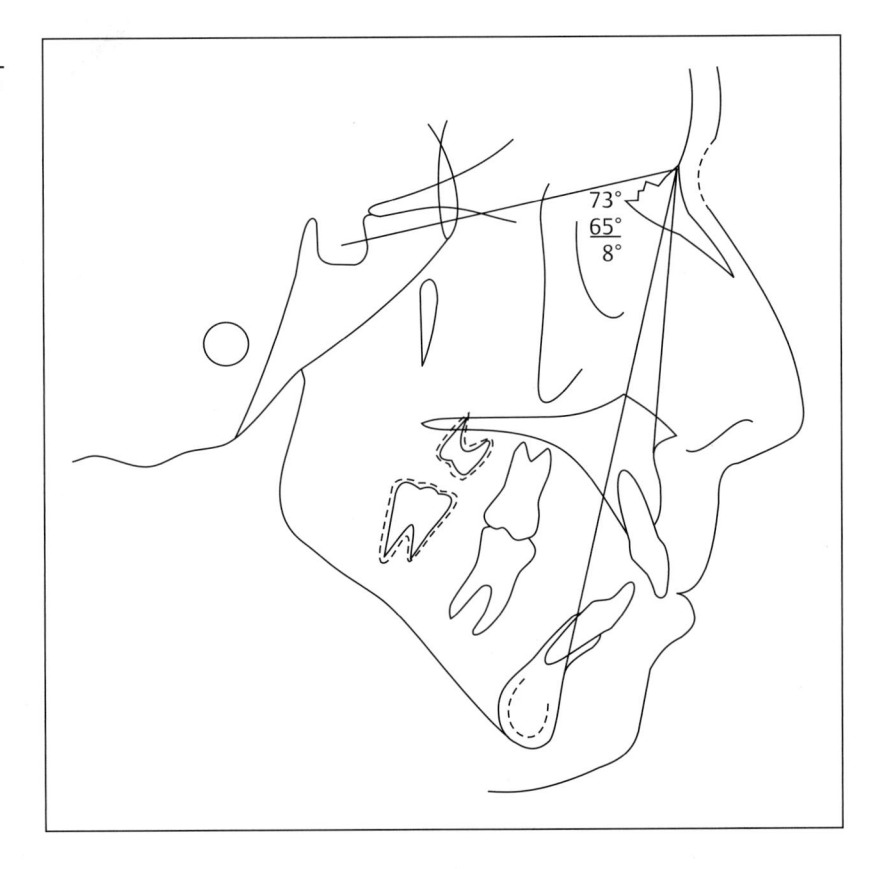

De acordo com Proffit e Fields, o valor do ângulo ANB também pode ser influenciado pela altura vertical da face. À medida que a distância vertical entre o násio e os pontos A e B aumenta, o valor deste ângulo diminui (Fig. 8-28).

Tais variações em torno do valor do ângulo ANB não inviabilizam sua utilização. Porém, esta medida deve ser usada com certos cuidados, por causa de suas limitações.

Outro problema levantado por Jacobson foi a interpretação errônea a que os valores dos ângulos SNA e SNB induziriam, nos casos de rotação da linha S-N. Quando o ponto násio está posicionado mais para cima com relação ao ponto sela (ou o ponto sela está posicionado mais para baixo com relação ao ponto násio), os valores destes ângulos diminuem. A análise convencional sugeriria retrusão de ambos os ossos maxilares, o que não corresponderia à realidade. No caso inverso, a tendência de protrusão dos ossos maxilares também não se confirmaria (Fig. 8-29).

Nenhuma análise cefalométrica está a salvo de ser criticada. Necessariamente, seus padrões de normalidade têm de estar baseados nos dados obtidos de uma amostragem. Esses valores vão variar de acordo com a idade, com o gênero e até mesmo com o padrão estético da população, e, preferencialmente, só deverão ser empregados para outros grupos após terem sido individualizados.

BIBLIOGRAFIA

Araújo TM. Cefalometria – conceitos e análises. Rio de Janeiro: Faculdade de Odontologia da UFRJ (Tese de Mestrado), 1983.

Baldridge DW. Leveling the curve of Spee: its effects on mandibular arch lenght. J Pract Orthod 1969;3:26-41.

Beszkin E, Lipszyc M, Voronovitsky L, Zielinsky L. Cefalometría clínica. Buenos Aires: Mundi, 1966.

Cerci W. Estudo comparativo de leucodermas brasileiros em relação aos padrões das análises de Steiner e Downs. Rio de Janeiro: Faculdade de Odontologia da UFRJ (Tese de Mestrado), 1979.

Choy OWC. A cephalometric study of the Hawaiian. Angle Orthodont 1969;39:93-108.

Hajighadimi M, Dougherty HL, Garakani F. Cephalometric evaluation of Iranian children and its comparison with Tweed's and Steiner's standards. Am J Orthod 1981;79:192-197.

Holdaway RA. Changes in relationship of points A and B, during orthodontic treatment. Am J Orthod 1956;42:176-193.

Jorge EVF, Mucha JN. A determinação do padrão esquelético através das medidas ANB e WITS. Rev SBO 1996;3:7-11.

Kowalski CJ, Nasjleti CE, Walker GF. Differential diagnosis of adult male black and white populations. Am J Orthod 1974;44:346-350.

Kowalski CJ, Nasjleti CE, Walker GF. Dentofacial variations within and betweeen four groups of adult american males. Am J Orthod 1975;45:146-151.

Lamberton CM, Reichart PA, Triratananimit P. Bimaxilary protrusion as a pathologic problem in Thai. Am J Orthod 1980;77:320-329.

Miura F, Inoue N, Suzuki K. Cephalometrics standards for Japanese according to the Steiner analysis. Am J Orthod 1965;51:288-295.

Moura CR. Técnica de Begg passo a passo. São Paulo: Panamed, 1983.

Pereira CB, Mundstock CA, Berthold TB. Introdução à cefalometria radiográfica. São Paulo: Pancast, 1989.

Platou C, Zachrisson B. Incisive position in scandinavian children with ideal occlusion. A comparison with Ricketts and Steiner standards. Am J Orthod 1973;83:341-352.

Proffit WR, Fields HW. Ortodontia contemporânea. Rio de Janeiro: Guanabara Koogan, 1995.

Riolo ML, Moyers RE, McNamara JA, Hunter W. An atlas of craniofacial growth, monograph 2, craniofacial growth series. Ann Arbor: University of Michigan, Center of Human Growth and Development, 1974.

Scheideman GB, Bell WH, Legan HL, Finn RA, Reisch JS. Cephalometric analysis of dentofacial normals. Am J Orthod 1980;78:404-420.

Sinclair PM, Little RM. Dentofacial maturation of untreated normals. Am J Orthod 1985;88:146-156.

Steiner CC. Cephalometrics for you and me. Am J Orthod 1953;39:729-755.

Steiner CC. Cephalometrics in clinical practice. Angle Orthodont 1959;29:8-29.

Steiner CC. The use of cephalometrics as an aid to planning and assessing orthodontics. Am J Orthod 1960;46:721-735.

Steiner CC. Cephalometrics as a clinical tool. In: Kraus BS, Riedel RA. Vistas in Orthodontics. Philadelphia: Lea & Febiger, 1962.

Uesato G, Kinoshita Z, Kawamoto T, Koyama I, Nakanishi Y. Steiner cephalometric norms for japanese-americans. Am J Orthod 1978;73:321-327.

Vilella OV. Estudo comparativo entre valores cefalométricos utilizados como guias para o posicionamento dos incisivos inferiores e aqueles obtidos ao término do tratamento ortodôntico. Rev SBO 1996;3:2-4.

Análise de Wits[1]

Capítulo 9

Tentando contornar as limitações inerentes ao ângulo ANB, Alex Jacobson, em 1975, propôs que a discrepância entre a maxila e a mandíbula fosse mensurada linearmente, por meio das projeções dos pontos A (ponto AO) e B (ponto BO) sobre o plano oclusal (Fig. 9-1).

É importante que o plano oclusal seja traçado ao longo da máxima intercuspidação dos dentes posteriores, e não seja influenciado pela posição vertical dos incisivos.

Convencionou-se que quando o ponto BO se encontra atrás do ponto AO, o valor de Wits é positivo, como nos casos de retrusão mandibular. No caso inverso, isto é, quando o ponto BO está à frente do ponto AO, o valor de Wits torna-se negativo, como nos casos de protrusão da mandíbula.

O autor selecionou uma amostra de 21 indivíduos do sexo masculino e 25 do sexo feminino, todos possuidores de oclusão excelente. Para os indivíduos do sexo masculino, o valor médio de Wits foi de –1,17 mm, numa amplitude de variação de –2 mm a 4 mm. Para os indivíduos do sexo feminino, o valor médio encontrado foi de –0,10 mm, numa amplitude de variação de –4,5 mm a 1,5 mm. Quanto mais o Wits se afastar desses valores (–1 mm para os homens e 0 mm para as mulheres), maior será a desarmonia entre as bases ósseas.

Como o relacionamento anteroposterior entre a maxila e a mandíbula está sendo analisado pelo plano oclusal, comum a ambos os arcos dentários, o

FIG. 9-1

Cefalograma da Análise de "Wits".

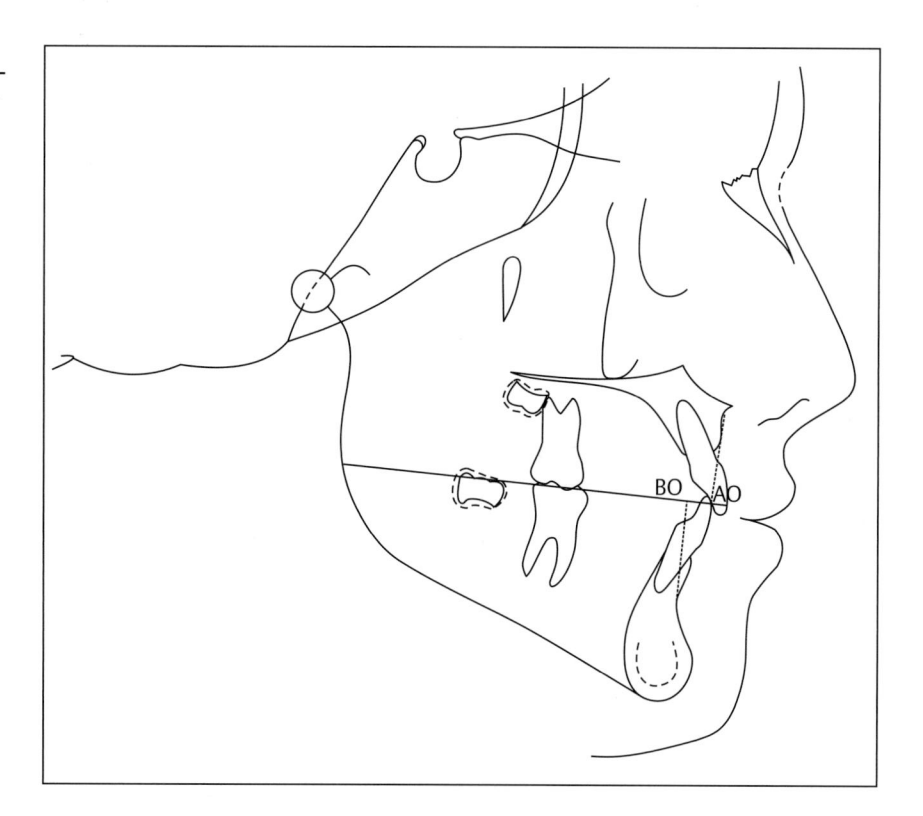

[1] A sigla "Wits" é a abreviatura de "University of the Witwatersrand", Johannesburg, South Africa.

valor de Wits não é afetado pelas rotações, no sentido horário ou anti-horário, dos ossos maxilares, constituindo-se, portanto, num excelente indicador da real desarmonia existente entre as bases ósseas.

Apesar disso, esta análise não consegue distinguir um problema de discrepância esquelética de um outro, de origem dentária, nem é capaz de determinar o grau de dificuldade do tratamento (Fig. 9-2).

Uma boa proposta talvez fosse associar a análise de Wits com a de Steiner, para que uma pudesse suprir as deficiências da outra.

FIG. 9-2
As limitações inerentes ao ANB podem sugerir ideias equivocadas com relação a determinado caso, mesmo sendo este ângulo uma medida indicativa da discrepância A-B. Apesar de Wits fornecer uma noção mais confiável desta desarmonia, somente esta medida não é suficiente para determinar o grau de dificuldade do tratamento. No caso em questão, o maior problema a ser enfrentado não é a discrepância anteroposterior (que o valor de Wits informou ser mínima), mas sim a dimensão vertical alterada, associada à disfunção da musculatura orofacial.

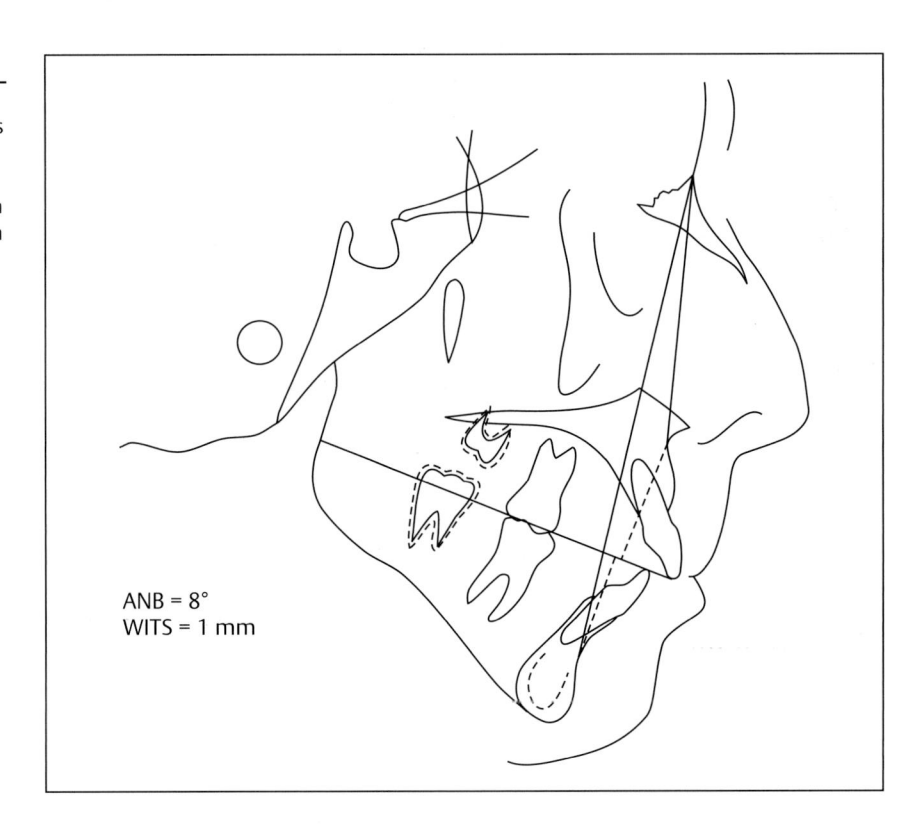

ANB = 8°
WITS = 1 mm

BIBLIOGRAFIA

Jacobson A. The "wits" appraisal of jaw disharmony. Am J Orthod 1975;67:125-138.

Jorge EVF, Mucha JN. A determinação do padrão esquelético através das medidas ANB e WITS. Rev SBO 1996;3:7-11.

Proffit WR, Fields HW. Ortodontia contemporânea. Rio de Janeiro: Guanabara Koogan, 1995.

Análise de Sassouni

CAPÍTULO **10**

Viken Sassouni apressentou sua análise cefalométrica em 1955. Conhecida também como análise arquial, difere das demais por não empregar um conjunto de normas estabelecidas; em vez disso, pretende estabelecer relações dentro do próprio padrão do paciente, que serão avaliadas e julgadas normais ou anormais. Foi ainda uma das primeiras análises a enfatizar tanto as relações verticais quanto as relações horizontais, além da inte-relação existente entre ambas. Seu estudo foi baseado em 100 cefalogramas traçados sobre as radiografias cefalométricas de perfil de 51 meninas e 49 meninos leucodermas, com idades que variavam entre 7 e 15 anos.

Linhas e planos utilizados (Fig. 10-1)

1. **Plano da base craniana anterior ou plano basal:** plano paralelo ao plano supra-orbitário, passando pelo ponto Si (ponto mais inferior do contorno da sela túrcica). O plano supraorbitário é representado por uma reta tangente ao processo clinoide anterior e ao ponto mais superior do teto da órbita.
2. **Plano palatal:** união dos pontos espinha nasal anterior (ENA) e espinha nasal posterior (ENP).
3. **Plano oclusal:** plano obtido pelas médias dos entrecruzamentos dos primeiros molares e incisivos centrais.
4. **Plano da base mandibular:** plano tangente à borda inferior da mandíbula.

Numa face bem proporcionada, os prolongamentos posteriores dos quatro planos devem convergir para um único ponto, denominado ponto O. Quando três planos convergem para um ponto comum, mas o quarto plano não, este é

FIG. 10-1

Cefalograma da Análise de Sassouni.

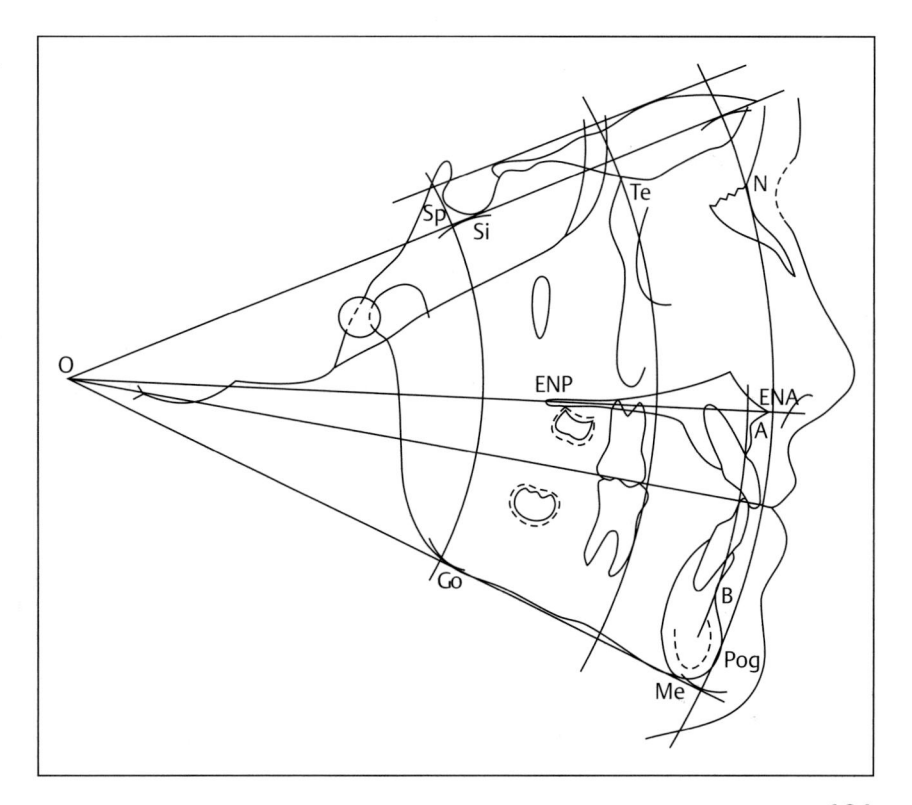

FIG. 10-2
Cefalograma da paciente F. S. L. C. com a Análise de Sassouni.

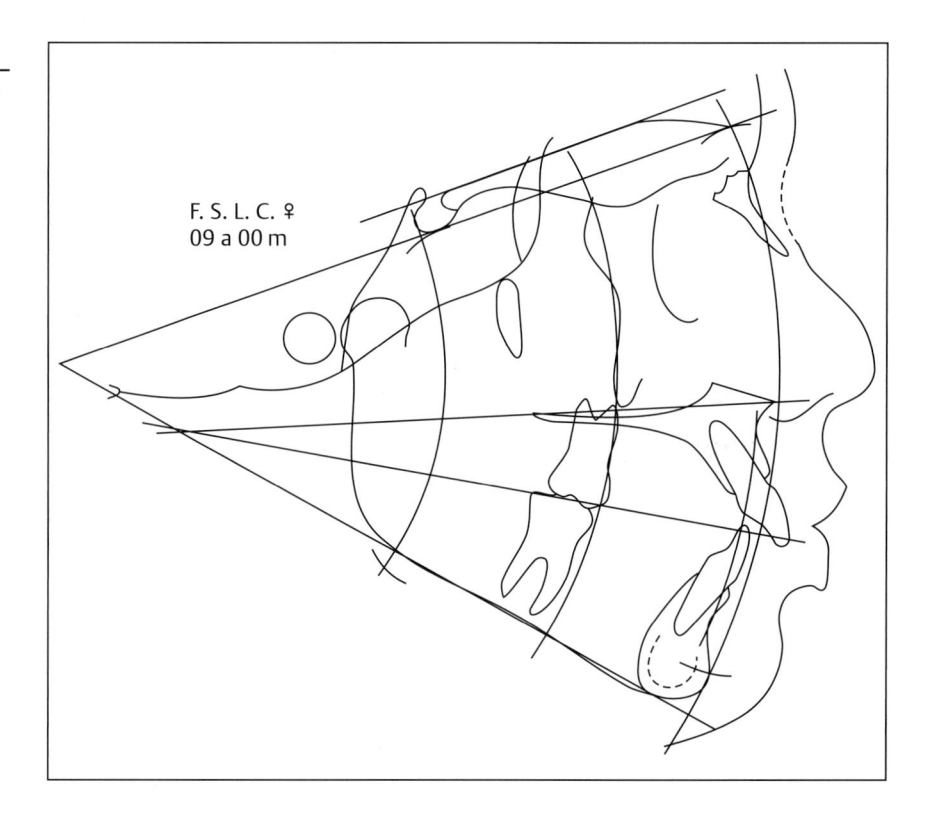

considerado divergente do padrão facial, e o ponto O encontra-se na interseção dos três planos convergentes. Quando apenas dois planos convergem, como no traçado da Figura 10-2, a interseção do plano da base craniana anterior com o plano mandibular define a localização do ponto O.

Por meio da análise da relação existente entre os planos, pode-se afirmar que quanto maior o paralelismo entre eles, isto é, caso eles convirjam bem atrás da face e divirjam muito pouco na direção anterior, maior será a tendência de sobremordida exagerada. Sassouni criou o termo *sobremordida profunda esquelética* para esta situação. Por outro lado, quanto maior a divergência, ou seja, quando os planos se interceptam perto da face e divergem rapidamente para a frente, maior será a tendência de mordida aberta anterior. Esta condição foi denominada *mordida aberta esquelética*.

PROPORÇÕES FACIAIS

Sassouni dividiu a face em duas regiões no plano vertical: a face inferior (região abaixo do plano palatal) e a face superior (região acima do plano palatal). As distâncias lineares do ponto espinha nasal anterior (ENA) ao plano da base craniana anterior e ao plano da base mandibular devem ser iguais. Esta deve ser a relação anterior numa face proporcional. Para a avaliação da relação posterior, as mesmas medidas devem ser tomadas com relação ao ponto espinha nasal posterior (ENP). Para a obtenção das proporções faciais, pode-se utilizar um compasso, que será fixado nas espinhas nasais anterior e posterior.

ARCOS

A partir do ponto O, quatro arcos devem ser desenhados. Esses arcos são denominados anterior, basal, mediofacial e posterior.

O arco anterior, a partir do ponto násio (N), deverá passar pela espinha nasal anterior (ENA), pelo ponto mais anterior da coroa do incisivo central superior e pelo ponto pogônio (Pog). Quando isto ocorre, o perfil é denominado arquial.

O arco basal, a partir do ponto subespinhal (A), deverá passar pelo ponto supramental (B).

O arco mediofacial, a partir do ponto de interseção da lâmina cribriforme com a parede anterior da fossa infratemporal (Te) deverá tangenciar a superfície mesial do primeiro molar superior, quando o arco anterior passar pela espinha nasal anterior (ENA). Caso isto não ocorra, a relação do primeiro molar superior deverá ser ajustada de acordo com a localização do ponto ENA.

O arco posterior, a partir do ponto mais posterior do contorno da sela túrcica (Sp), deverá passar pelo ponto gônio (Go).

Quando o arco anterior passa pelo pogônio (Pog) e o arco posterior passa pelo gônio (Go), o comprimento mandibular é igual ao comprimento da base craniana anterior. Esta relação é considerada normal aos 12 anos de idade.

FACE PROPORCIONAL

De acordo com Sassouni, uma face proporcional apresenta as seguintes características:

- Os quatro planos faciais convergem para o ponto O.
- As faces superior e inferior possuem a mesma altura na região anterior.
- As faces superior e inferior possuem a mesma altura na região posterior.
- O perfil facial é arquial.
- O arco posterior passa pelo ponto mais posterior do dorso da sela (Sp) e pelo gônio (Go).

Portanto, na face proporcional, o corpo da mandíbula apresenta tamanho e posição correspondentes aos da base craniana anterior, com relação ao plano palatal.

APLICAÇÃO CLÍNICA DA ANÁLISE DE SASSOUNI

A paciente F. S. L. C. (Fig. 10-2), sexo feminino, 9 anos de idade, é portadora de maloclusão de Classe II, 1ª divisão (Angle). O arco anterior passa pela espinha nasal anterior (ENA) e pelo ponto pogônio (Pog). O ponto mais anterior do incisivo central superior está localizado bem à frente do arco, o que demonstra sua protrusão.

O ponto supramental (B) está dentro do arco basal, indicando que não existe discrepância anteroposterior entre as bases ósseas.

A face mesial do primeiro molar superior está à frente do arco mediofacial, indicando a mesialização dos dentes superiores e explicando a relação de Classe II, apesar de não existir discrepância entre as bases ósseas.

O gônio (Go) está situado um pouco atrás do arco posterior. Como o arco anterior passa pelo pogônio (Pog), pode-se afirmar que o comprimento do corpo mandibular desta paciente é ligeiramente maior que o comprimento da base craniana anterior.

Verticalmente, o plano palatal está desviado, parecendo elevado anteriormente e deprimido posteriormente, determinando um excesso da altura da face inferior na região anterior e uma leve deficiência da altura da face inferior na região posterior.

Em termos gerais, e de acordo com a análise de Sassouni, o padrão geral da paciente é adequado, exceto pela inclinação do plano palatal, pela protrusão dos dentes superiores e pelo comprimento ligeiramente maior do corpo da mandíbula, quando comparado ao comprimento da base craniana anterior.

CRÍTICAS À ANÁLISE DE SASSOUNI

Com o passar dos anos, a análise de Sassouni deixou de ser empregada no seu todo, mas a avaliação das proporções verticais acabou se tornando uma parte importante da análise cefalométrica de cada paciente. Avaliar o comportamento dos planos faciais e verificar se algum deles se apresenta discrepante com relação aos outros é bastante útil para o diagnóstico e para o planejamento do caso, e pode ser feito sem a utilização de qualquer medida adicional. Por exemplo, a rotação da maxila no sentido anti-horário pode favorecer o aparecimento da mordida aberta anterior, mas esta situação será facilmente identificada pela inclinação do plano palatal.

Os arcos utilizados por Sassouni servem para avaliar a face no plano sagital. Entretanto, à medida que a face se torna mais desproporcional, aumenta a dificuldade de estabelecer-se o centro dos arcos, o que faz com que a avaliação anteroposterior se torne cada vez mais arbitrária.

BIBLIOGRAFIA

Enlow DH. Crescimento facial. São Paulo: Artes Médicas, 1993.

Proffit WR, Fields HW. Ortodontia contemporânea. Rio de Janeiro: Guanabara Koogan; 1995.

Sassouni VA. Roentgenographic cephalometric analysis of cephalo-facial-dental relationships. Am J Orthod 1955;41:735-764.

Sassouni VA. Diagnosis and treatment planning via roentgenographic cephalometry. Am J Orthod 1958;46:433-463.

Sassouni VA. A classificationof skeletal facial types. Am J Orthod 1969;55:109-123.

Análise de Ricketts

CAPÍTULO 11

Robert Murray Ricketts apresentou uma nova análise cefalométrica em 1960. Procurou desenvolver um sistema que definisse em valores numéricos os componentes cranianos e faciais e, ao mesmo tempo, esclarecesse como essas regiões afetam o todo. Com o passar do tempo, novas medidas foram incorporadas à análise, perfazendo um total de 33 fatores. Esses fatores, ou medidas cefalométricas, foram agrupados em 6 campos, a saber: campo 1 – relação dentária; campo 2 – relação maxilomandibular; campo 3 – relação dentoesquelética; campo 4 – relação estética; campo 5 – relação craniofacial; e campo 6 – estruturas internas.

Ricketts utilizou uma amostra que consistiu em 1.000 pacientes oriundos de sua clínica particular, sendo 546 do sexo feminino e 454 do sexo masculino. Suas idades variavam de 3 a 44 anos, sendo, em média, de 8 anos e 9 meses. De acordo com a classificação de Angle, estavam divididos da seguinte forma: 692 casos de Classe I; 124 casos de Classe II, 1ª divisão; 142 casos de Classe II, 2ª divisão; e 42 casos de Classe III. Os pacientes que necessitavam de cirurgia para a correção da Classe III, apresentavam traumatismo da articulação temporomandibular, ou que foram submetidos à cirurgia para a correção de palato fendido foram removidos da amostra.

A análise foi elaborada segundo sua própria filosofia de tratamento ortodôntico, mas, por causa da utilização de numerosos pontos, linhas e planos cefalométricos, acabou tornando-se bastante complexa.

A partir de 1965, Ricketts introduziu na cefalometria a tecnologia dos computadores, o que permitiu que uma grande quantidade de informações fosse registrada e analisada. Esses dados acabaram sendo de grande utilidade para o diagnóstico e para o planejamento ortodôntico.

Linhas e planos utilizados (Fig. 11-1)

1. Plano oclusal funcional: plano tangente às faces oclusais dos dentes posteroinferiores. Deve ser traçado ainda com a radiografia colocada sobre o negatoscópio. Por definição, há necessidade de visualizar-se alguns dentes posteriores para que se consiga traçar corretamente este plano.
2. Plano horizontal de Frankfurt: união dos pontos pório[1] (Po) e orbitário (Or).
3. Plano facial: união dos pontos násio (N) e pogônio (Pog).
4. Plano mandibular: plano tangente ao bordo inferior da mandíbula, traçado da região do ponto mento (Me) até o ponto mais inferior do ramo da maníbula, na região do gônio (Go).
5. Plano palatal: união dos pontos espinha nasal anterior (ENA) e espinha nasal posterior (ENP).
6. Eixo facial: união dos pontos pterigoide (Pt) e gnátio (Gn).
7. Eixo do corpo: união dos pontos Xi (localizado no centro geométrico do ramo mandibular) (Fig. 11-2) e Pm (ponto suprapogônio ou protuberância mental, localizado na borda anterior da sínfise, entre os pontos supramental (B) e pogônio (Pog), onde a curvatura côncava torna-se convexa).
8. Eixo condilar: união dos pontos DC (ponto localizado no centro do processo condilar, sobre a linha Ba-N) e Xi.
9. Linha Ba-N: união dos pontos básio (Ba) e násio (N).
10. Linha A-Pog: união dos pontos subespinhal (A) e pogônio (Pog).

---

[1] Por motivos didáticos, o pório mecânico será utilizado, apesar de Ricketts recomendar a utilização do pório anatômico.

FIG. 11-1
Cefalograma da análise de Ricketts.

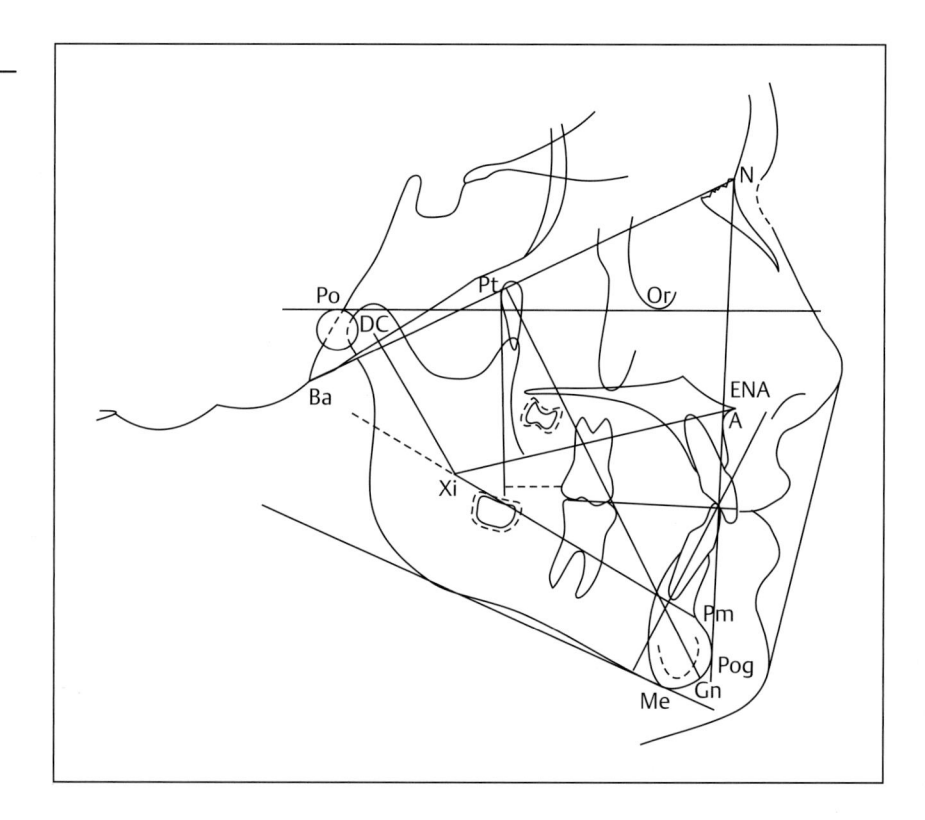

FIG. 11-2
Localização do ponto Xi. (**A**) Traçar o plano horizontal de Frankfurt e a linha vertical pterigoide (Ptv). Determinar os pontos R1 (ponto mais profundo sobre o bordo anterior do ramo), R2 (projeção horizontal do ponto R1 sobre o bordo posterior do ramo), R3 (ponto mais profundo sobre a incisura sigmoide) e R4 (projeção vertical do ponto R3 sobre o bordo inferior da mandíbula). A seguir, traçar linhas paralelas à linha vertical pterigoide (Ptv), passando por R1 e R2. Traçar também linhas paralelas ao plano horizontal de Frankfurt, passando por R3 e R4. (**B**) O ponto Xi está localizado no centro do retângulo, no ponto de interseção das duas linhas diagonais.

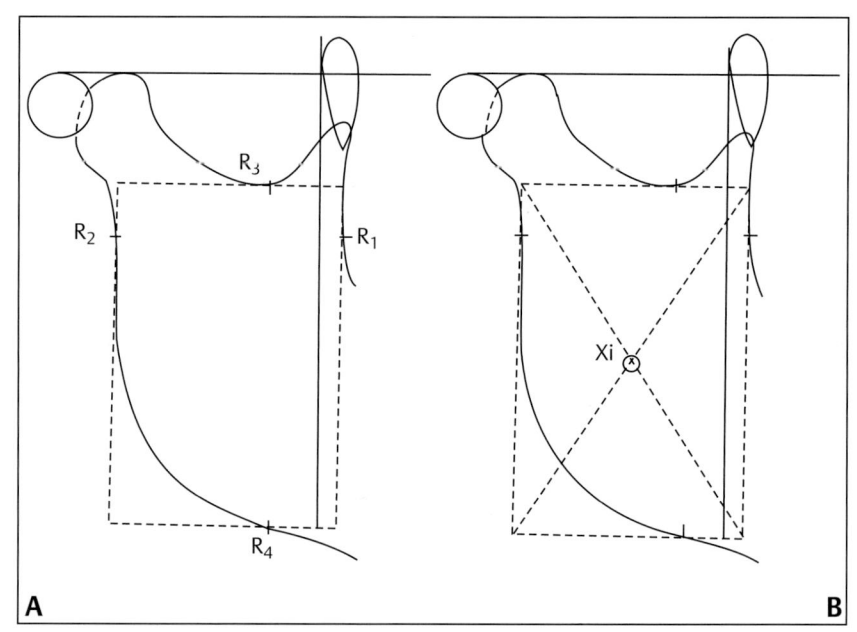

11. Linha ENA-Xi: união dos pontos espinha nasal anterior (ENA) e Xi.
12. Linha N-A: união dos pontos násio (N) e subespinhal (A).
13. Linha vertical pterigoide (Ptv): linha perpendicular ao plano horizontal de Frankfurt, passando pelo ponto Pt (ponto mais posterior e superior da fossa pterigomaxilar).
14. Longo eixo do incisivo central superior.

15. Longo eixo do incisivo central inferior.
16. Plano estético (linha E): união dos pontos mais anteriores do nariz e do mento tegumentar.

CAMPO 1: RELAÇÃO DENTÁRIA

Relação molar

Corresponde à distância linear existente entre as faces distais dos primeiros molares permanentes, superior e inferior, projetada sobre o plano oclusal. Quando o valor é positivo, o molar superior está posicionado anteriormente com relação ao inferior, sendo o inverso verdadeiro. Seu valor normal é de − 3 mm ± 3 mm (Fig. 11-3).

Esta medida define a relação molar, mas, por si só, não é capaz de informar se o problema está no arco superior ou no arco inferior.

FIG. 11-3
Relação molar.

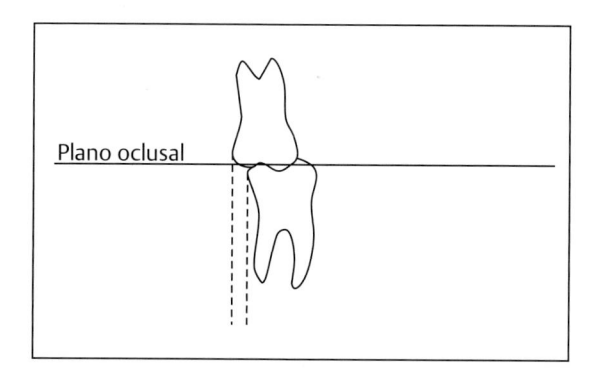

Relação canina

Corresponde à distância linear existente entre as pontas das cúspides dos caninos superior e inferior, projetada sobre o plano oclusal. Seu valor normal é de −2 mm ± 3 mm. Define a relação que os caninos superior e inferior guardam entre si (Fig. 11-4).

FIG. 11-4
Relação canina.

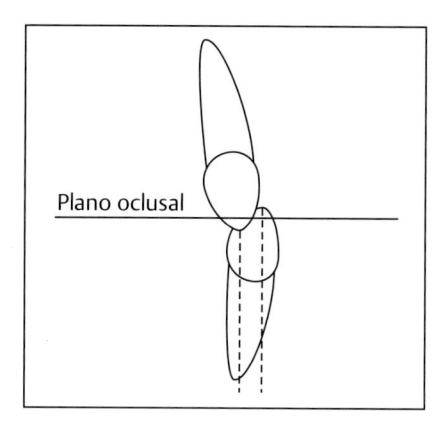

Sobressaliência

Corresponde à distância existente entre os bordos incisais dos incisivos superior e inferior, medida sobre o plano oclusal. Seu valor normal é de 2,5 mm ± 2,5 mm. Descreve o problema da região anterior da dentição no plano sagital (Fig. 11-5).

FIG. 11-5
Sobressaliência.

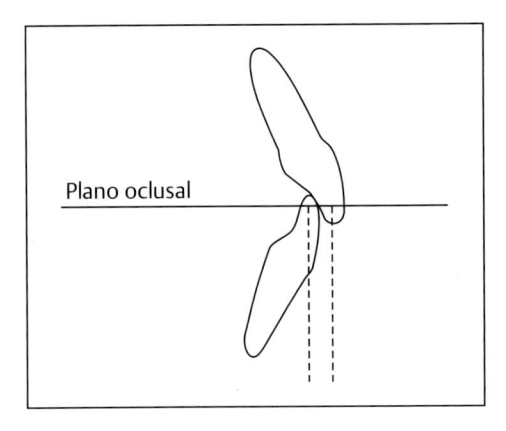

Sobremordida

Corresponde à distância existente entre os bordos incisais dos incisivos superior e inferior, medida perpendicularmente ao plano oclusal. Seu valor normal é de 2,5 mm ± 2,0 mm. Descreve o problema da região anterior da dentição no plano vertical (Fig. 11-6).

FIG. 11-6
Sobremordida.

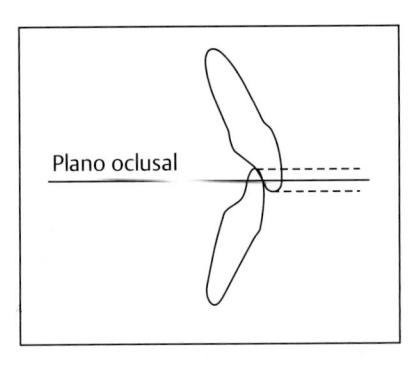

Extrusão do incisivo inferior

Distância medida desde o bordo incisal do incisivo inferior até o plano oclusal. Seu valor normal é de 1,25 mm ± 2,0 mm. Permite avaliar se o problema da sobremordida exagerada se deve à extrusão do incisivo inferior, à extrusão do incisivo superior ou à combinação das duas situações (Fig. 11-7).

FIG. 11-7
Extrusão do incisivo inferior.

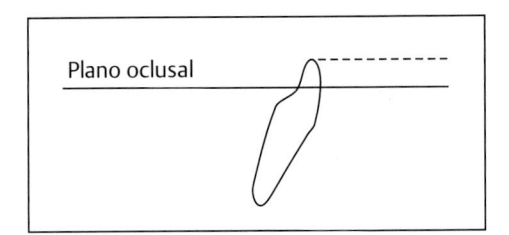

Ângulo interincisivos

É determinado pela interseção dos longos eixos dos incisivos centrais superior e inferior. Seu valor normal é 130° ± 10°, e revela a inclinação axial dos incisivos, mostrando o grau de protrusão destes dentes entre si. Seu valor diminui conforme aumenta a inclinação axial dos incisivos (Fig. 11-8).

FIG. 11-8
Ângulos interincisivos.

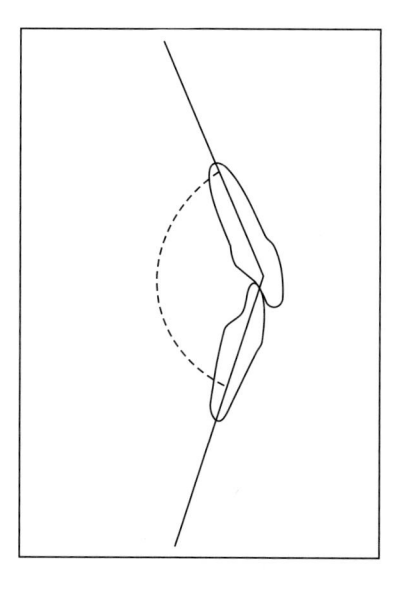

CAMPO 2: RELAÇÃO MAXILOMANDIBULAR

Convexidade maxilar

Corresponde à medida linear entre o ponto subespinhal (A) e o plano facial. Seu valor normal é de 2,0 mm ± 2,0 mm aos 8 anos e meio de idade, e diminui cerca de 0,2 mm por ano, até cessar o crescimento.

Um valor aumentado sugere protrusão maxilar (compatível com o padrão de convexidade da maloclusão de Classe II), e um valor diminuído pode significar retrusão da maxila (compatível com o padrão de concavidade da maloclusão de Classe III). Como esta é uma medida relativa, pois depende da posição do ponto A e do pogônio, para um diagnóstico mais acurado é recomendável analisar individualmente a posição destes dois pontos. Seu valor pode ser alterado tanto pelo crescimento quanto pelo efeito da mecânica utilizada no tratamento (Fig. 11-9).

Altura facial inferior

Ângulo formado entre o eixo do corpo e a linha ENA-Xi. Seu valor normal é de 47° ± 4°, permanecendo constante com o aumento da idade. Valores altos correspondem a padrões dolicofaciais, podendo indicar a presença de mordida aberta. Valores baixos correspondem a padrões braquifaciais, podendo indicar a presença de sobremordida exagerada (Fig. 11-10).

FIG. 11-9
Convexidade maxilar.

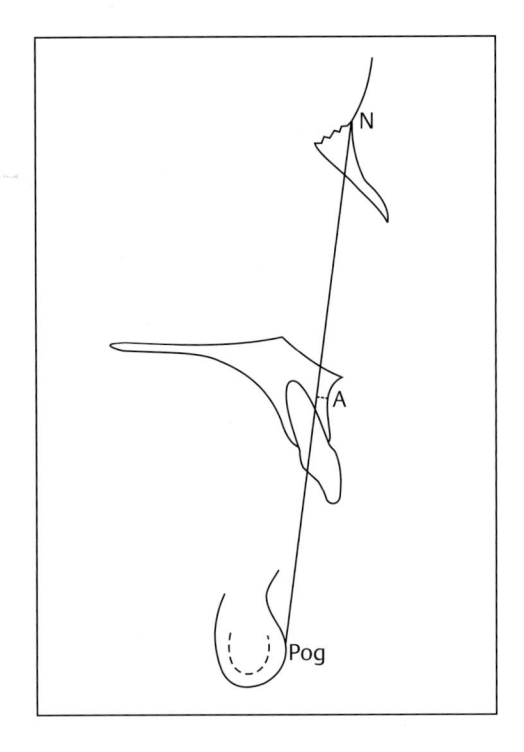

FIG. 11-10
Altura facial inferior.

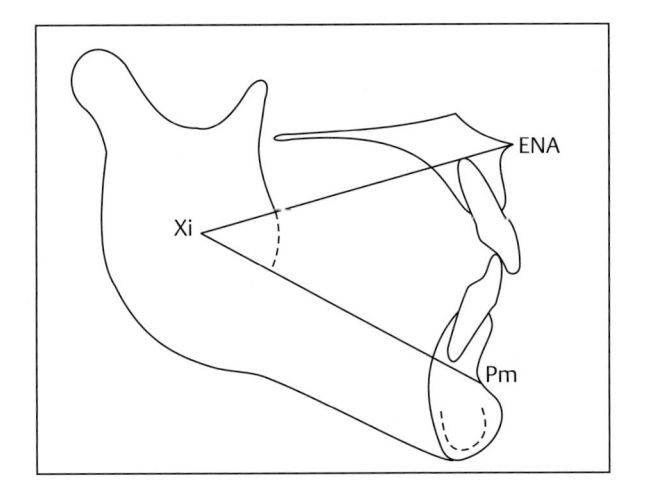

CAMPO 3: RELAÇÃO DENTOESQUELÉTICA

Posição do molar superior

Corresponde à distância linear medida perpendicularmente desde a linha vertical pterigoide (Ptv) até a face distal do primeiro molar superior. Seu valor normal é igual à idade do paciente (em anos, até o término do crescimento) mais 3 mm ± 3 mm.

A linha vertical pterigoide representa o limite posterior da maxila. Portanto, o valor desta medida permite avaliar se a relação molar alterada se deve à posição do molar superior ou à posição do molar inferior. Também ajuda a prever a impactação dos terceiros molares superiores, e pode indicar ou contraindicar a terapia com força extraoral ou com extrações (Fig. 11-11).

FIG. 11-11
Posição do molar superior.

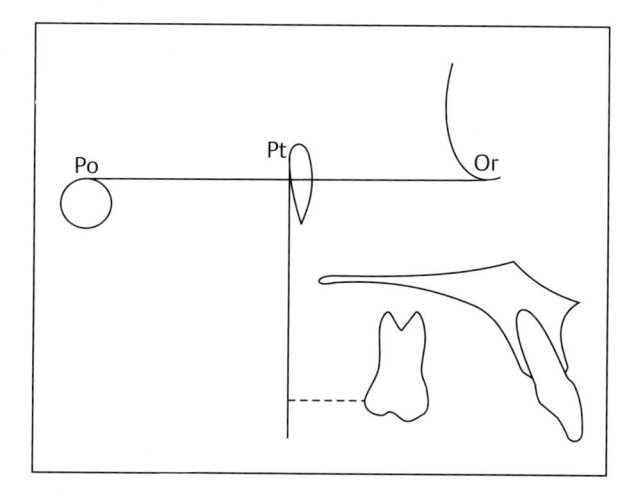

Protrusão do incisivo inferior

Corresponde à distância desde o bordo incisal do incisivo central inferior até a linha A-Pog. Seu valor normal é de 1 mm ± 2 mm. Expressa a relação do incisivo central inferior (limite anterior da dentição inferior) com ambos os ossos maxilares. É uma medida valiosa para o planejamento ortodôntico (Fig. 11-12).

FIG. 11-12
Protrusão do incisivo inferior.

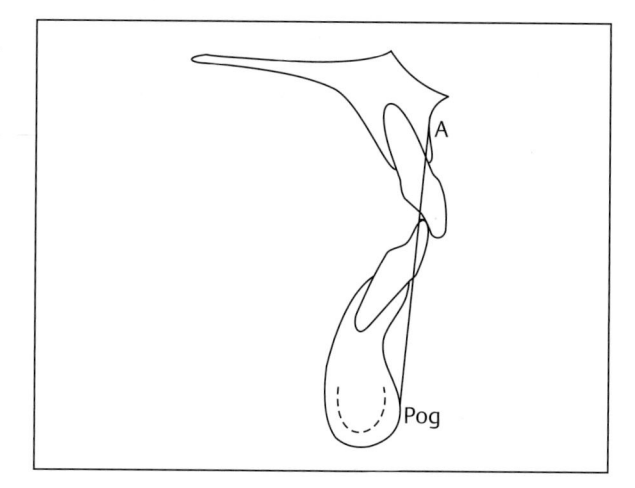

Protrusão do incisivo superior

Corresponde à distância desde o bordo incisal do incisivo central superior até a linha A-Pog. Seu valor normal é de 3,5 mm ± 2,5 mm. Expressa a relação do incisivo central superior com ambos os ossos maxilares (Fig. 11-13).

FIG. 11-13
Protrusão do incisivo superior.

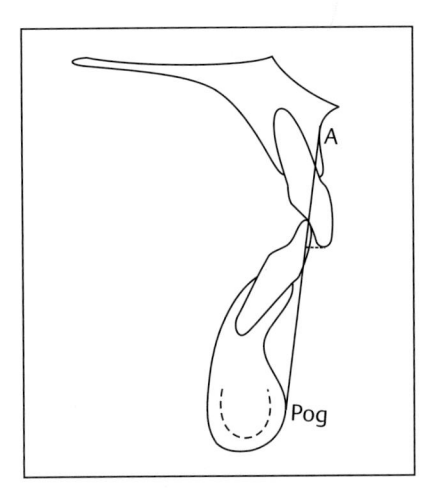

Inclinação do incisivo inferior

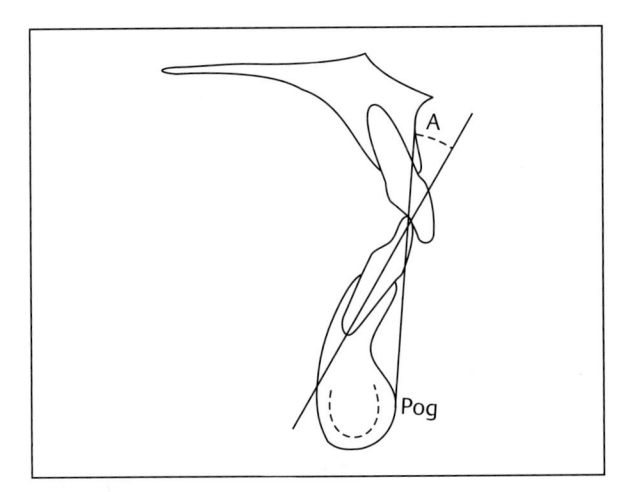

Corresponde ao ângulo formado entre o longo eixo do incisivo central inferior e a linha A-Pog. Seu valor normal é de 22° ± 4°. Permite avaliar a inclinação deste dente com relação à linha A-Pog, estabelecendo as limitações do tratamento (Fig. 11-14).

FIG. 11-14
Inclinação do incisivo inferior.

Inclinação do incisivo superior

Corresponde ao ângulo formado entre o longo eixo do incisivo central superior e a linha A-Pog. Seu valor normal é de 28° ± 4°. Permite avaliar a inclinação deste dente com relação à linha A-Pog (Fig. 11-15).

FIG. 11-15
Inclinação do incisivo superior.

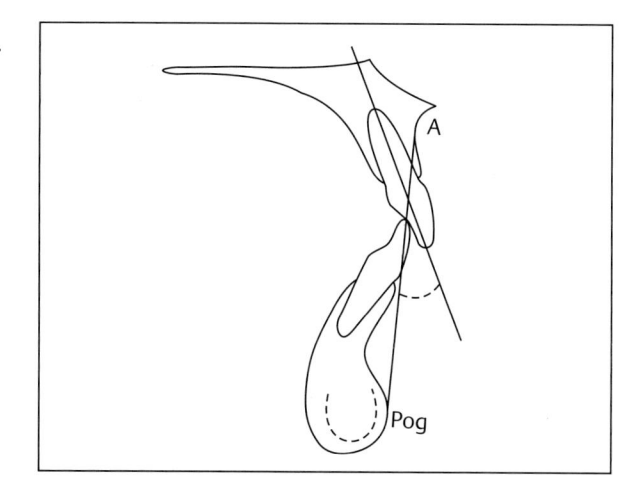

Distância plano oclusal-Xi

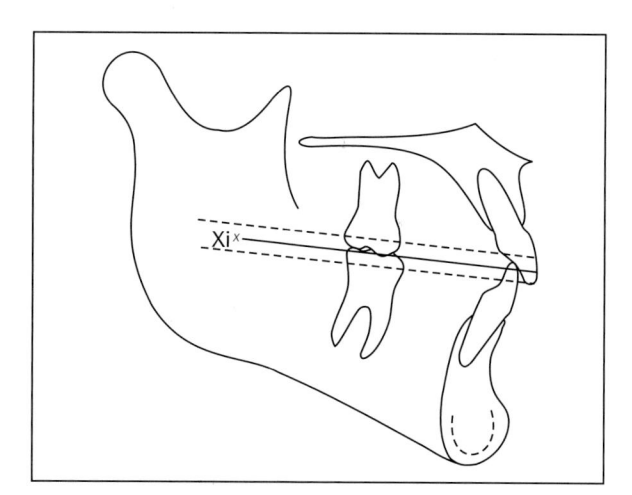

Corresponde à distância linear entre o plano oclusal e o ponto Xi, que representa o centro geométrico do ramo mandibular. Seu valor normal é de 0 mm ± 3 mm aos 9 anos e meio de idade. O plano oclusal abaixa 0,5 mm por ano com relação ao ponto Xi, até o término do crescimento (Fig. 11-16).

Um valor positivo indica que o plano oclusal passa acima do ponto Xi, revelando a extrusão dos molares inferiores; um valor negativo indica que o plano oclusal passa abaixo do ponto Xi, revelando a extrusão dos molares superiores.

FIG. 11-16
Distância plano oclusal-Xi.

Inclinação do plano oclusal

Ângulo formado entre o eixo do corpo e o plano oclusal. Seu valor normal é de 22° ± 4° aos 8 anos de idade, e aumenta 0,5° por ano até o término do crescimento. Localiza o plano oclusal com relação à mandíbula (Fig. 11-17).

FIG. 11-17
Inclinação do plano oclusal.

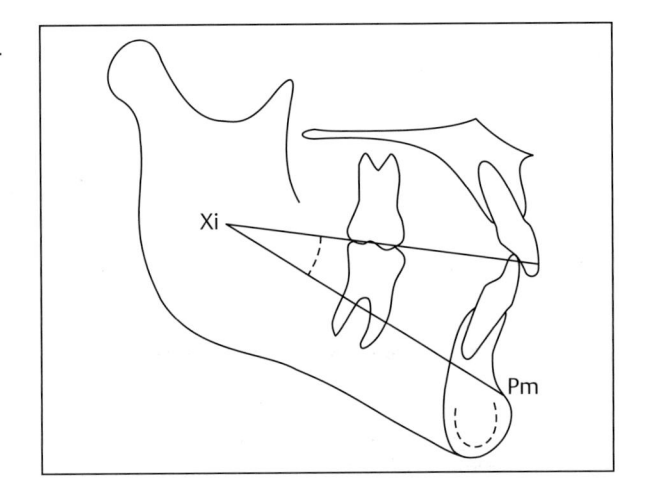

CAMPO 4: RELAÇÃO ESTÉTICA

Protrusão labial

Corresponde à distância do ponto mais anterior do lábio inferior até o plano estético (linha E). Seu valor normal é de – 2 mm ± 2 mm aos 8 anos e meio de idade, e diminui cerca de 0,2 mm por ano. Valores positivos indicam que o lábio inferior está à frente da linha E; valores negativos indicam que o mesmo se encontra atrás da linha E. Expressa o equilíbrio ou o desequilíbrio do lábio inferior com relação ao mento e ao nariz (Fig. 11-18).

FIG. 11-18
Protrusão labial.

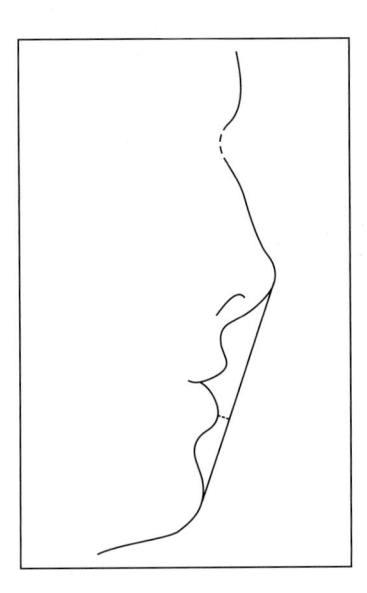

Comprimento do lábio superior

Corresponde à distância que vai da comissura labial até a espinha nasal anterior (ENA). Seu valor normal é de 24 mm ± 2 mm aos 8 anos e meio de idade. Expressa o comprimento do lábio superior, revelando sua influência sobre a estética do sorriso (Fig. 11-19).

FIG. 11-19
Comprimento do lábio superior.

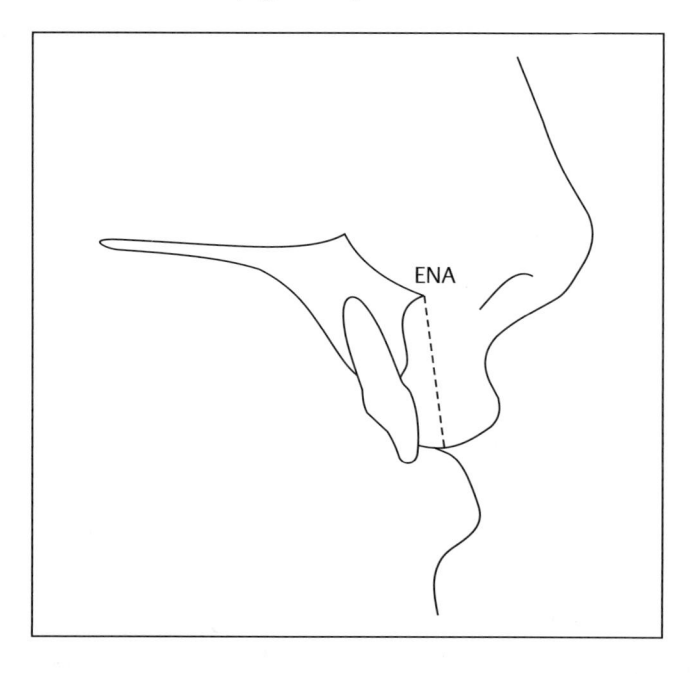

Distância comissura labial-plano oclusal

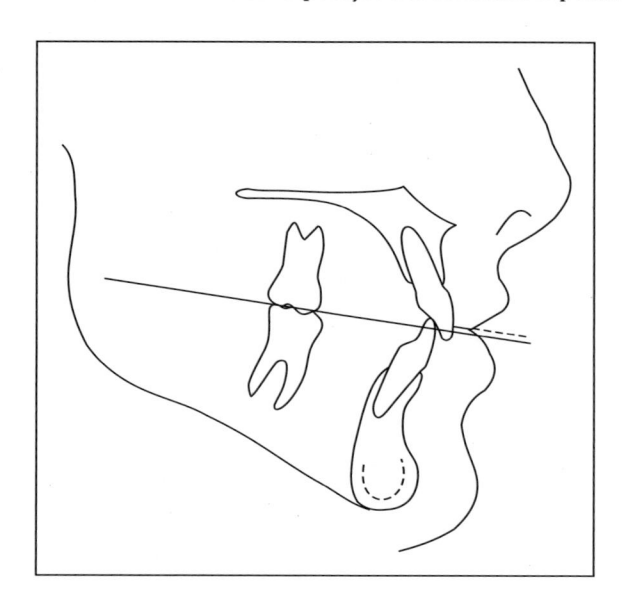

Corresponde à distância existente entre a comissura labial e o plano oclusal. Seu valor normal é de −3,5 mm ± 2 mm aos 8 anos e meio de idade, e aumenta 0,1 mm por ano. Valores negativos indicam que o plano oclusal passa abaixo da comissura labial, sendo o inverso verdadeiro (Fig. 11-20).

Quando o plano oclusal está passando muito abaixo da comissura labial, é provável que o lábio superior seja curto e que o paciente possua sorriso gengival. Quando os valores desta medida são iguais ou superiores a zero, é provável que o lábio superior tenha seu comprimento aumentado. Entretanto, é necessário analisar também a posição dos incisivos superiores.

FIG. 11-20
Distância comissura labial-plano oclusal.

CAMPO 5: RELAÇÃO CRANIOFACIAL

Profundidade facial

Corresponde ao ângulo formado entre o plano horizontal de Frankfurt e o plano facial, e foi denominado de "ângulo facial" por Downs (ver Análise de Downs). Seu valor normal é de 87° ± 3° aos 9 anos de idade, e aumenta 0,3° por ano, até cessar o crescimento. Determina a posição do mento no plano sagital (Fig. 11-21).

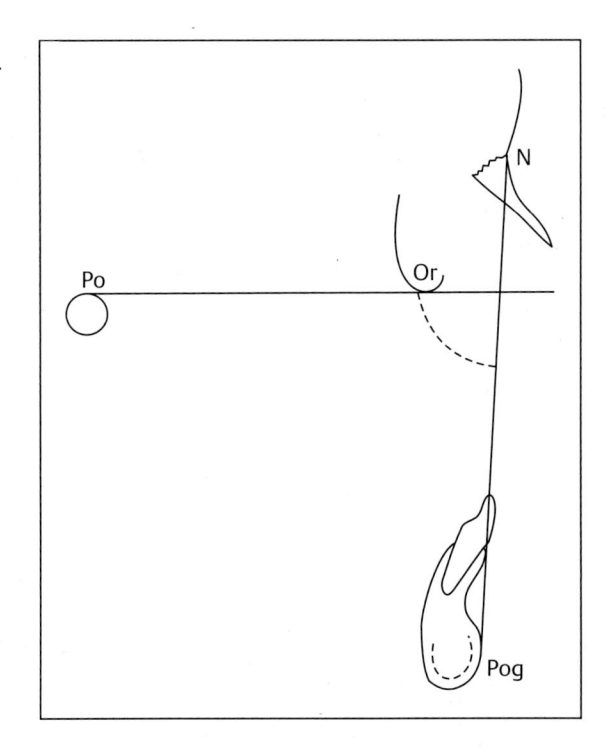

FIG. 11-21
Profundidade facial.

Ângulo do eixo facial

Corresponde ao ângulo formado entre o eixo facial e a linha Ba-N. Seu valor normal é de 90° ± 3,5°. Indica a direção de crescimento mandibular e expressa a variação da altura facial com relação à profundidade da face (Fig. 11-22).

FIG. 11-22
Ângulo do eixo facial.

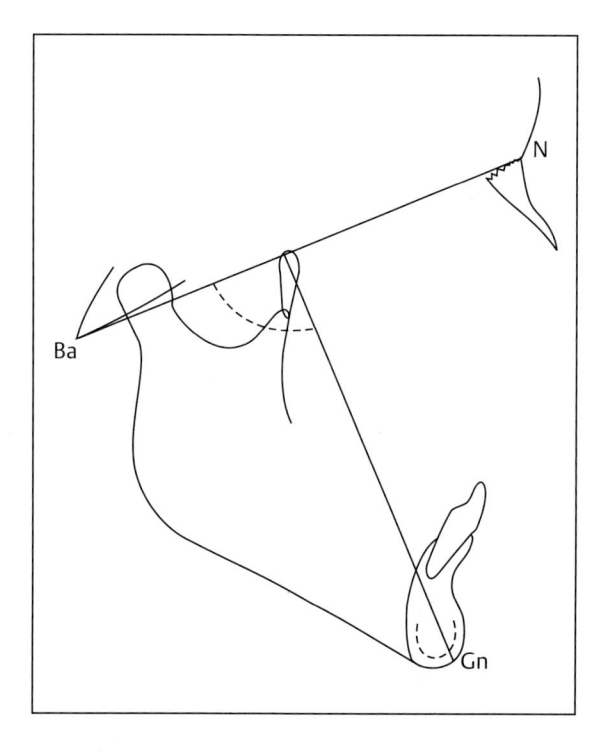

Ângulo do cone facial

Corresponde ao ângulo formado entre o plano facial e o plano mandibular. Seu valor normal é de 68° ± 3,5°. O valor desta medida determina o tipo facial. Valores altos são característicos do padrão braquifacial. Valores baixos correspondem ao padrão dolicofacial (Fig. 11-23).

FIG. 11-23
Ângulo do cone facial.

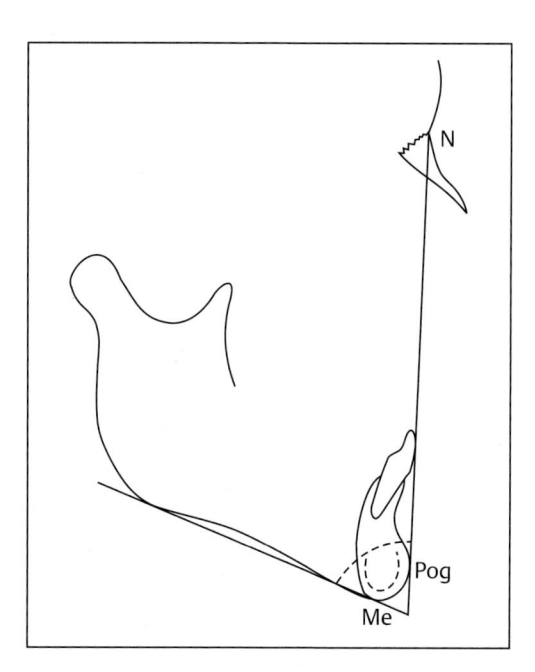

Ângulo do plano mandibular

Ângulo formado entre o plano mandibular e plano horizontal de Frankfurt. Corresponde a uma das medidas utilizadas por Downs em sua análise (ver Análise de Downs). Seu valor normal é de 26° ± 4,5° aos 9 anos de idade, e diminui 0,3° por ano até o final do crescimento.

Um valor alto revela a existência de um ramo mandibular curto, característico do biotipo dolicofacial. Um valor baixo geralmente está relacionado com pacientes que apresentam bom crescimento, e corresponde ao biotipo braquifacial (Fig. 11-24).

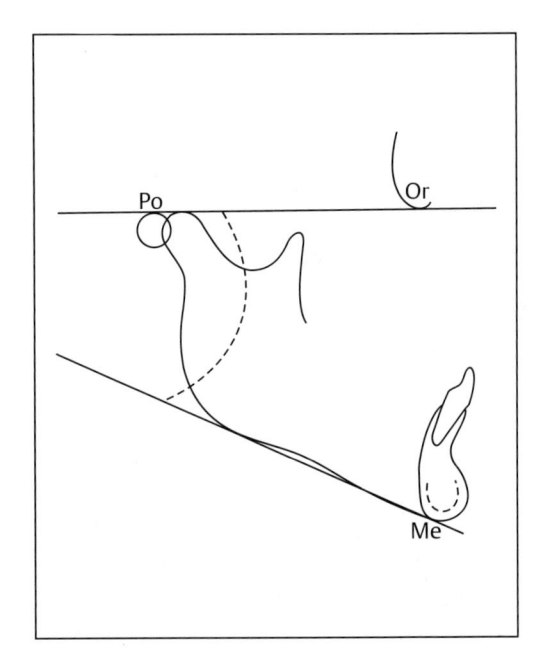

FIG. 11-24
Ângulo do plano mandibular.

Profundidade maxilar

Corresponde ao ângulo formado entre o plano horizontal de Frankfurt e a linha N-A. Seu valor normal é de 90° ± 3°. Expressa a posição da maxila no plano sagital. Analisada em conjunto com outras medidas, como a convexidade maxilar, a altura facial inferior e a profundidade facial, revela a relação de protrusão ou retrusão dos ossos maxilares (Fig. 11-25).

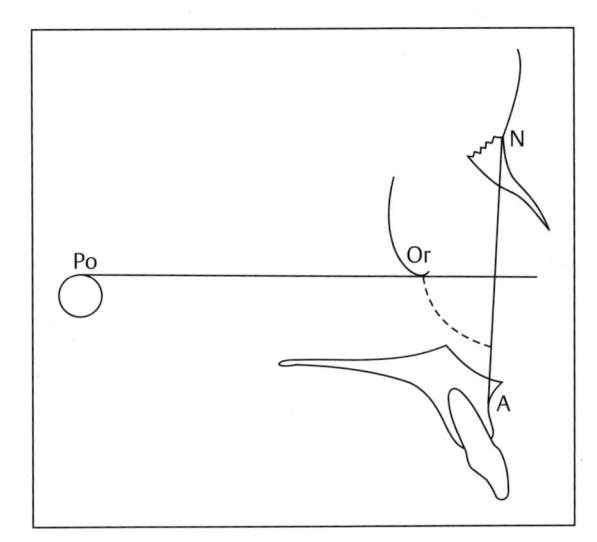

FIG. 11-25
Profundidade maxilar.

Altura maxilar

Corresponde ao ângulo formado entre as linhas N-CF e CF-A. O ponto CF representa o centro da face, localizado na interseção da linha vertical pterigoide (Ptv) com o plano horizontal de Frankfurt. O valor normal da altura maxilar é de 53°±3°, e aumenta 0,4° por ano até o término do crescimento. Expressa a posição vertical da maxila (Fig. 11-26).

FIG. 11-26
Altura maxilar.

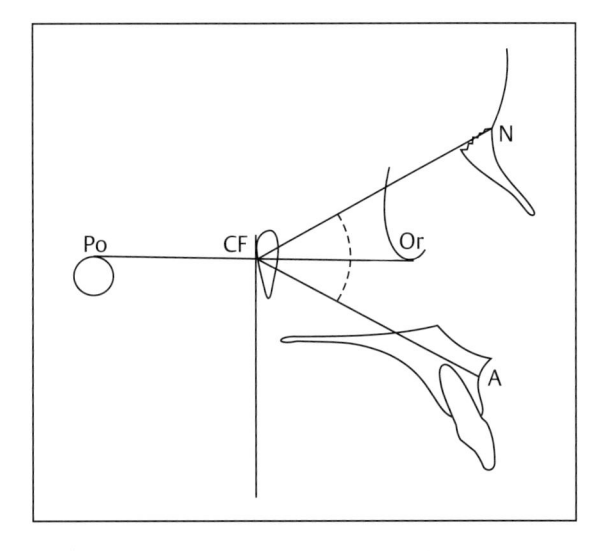

Ângulo do plano palatal

Corresponde ao ângulo formado entre o plano horizontal de Frankfurt e o plano palatal. Seu valor normal é de 1°± 3,5° Expressa a inclinação do plano palatal com relação ao plano horizontal de Frankfurt. Um valor positivo exprime a convergência para a frente e está associado à mordida aberta esquelética. Um valor negativo indica convergência para trás (Fig. 11-27).

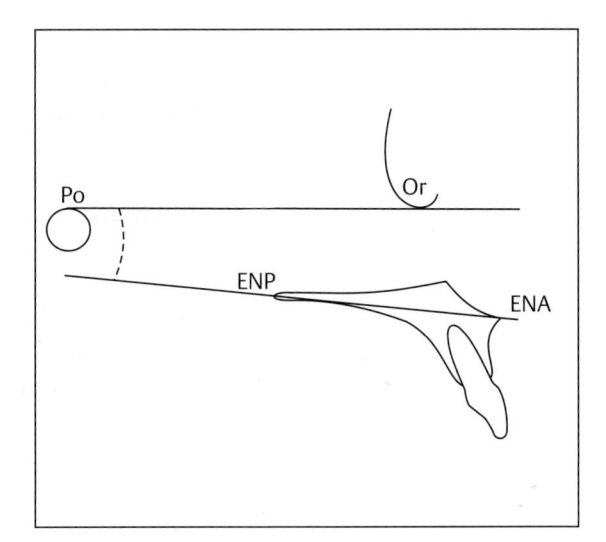

Altura facial total

Ângulo determinado pela interseção do prolongamento do plano Xi-Pm com a linha Ba-N. Seu valor médio é 60° ± 3° e avalia o comportamento do corpo mandibular com relação à base do crânio (Fig. 11-28).

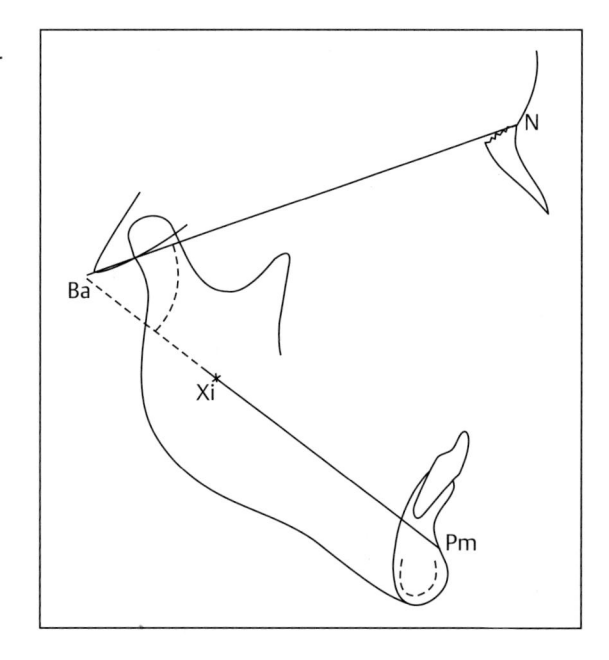

FIG. 11-28
Altura facial total.

CAMPO 6: ESTRUTURAS INTERNAS

Deflexão craniana

Corresponde ao ângulo formado entre o plano horizontal de Frankfurt e a linha Ba-N. Seu valor normal é de 27° ± 3°. Um valor alto indica um padrão de crescimento anormal, como o das maloclusões de Classe III (Fig. 11-29).

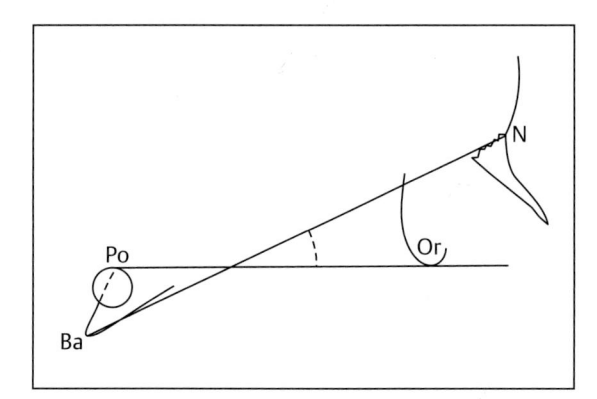

FIG. 11-29
Deflexão craniana.

Comprimento craniano anterior

Corresponde a distância linear que vai do ponto CC ao ponto násio (N). O ponto CC representa o centro do crânio, localizado na interseção da linha Ba-N com o eixo facial (Pt-Gn). O valor normal do comprimento anterior do crânio é de 55 mm ± 2,5 mm, para a idade de 8 anos e meio, e aumenta 0,8 mm por ano até o término do crescimento. Valores baixos estão associados à maloclusão de Classe III, e valores altos estão relacionados com a maloclusão de Classe II (Fig. 11-30).

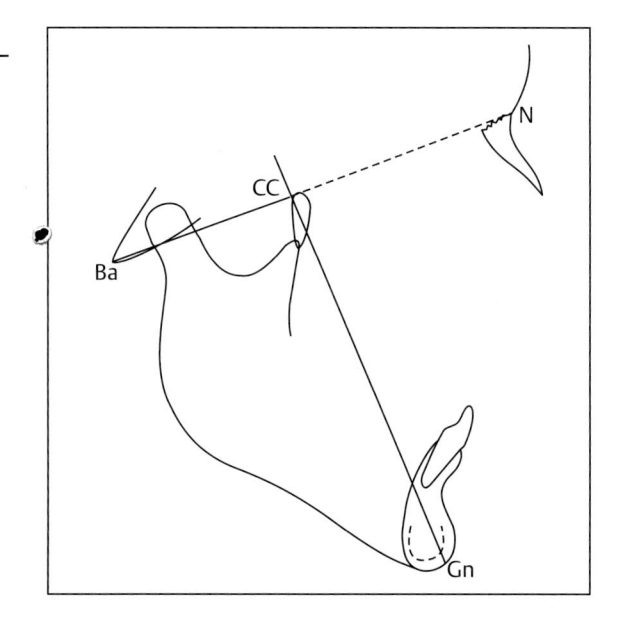

FIG. 11-30
Comprimento craniano anterior.

Altura facial posterior

É representada pela distância linear entre o ponto gônio (Go) e o ponto CF. Seu valor normal é de 55 mm ± 3,3 mm aos 8 anos e meio de idade, e aumenta 1 mm por ano até o término do crescimento. Expressa o comprimento do ramo mandibular. Ramos curtos são característicos do tipo dolicofacial, por causa do crescimento vertical predominante, com giro da mandíbula no sentido horário. Por outro lado, ramos mais compridos correspondem ao tipo braquifacial, em decorrência do crescimento predominantemente horizontal e giro da mandíbula no sentido anti-horário (Fig. 11-31).

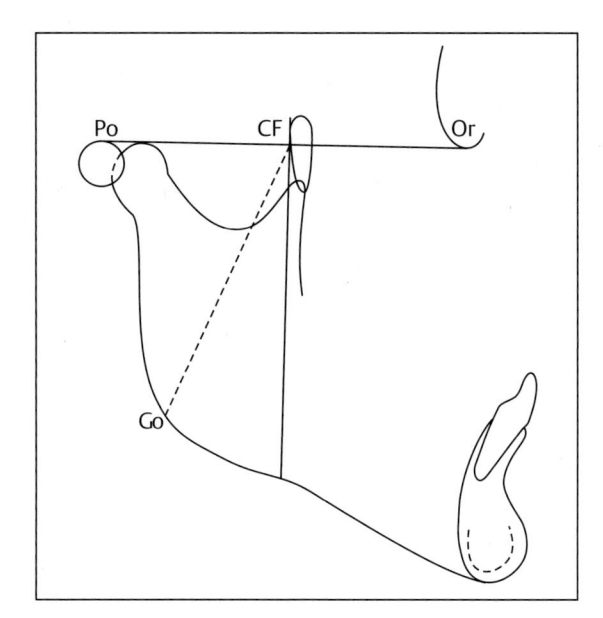

FIG. 11-31
Altura facial posterior.

Posição do ramo

Corresponde ao ângulo formado entre o plano horizontal de Frankfurt e a linha CF-Xi. Seu valor normal é de 76°±3°. Valores menores do que o normal revelam a localização mais posterior do ramo e estão associados às maloclusões de Classe II. Valores maiores indicam a posição avançada do ramo e estão relacionados com as maloclusões de Classe III (Fig. 11-32).

FIG. 11-32
Posição do ramo.

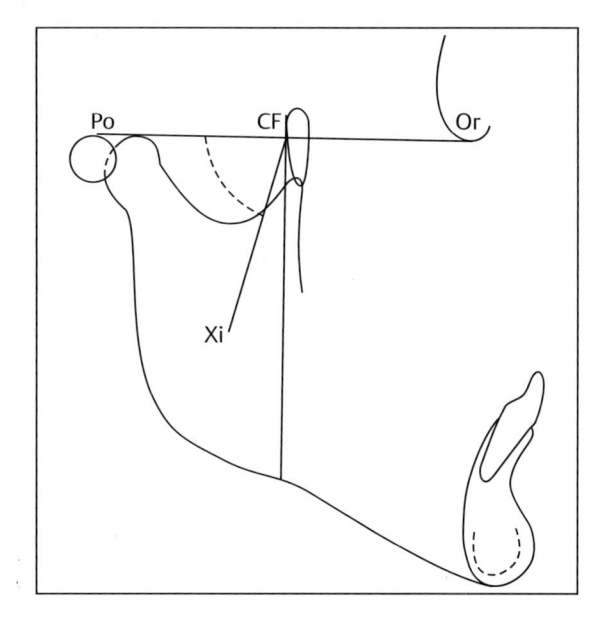

Posição do pório

É representada pela distância existente entre o ponto pório (Po) e a linha vertical pterigoide (Ptv). Seu valor normal é de –39 mm ± 2,2 mm aos 9 anos, e aumenta 0,5 mm por ano até o fim do crescimento. O valor negativo indica que o pório está localizado posteriormente à linha Ptv. Esta medida expressa a localização da cavidade glenoide e do côndilo mandibular, podendo ser utilizada para o diagnóstico precoce da maloclusão de Classe III, pois uma posição avançada do pório está associada ao tipo de crescimento característico desta maloclusão (Fig. 11-33).

FIG. 11-33
Posição do pório.

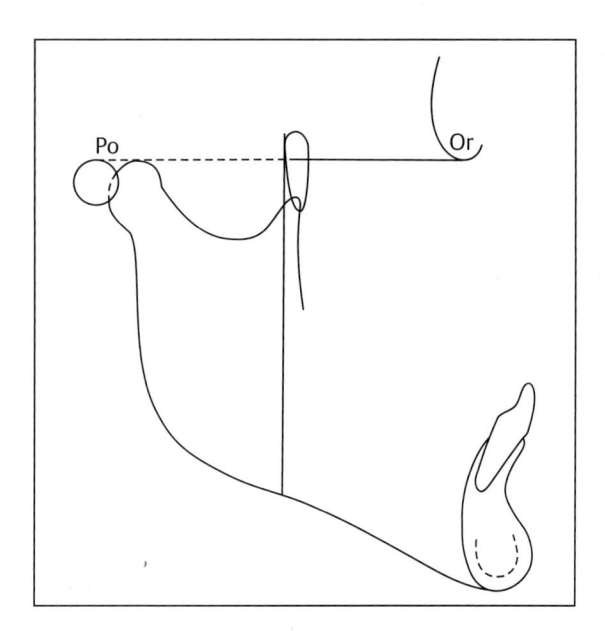

Arco mandibular

Ângulo formado entre o eixo condilar e a extensão posterior do eixo do corpo. Seu valor normal é de 26° ± 4° aos 8 anos e meio de idade, e aumenta 0,5° por ano até o término do crescimento. Esta medida revela as características morfológicas do paciente. Valores acima da normalidade correspondem a mandíbulas quadradas, tipo braquifacial e sobremordida exagerada. Valores abaixo da normalidade estão associados ao tipo dolicofacial, mordida aberta anterior e musculatura hipotônica (Fig. 11-34).

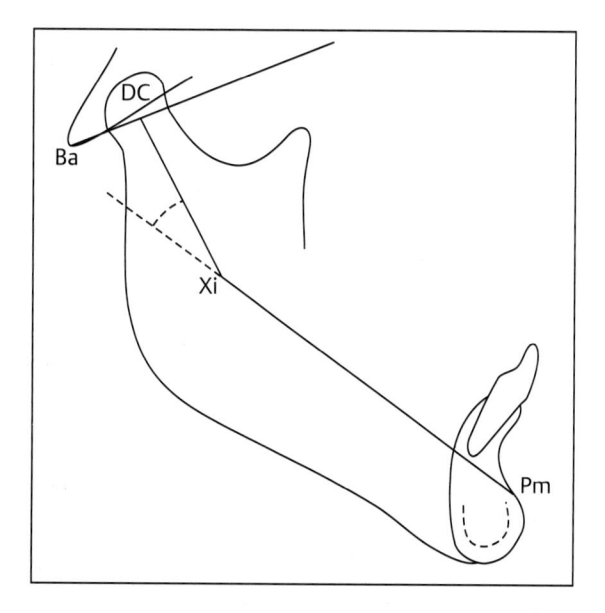

FIG. 11-34
Arco mandibular.

Comprimento do corpo

Corresponde ao comprimento do eixo do corpo (Xi-Pm), prolongado até a linha A-Pog. Seu valor normal é de 65 mm ± 2,7 mm aos 8 anos e meio de idade, e aumenta 1,6 mm por ano até cessar o crescimento. Avalia o comprimento do corpo mandibular e auxilia o diagnóstico diferencial tanto do prognatismo quanto do retrognatismo mandibular (Fig. 11-35).

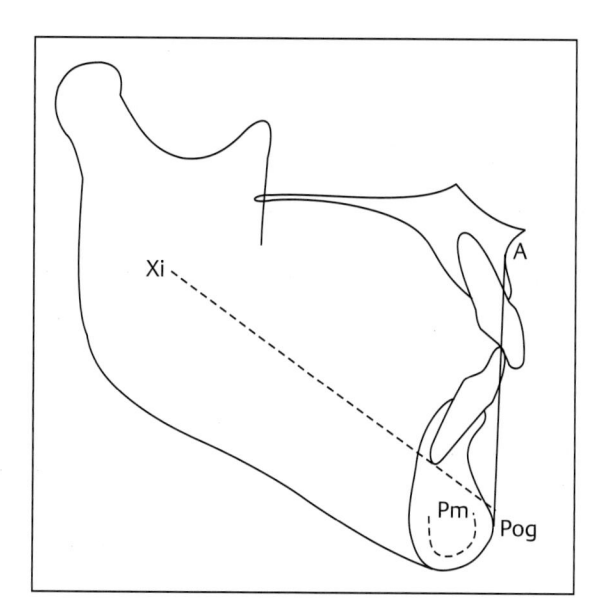

FIG. 11-35
Comprimento do corpo.

ANÁLISE DOS 10 FATORES

Como pode ser percebido, os 33 fatores componentes da análise cefalométrica elaborada por Ricketts a tornam bastante extensa e complexa. Entretanto, o autor sempre preconizou um procedimento cefalométrico simples e crítico. Em conformidade com este pensamento, propôs uma simplificação da análise, por meio de uma versão resumida, denominada de análise sumária ou análise dos 10 fatores (Quadro 11-1), capaz de proporcionar uma visão geral do caso. As medidas cefalométricas da análise resumida podem ser distribuídas por quatro áreas, a saber: mandíbula, maxila, dentes e perfil tegumentar.

A paciente F. S. L. C., sexo feminino, 9 anos de idade, é portadora de maloclusão de Classe II, 1ª divisão (Angle) (Fig. 11-36). Os valores iniciais e finais das medidas que compõem a análise dos dez fatores são apresentados no Quadro 11-2. Os valores iniciais das medidas da área da mandíbula informam que a paci-

QUADRO 11-1
Análise dos 10 fatores. Medidas e valores normais.

MANDÍBULA	VALOR NORMAL
Ângulo do eixo facial	90° ± 3°
Profundidade facial	87° ± 3°
Ângulo do plano mandibular	26° ± 4°
Altura facial inferior	47° ± 4°
Arco mandibular	26° ± 4°
MAXILA	
Convexidade maxilar	2 mm ± 2 mm
DENTES	
Protrusão do incisivo inferior	1 mm ± 2 mm
Inclinação do incisivo inferior	22° ± 4°
Posição do molar superior	Idade + 3 mm ± 3 mm
PERFIL TEGUMENTAR	
Protrusão labial	–2 mm ± 2 mm

FIG. 11-36
Cefalogramas da paciente F. S. L. C. (**A**) Inicial. (**B**) Final.

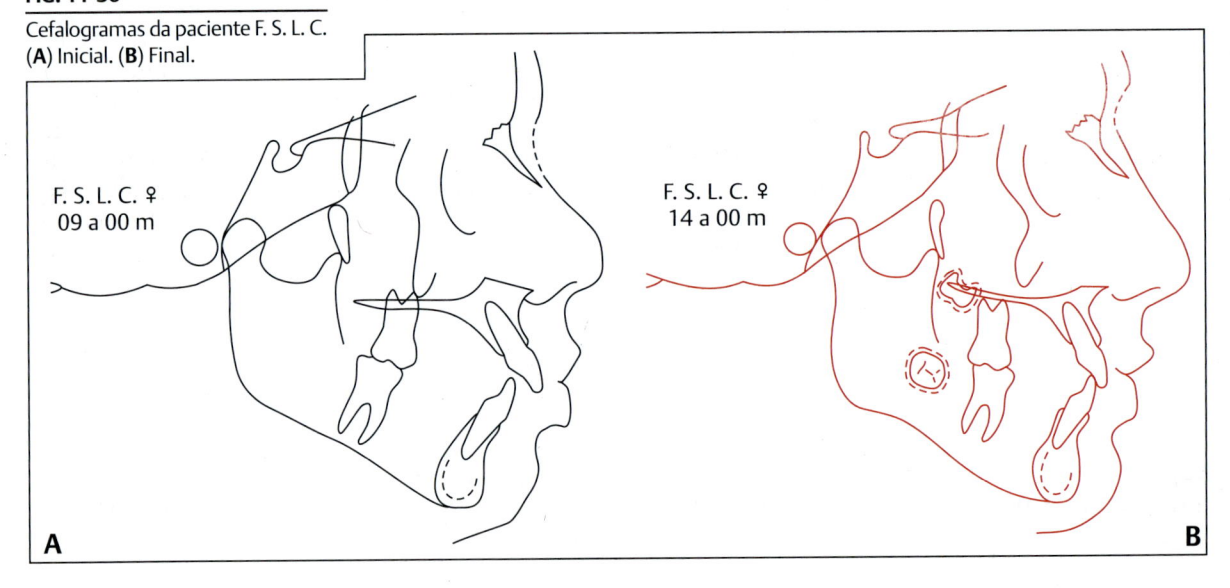

F. S. L. C. ♀
09 a 00 m

F. S. L. C. ♀
14 a 00 m

QUADRO 11-2

Análise dos 10 fatores. Valores iniciais e finais da paciente F. S. L. C.

MANDÍBULA	VALOR NORMAL	INICIAL	FINAL
Ângulo do eixo facial	90° ± 3°	92°	90°
Profundidade facial	87° ± 3°	87°	86°
Ângulo do plano mandibular	26° ± 4°	28°	28°
Altura facial inferior	47° ± 4°	45°	46°
Arco mandibular	26° ± 4°	27°	27°
MAXILA			
Convexidade maxilar	2 mm ± 2 mm	3 mm	−1 mm
DENTES			
Protrusão do incisivo inferior	1 mm ± 2 mm	4 mm	4 mm
Inclinação do incisivo inferior	22° ± 4°	21°	26°
Posição do molar superior	Idade + 3 mm ± 3 mm	13 mm	13 mm
PERFIL TEGUMENTAR			
Protrusão labial	−2 mm ± 2 mm	3 mm	−2 mm

ente apresentava crescimento proporcional (ângulo do eixo facial: 92°), posição anteroposterior normal da mandíbula (profundidade facial: 87°) e padrão mesofacial (ângulo do plano mandibular: 28°, altura facial inferior: 45° e arco mandibular: 27°). A convexidade maxilar aumentada (3 mm) sugere um posicionamento maxilar mais para a frente do que o normal. Com relação aos dentes, percebe-se uma posição labial exagerada do incisivo inferior (protrusão do incisivo inferior: 4 mm), ao passo que sua inclinação com relação à linha A-Pog (21°) e a posição do molar superior (13 mm) está dentro dos limites da normalidade. O lábio inferior está posicionado bem à frente do plano estético (protrusão labial: 3 mm), determinando o aspecto convexo do perfil.

É importante observar que os valores normais de algumas das medidas avaliadas são para as idades de 8 anos e meio e 9 anos. Para os pacientes que estejam fora dessa faixa etária, é necessário que se corrijam os valores.

Os valores finais demonstraram que as modificações na área da mandíbula foram muito pequenas. Entretanto, a convexidade maxilar (−1 mm) foi bastante reduzida, provavelmente pela utilização de aparelhagem extraoral. A inclinação do incisivo inferior (26°) foi aumentada com relação à linha A-Pog, fato que em parte pode ser creditado à retração do ponto A. O valor da medida da posição do molar superior (13 mm) continuou idêntico, apesar de a paciente ter terminado o tratamento aos 14 anos. Corrigindo-se os valores, observa-se que o espaço necessário para a erupção dos terceiros molares é crítico, pois o valor desta medida deveria ser agora de 17 ± 3 mm. Com relação ao perfil tegumentar, a protrusão labial (−2 mm) foi diminuída, o que produziu um perfil mais equilibrado.

SUPERPOSIÇÕES

Ricketts propôs ainda a utilização de áreas de superposição para avaliar as modificações que ocorreram em decorrência do crescimento ou do tratamento ortodôntico. São as seguintes as áreas sugeridas pelo autor:

Superposição sobre a linha Ba-N com registro no ponto CC

Esta superposição revela as modificações na direção do crescimento, resultantes da mecânica empregada. Registra ainda a quantidade de crescimento que ocorreu na região do mento.

O mento da paciente F. S. L. C. deslocou-se 2 mm para frente e 9 mm para baixo. Tais alterações estão de acordo com a modificação do valor do ângulo do eixo facial, o qual sofreu uma diminuição de 2° provavelmente em consequência da utilização de aparelho extraoral com ancoragem cervical (Fig. 11-37).

FIG. 11-37
Superposição sobre a linha Ba-N com registro no ponto CC.

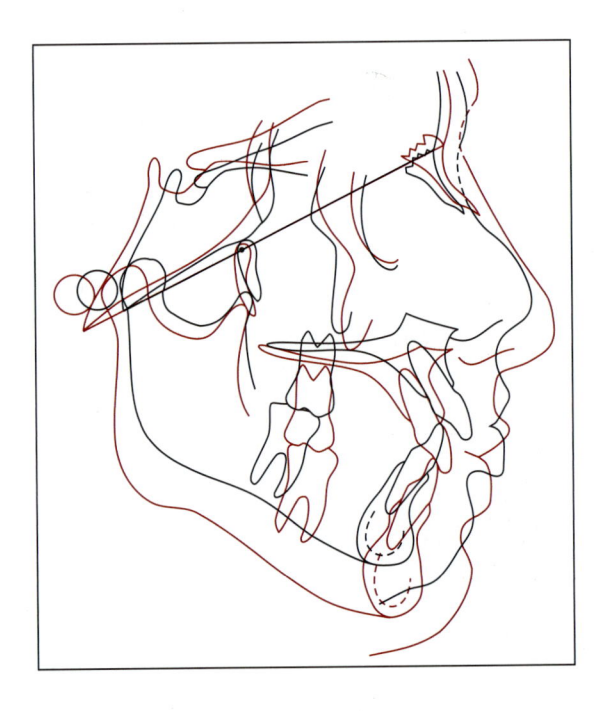

Superposição sobre a linha Ba-N com registro no ponto N

A superposição sobre a linha Ba-N com registro no ponto N é utilizada para avaliar as alterações ocorridas na maxila. Como o ângulo BaNA normalmente não se modifica com o crescimento, qualquer alteração no seu valor deve ser creditada à mecânica do tratamento ortodôntico (Fig. 11-38).

FIG. 11-38
Superposição sobre a linha Ba-N com registro no ponto N.

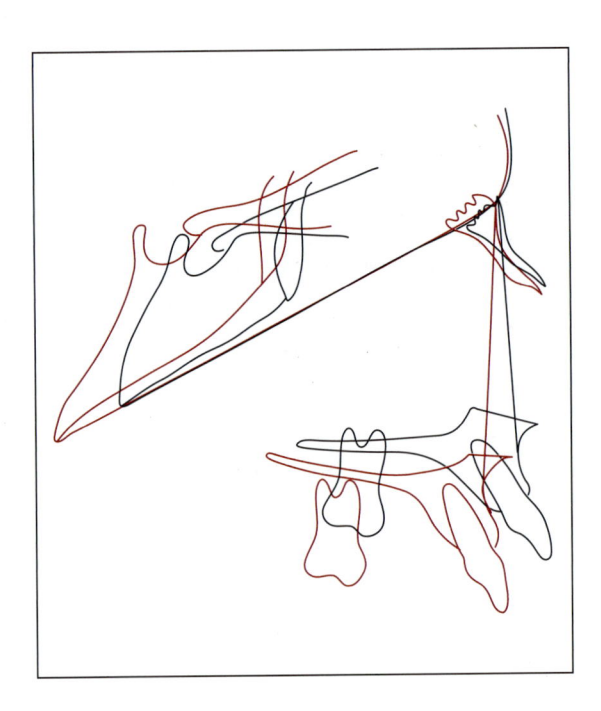

Observa-se que o ponto A da paciente F. S. L. C. se movimentou para baixo e sofreu um considerável deslocamento para trás, conforme já havia sido demonstrado pela diminuição da convexidade maxilar (de 3 mm para –1 mm). É válido supor que essa alteração tenha ocorrido em decorrência da força extraoral empregada durante o tratamento.

Superposição sobre o plano palatal com registro no ponto ENA

Esta superposição é útil quando se pretende avaliar as alterações que ocorreram nas posições dos dentes superiores. Durante o crescimento, os incisivos e os molares superiores são deslocados para baixo, num movimento que obedece a orientação dos seus longos eixos. Caso haja qualquer mudança neste padrão de erupção, deverá ser atribuída à mecânica ortodôntica (Fig. 11-39).

Percebe-se que os incisivos superiores da paciente F. S. L. C. foram retraídos e extruídos. Observam-se ainda a distalização, verticalização e extrusão dos primeiros molares superiores. A distalização dos primeiros molares, necessária para corrigir a relação de Classe II, contribuiu para a falta de espaço para a erupção dos terceiros molares superiores, conforme foi demonstrado pelo valor final da posição do molar superior (13 mm).

FIG. 11-39

Superposição sobre o plano palatal com registro no ponto ENA.

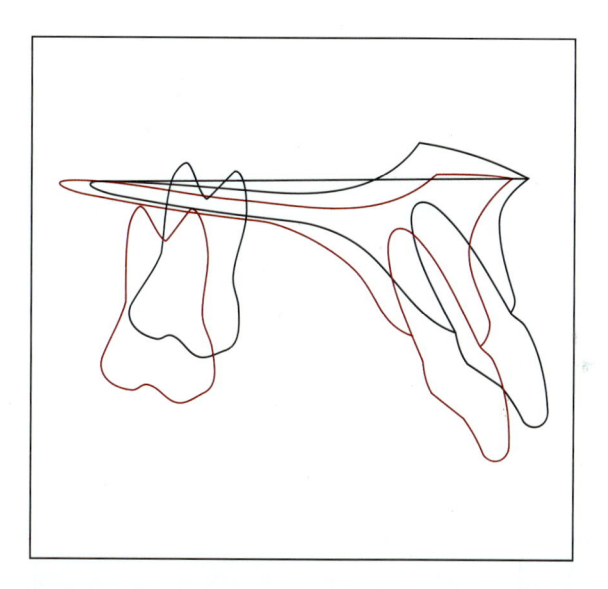

Superposição sobre o eixo do corpo com registro no ponto Pm

Esta superposição revela as alterações que ocorreram nas posições dos dentes inferiores. A mecânica ortodôntica utilizada durante o tratamento é responsável pelas mudanças observadas fora do padrão de erupção normal.

Os incisivos inferiores da paciente F. S. L. C. foram extruídos, retraídos e ligeiramente verticalizados. Os primeiros molares sofreram verticalização e leve extrusão. É interessante notar que, ao contrário do que poderia sugerir o incremento (de 21° para 26°) do valor do ângulo formado entre o longo eixo do incisivo central inferior e a linha A-Pog (inclinação do incisivo inferior), os incisivos inferiores foram, na verdade, verticalizados. Esta aparente contradição pode ser explicada pelo grande deslocamento posterior do ponto A, fato que alterou a inclinação da linha A-Pog. O mesmo raciocínio é válido para explicar os valores inicial e final idênticos (4 mm) da protrusão do incisivo inferior, apesar da retração observada na superposição (Fig. 11-40).

FIG. 11-40
Superposição sobre o eixo do corpo com registro no ponto Pm.

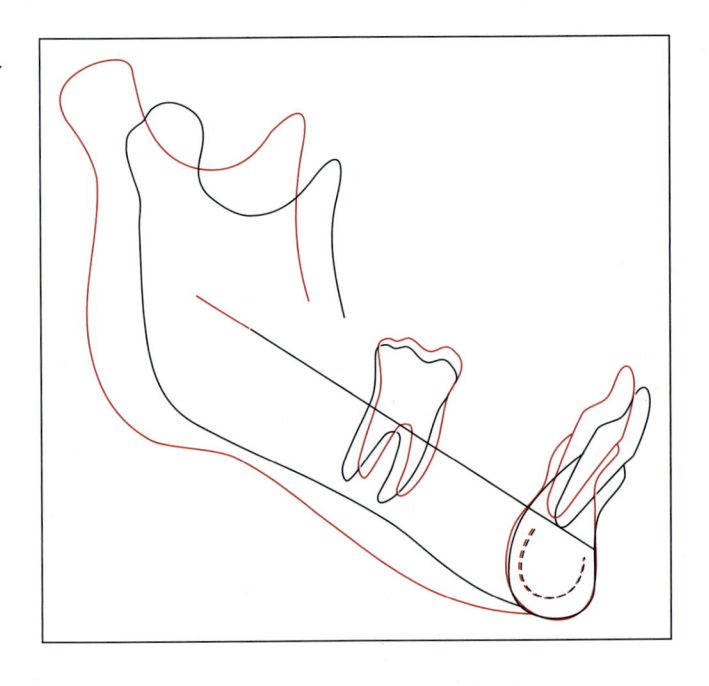

Superposição sobre a linha E com registro na interseção do plano oclusal

A superposição sobre a linha E, com registro na interseção do plano oclusal, avalia as modificações do perfil.

A paciente F. S. L. C. obteve um perfil facial mais equilibrado ao final do tratamento, em decorrência da retração dos lábios superior e inferior (Fig. 11-41).

FIG. 11-41
Superposição sobre a linha E com registro na interseção do plano oclusal.

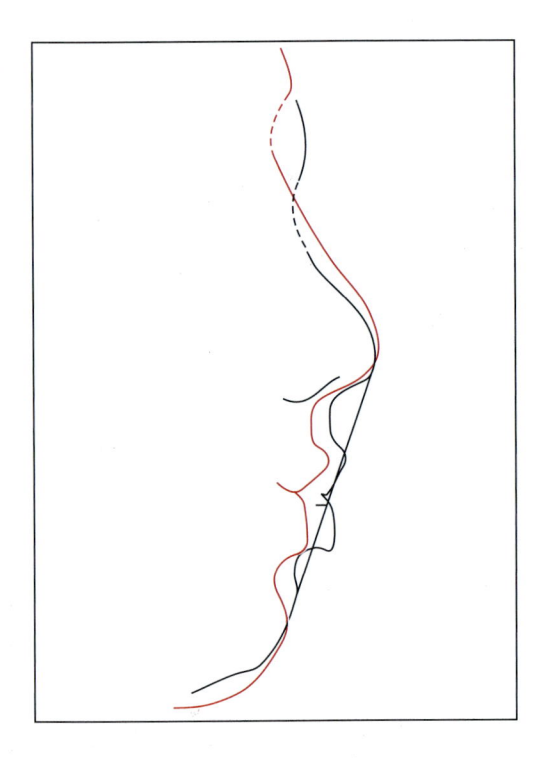

BIBLIOGRAFIA

Águila FJ. Manual de cefalometria. São Paulo: Santos, 1997.

Nobuyasu M. Padrões cefalométricos de Ricketts aplicados a indivíduos brasileiros com oclusão excelente. Rev Dent Press Ortodon Ortop Facial 2007;12:125-156.

Ricketts RM. Planning treatment on the basis of the facial pattern and an estimative of its growth. Angle Orthodont 1957;27:14-37.

Ricketts RM. A foundation for for cephalometric communication. Am J Orthod 1960;46: 330-357.

Ricketts RM. Cephalometric synthesis: An exercise in stating objectives and planning treatment with tracings of the head roentgenogram. Am J Orthod 1960;46:647-673.

Ricketts RM. Cephalometric analysis and synthesis. Angle Orthodont 1961;31:141-156.

Ricketts RM. Esthetics, environment, and the law of lip relation. Am J Orthod 1969;54: 272-289.

Ricketts RM. The evolution of diagnosis to computerized cephalometrics. Am J Orthod 1969; 55:795-803.

Ricketts RM. A principle of arcial growth of the mandible. Angle Orthodont 1972;42: 368-386.

Ricketts RM. Perspectives in the clinical application of cephalometrics. Angle Orthodont 1981;51:115-150.

Ricketts RM, Bench RW, Gugino CF, Hilgers JJ, Schulhof RJ. Técnica bioprogressiva de Ricketts. Buenos Aires: Ed. Médica Panamericana, 1983.

Ricketts RM, Bench RW, Hilgers JJ, Schulhof AB. An overview of computerized cephalometrics. Am J Orthod 1972;61:1-28.

Análise de McNamara

CAPÍTULO 12

Com o propósito de facilitar o planejamento e a avaliação dos tratamentos ortodônticos e das cirurgias ortognáticas, James A. McNamara Jr. apresentou, em 1984, uma nova análise cefalométrica.

É que a partir dos anos 1970, novos procedimentos, como a cirurgia ortognática, foram incorporados à clínica ortodôntica tradicional, permitindo o reposicionamento tridimensional de quase todas as estruturas esqueléticas da face. A terapia com aparelhos funcionais também adicionou novas possibilidades ao tratamento das discrepâncias esqueléticas.

McNamara, então, elaborou um método de análise cefalométrica mais adaptado à nova realidade do tratamento ortodôntico, na qual são possíveis, além das modificações dentárias, alterações no relacionamento entre os ossos maxilares e a base do crânio. Este método de análise foi derivado, em grande parte, das análises cefalométricas de Ricketts (norma lateral) e de Harvold, possuindo ainda medidas propostas originalmente pelo autor.

Tomou como base os padrões de normalidade de três amostras distintas:

1. Valores cefalométricos obtidos de crianças compreendidas dentro dos padrões de normalidade (*Burlington Orthodontic Research Center*).
2. Valores compreendidos dentro do padrão Bolton.
3. Valores derivados de uma amostra de 111 adultos jovens com equilíbrio facial de bom a excelente (*Ann Arbor – The University of Michigan*).

Desta forma, os valores encontrados em cada traçado devem ser comparados com padrões normais preestabelecidos.

Linhas e planos utilizados (Fig. 12-1)

1. **Plano horizontal de Frankfurt:** união dos pontos pório[1] (Po) e orbitário (Or).
2. **Linha násio perpendicular (Nperp):** linha perpendicular ao plano horizontal de Frankfurt passando pelo ponto násio (N).
3. **Plano mandibular:** plano tangente ao bordo inferior da mandíbula traçado da região do ponto mento (Me) até a região do ponto gônio (Go).
4. **Linha Ba-N:** união dos pontos básio (Ba) e násio (N).
5. **Eixo facial:** união dos pontos PTM (ponto mais posterior e superior da fossa pterigomaxilar) e gnátio (Gn).
6. **Linha A:** linha paralela à Nperp passando pelo ponto A.
7. **Linha A-Pog:** união dos pontos A e pogônio (Pog).
8. **Plano oclusal funcional:** plano tangente às faces oclusais dos dentes posteroinferiores.

---

[1] Por motivos didáticos, o pório mecânico será utilizado, apesar de McNamara recomendar a utilização do pório anatômico.

FIG. 12-1
Cefalograma da análise de McNamara.

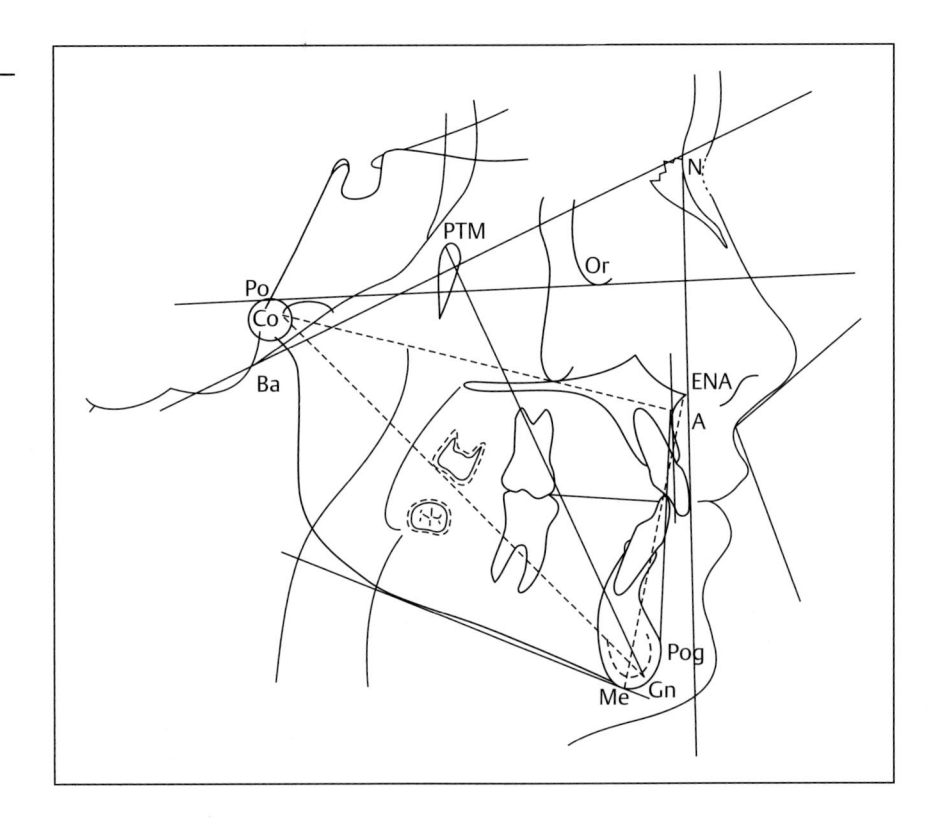

MEDIDAS UTILIZADAS NA AVALIAÇÃO DO PADRÃO ESQUELÉTICO

Relação da maxila com a base do crânio

É determinada pela distância linear do ponto A até a linha nasioperpendicular (Nperp). Na dentição mista, seu valor normal é 0 mm. Em indivíduos adultos, o valor normal aumenta para 1 mm, isto é, o ponto A deve estar localizado 1 mm adiante de Nperp. Por conseguinte, quando o ponto A estiver atrás de Nperp, o valor desta medida será negativo (Fig. 12-2).

Apesar de a linha Nperp ser um indicador razoavelmente seguro da posição da maxila, em alguns casos ela é capaz de fornecer uma idéia errada sobre o problema. Nas maloclusões de Classe III, nas quais a base craniana anterior está encurtada, o ponto N encontra-se numa região mais posterior do que normalmente estaria. Nesta situação, os valores encontrados indicarão um posicionamento equivocadamente anterior da maxila (e também da mandíbula).

Nas maloclusões do tipo Classe II, 2ª divisão, onde os incisivos centrais superiores estão excessivamente inclinados para lingual, o ponto A está deslocado para a frente 1 ou 2 milímetros, por influência das raízes. Nestes casos, uma correção de igual magnitude deve ser executada, ao se analisar o valor encontrado.

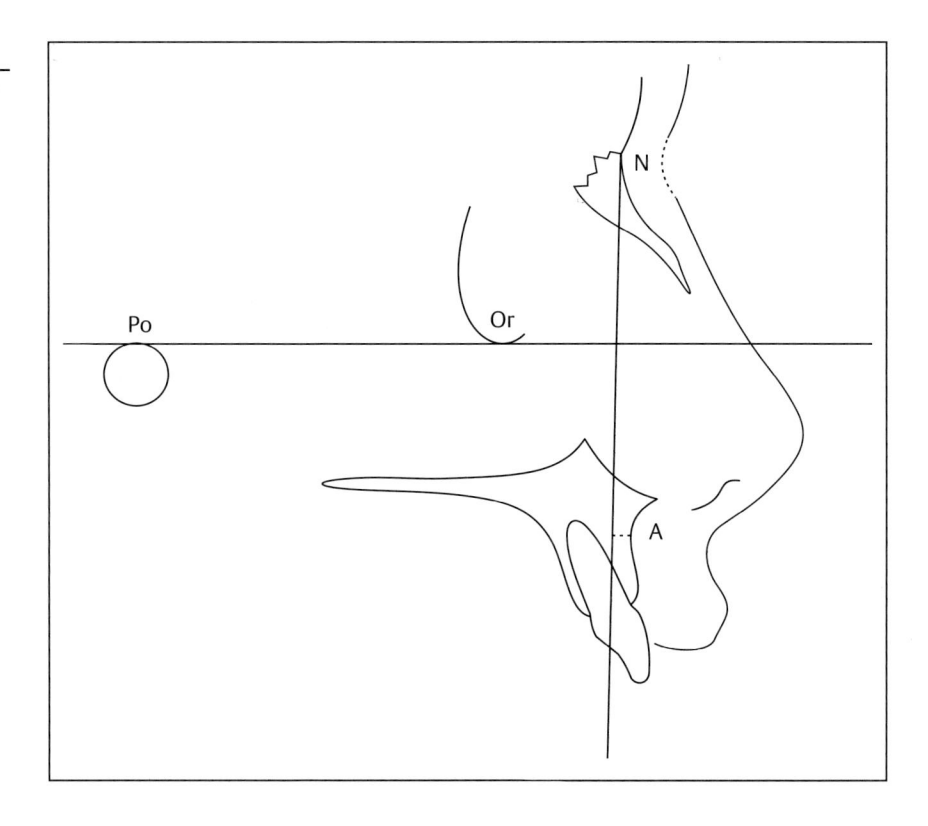

FIG. 12-2
Relação da maxila com a base do crânio.

Relação da mandíbula com a base do crânio

É determinada pela distância linear do ponto pogônio (Pog) até a linha nasioperpendicular (Nperp). Por convenção, quando o ponto pogônio se encontra à frente de Nperp, o valor da leitura é positivo. Quando atrás, negativo (Fig. 12-3).

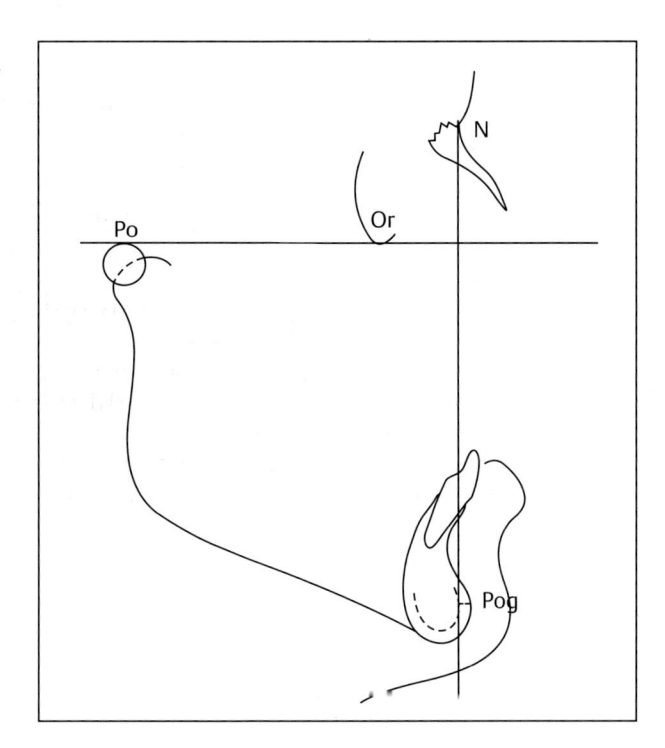

FIG. 12-3
Relação da mandíbula com a base do crânio.

Na dentição mista, o valor normal varia de –6 a –8 mm, isto é, o pogônio deve estar localizado 6 a 8 mm atrás de Nperp. Em indivíduos adultos do gênero feminino, a variação normal vai de –4 a 0 mm. Nos homens, varia de –2 a 2 mm.

Relação entre a maxila e a mandíbula

É determinada pela relação encontrada entre o comprimento maxilar efetivo e o comprimento mandibular efetivo. Ambas as medidas foram adaptadas da Análise de Harvold (Fig. 12-4).

O comprimento maxilar efetivo é determinado pela distância que vai do ponto condílio (Co), isto é, o ponto mais superior e posterior do côndilo mandibular até o ponto A. Deve-se, porém, levar em consideração a posição da maxila com relação à base do crânio ao se executar a medição. Isto significa que se o ponto A estiver retraído ou protraído com relação à linha Nperp, será necessário corrigir esta posição para se chegar ao real comprimento maxilar efetivo.

O comprimento mandibular efetivo é determinado pela distância que vai do ponto condílio (Co) até o ponto gnátio (Gn).

Para uma criança que apresente dentição mista e uma face bem equilibrada, o comprimento efetivo da maxila deve ser de 85 mm, ao passo que o comprimento efetivo da mandíbula deve encontrar-se num intervalo de 105 a 108 mm. Portanto, para este tipo de indivíduo, a diferença maxilomandibular deve ser de 20 a 23 mm.

Para um indivíduo de tamanho médio, como uma mulher adulta, o comprimento efetivo da maxila deve medir 94 mm, enquanto o comprimento efetivo da mandíbula deverá ser de 121 a 124 mm. Neste caso, a diferença maxilomandibular deve ser de 27 a 30 mm.

Para um indivíduo de tamanho grande, como um homem adulto, o comprimento efetivo da maxila deve ser de 100 mm para um comprimento mandibular efetivo de 130 a 133 mm, originando uma diferença maxilomandibular de 30 a 33 mm.

FIG. 12-4
Relação entre a maxila e a mandíbula.

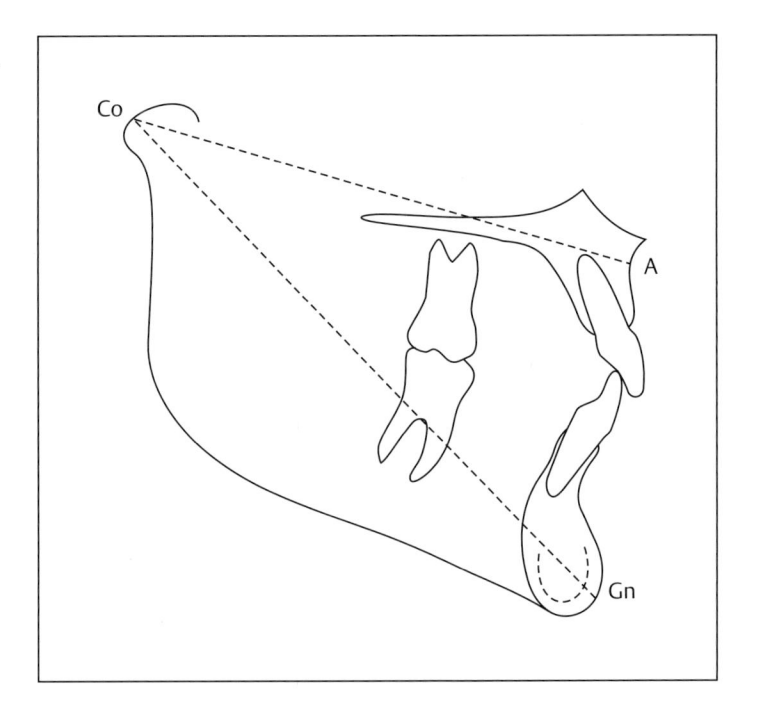

Altura facial anteroinferior

É a distância que vai da espinha nasal anterior (ENA) até o ponto mento (Me) (Fig. 12-5). Esta distância aumenta com a idade e pode ser relacionada com os comprimentos efetivos da maxila e da mandíbula (Quadro 12-1).

O aumento ou a diminuição desta distância pode ser capaz de alterar a aparência da relação entre a maxila e a mandíbula. Quando a mandíbula estiver girada no sentido horário, isto é, para baixo e para trás, haverá um aumento da altura facial anteroinferior, e o pogônio será deslocado para trás, com relação à linha Nperp. Por outro lado, quando a altura facial anteroinferior estiver reduzida, provavelmente terá havido algum grau de deslocamento da mandíbula no sentido anti-horário, isto é, para a frente e para cima, com consequente deslocamento do pogônio para adiante, com relação à linha Nperp. Em linhas gerais, com o aumento da altura facial anteroinferior, a mandíbula parecerá mais retrognata. Com sua diminuição, parecerá mais prognata (Fig. 12-6).

Por exemplo, num caso de Classe II, 2ª divisão, o comprimento efetivo da mandíbula muitas vezes será menor que o normal, e, no entanto, o pogônio poderá estar posicionado sobre, ou, até mesmo, à frente da linha Nperp. A explicação para tal está na diminuição da altura facial anteroinferior, que mascarou a deficiência mandibular (Fig. 12-7). O inverso desta situação também pode ocorrer (Fig. 12-8).

FIG. 12-5

Altura facial anteroinferior.

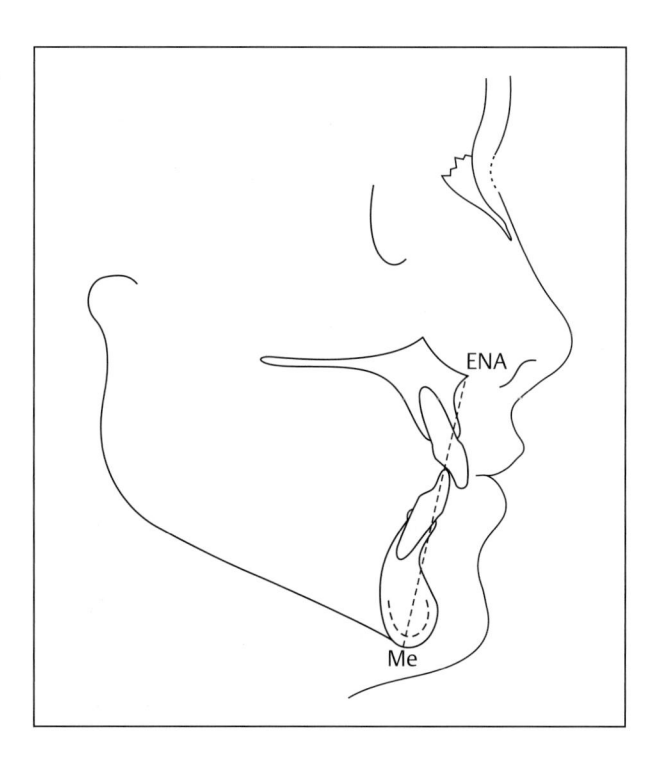

QUADRO 12-1
Normas compostas: correspondência entre os comprimentos efetivos da maxila e da mandíbula e a altura facial anteroinferior.

Comprimento maxilar	Comprimento mandibular	Altura facial anteroinferior
80 mm	97-100 mm	57-58 mm
81 mm	99-102 mm	57-58 mm
82 mm	101-104 mm	58-59 mm
83 mm	103-106 mm	58-59 mm
84 mm	104-107 mm	59-60 mm
85 mm	105-108 mm	60-62 mm
86 mm	107-110 mm	60-62 mm
87 mm	109-112 mm	61-63 mm
88 mm	111-114 mm	61-63 mm
89 mm	112-115 mm	62-64 mm
90 mm	113-116 mm	63-64 mm
91 mm	115-118 mm	63-64 mm
92 mm	117-120 mm	64-65 mm
93 mm	119-122 mm	65-66 mm
94 mm	121-124 mm	66-67 mm
95 mm	122-125 mm	67-69 mm
96 mm	124-127 mm	67-69 mm
97 mm	126-129 mm	68-70 mm
98 mm	128-131 mm	68-70 mm
99 mm	129-132 mm	69-71 mm
100 mm	130-133 mm	70-74 mm
101 mm	132-135 mm	71-75 mm
102 mm	134-137 mm	72-76 mm
103 mm	136-139 mm	73-77 mm
104 mm	137-140 mm	74-78 mm
105 mm	138-141 mm	75-79 mm

FIG. 12-6

Relação entre a altura facial anteroinferior e a posição da mandíbula. À esquerda, uma altura facial anteroinferior aumentada produz uma mandíbula retrognata. À direita, com a redução da altura facial anteroinferior ocorre uma relativa protrusão mandibular.

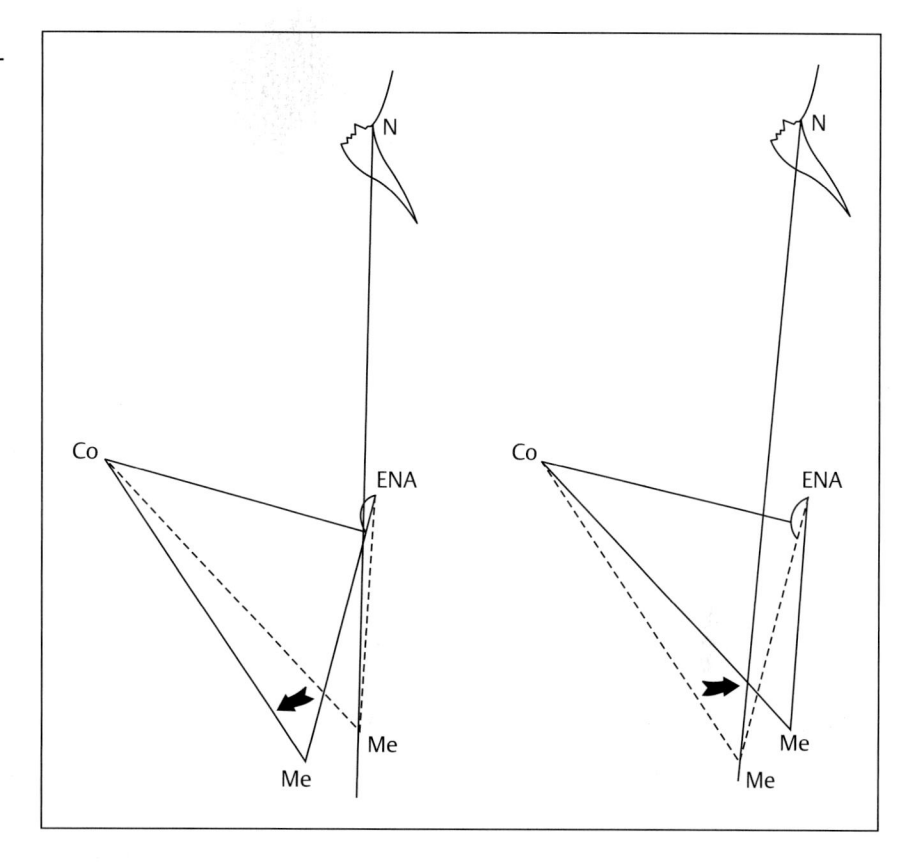

FIG. 12-7

O paciente R. G. P. apresenta uma diminuição da altura facial anteroinferior que também vai refletir-se na posição do mento.
O comprimento da maxila é de 97 mm. De acordo com os valores preconizados por McNamara (Quadro 12-1), percebe-se que a mandíbula deveria ter um comprimento de 126 a 129 mm. Entretanto, o valor encontrado foi de 120 mm. Conclui-se, portanto, que o comprimento mandibular está diminuído de 6 a 9 mm. Por outro lado, a altura facial anteroinferior é de 65 mm, quando deveria medir de 68 a 70 mm (Quadro 12-1). Mesmo sendo portador de Classe II, 1ª divisão (Angle), o paciente não apresenta o perfil retrógnato característico deste tipo de maloclusão, pois, conforme já foi visto anteriormente, a diminuição da altura facial anteroinferior produz um posicionamento mais anterior do pogônio, que, neste caso, está localizado 3 mm à frente da linha Nperp. Registre-se, ainda, que a grande quantidade de osso presente na região anterior da sínfise também contribui para disfarçar a discrepância anteroposterior existente entre os ossos maxilares.

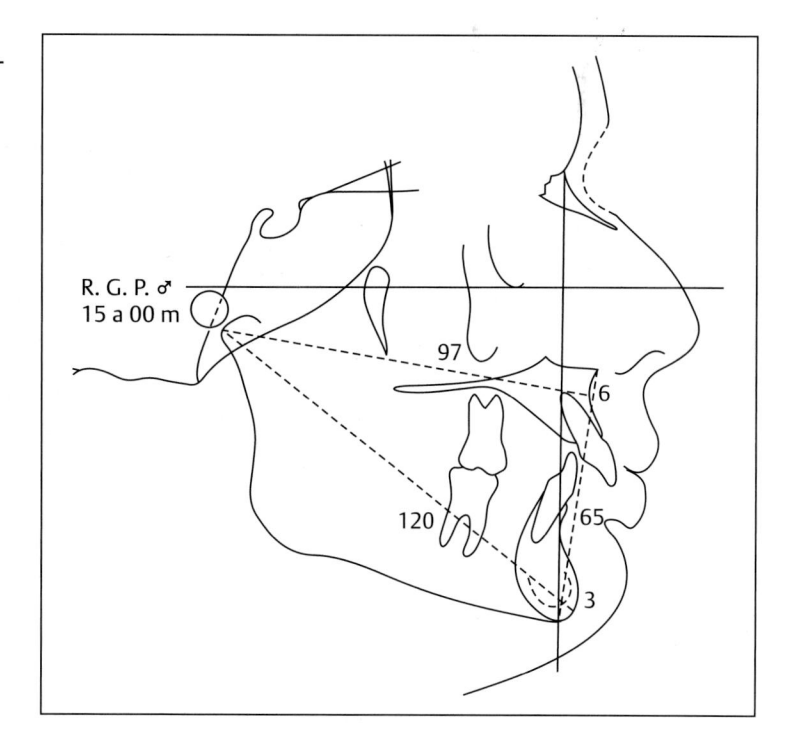

FIG. 12-8

A paciente C. C. apresenta um aumento da altura facial anteroinferior que vai refletir-se na posição do mento. O comprimento da maxila da paciente é de 80 mm. Consultando-se os valores propostos por McNamara (Quadro 12-1), verifica-se que o comprimento correspondente da mandíbula deveria variar numa amplitude de 97 a 100 mm. A mandíbula da paciente mede 100 mm. Portanto, existe uma relação de harmonia entre os comprimentos da maxila e da mandíbula. A altura facial anteroinferior é de 75 mm, mas o ideal é que fosse 57 ou 58 mm (Quadro 12-1), o que determina um excesso vertical de pelo menos 17 mm. Este excesso vertical vai provocar uma retrusão mandibular de magnitude semelhante. Analisando-se os posicionamentos dos pontos A e Pog com relação à linha Nperp, percebem-se os valores de 5 mm e 23 mm, respectivamente. Caso a altura facial anteroinferior fosse normal, o ponto pogônio estaria mais avançado, ou seja, mais próximo da linha Nperp. Deste modo, ocorreria uma melhora significativa do perfil. Tais considerações devem orientar também o plano de tratamento. Neste caso, o ideal seria que o tratamento ortodôntico fosse acompanhado de uma acentuada alteração ortopédica, capaz de girar a mandíbula no sentido anti-horário. Entretanto, o tratamento ortopédico está fora de questão, por causa da idade da paciente (29 a 09 m). Por conseguinte, o problema esquelético deverá ser resolvido por meio do tratamento ortocirúrgico.

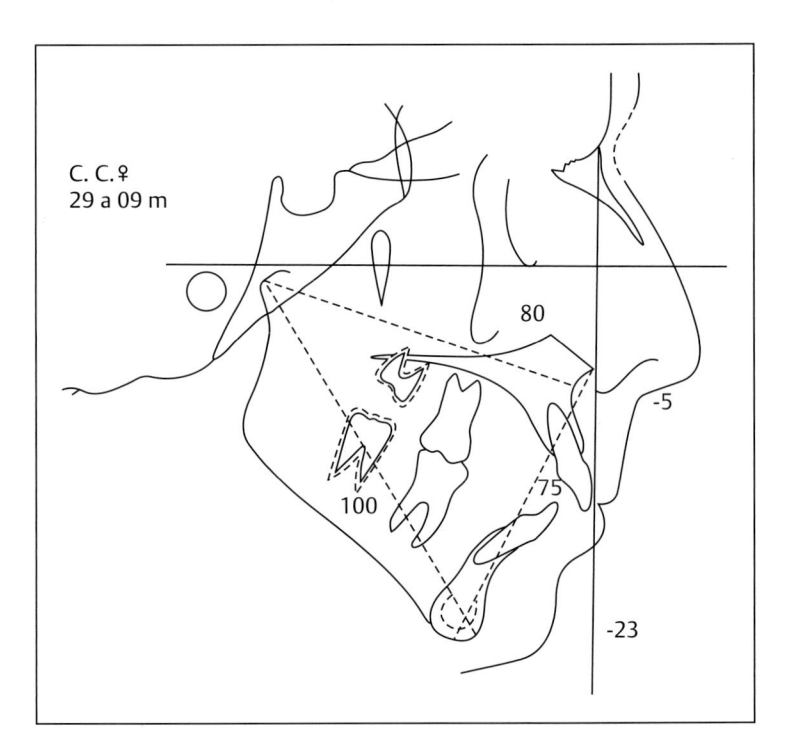

Ângulo do plano mandibular

Corresponde ao ângulo formado entre o plano horizontal de Frankfurt e o plano mandibular. De acordo com o autor, seu valor normal é de 25°, para os indivíduos na fase de dentição mista, e de 22°, para indivíduos adultos. Portanto, ocorre uma diminuição de aproximadamente 1° no intervalo de 3 a 4 anos, durante a fase de crescimento (Fig. 12-9).

Um ângulo alto geralmente indica que o vetor de crescimento vertical foi predominante sobre o vetor de crescimento horizontal, sendo o inverso verdadeiro.

FIG. 12-9
Ângulo do plano mandibular.

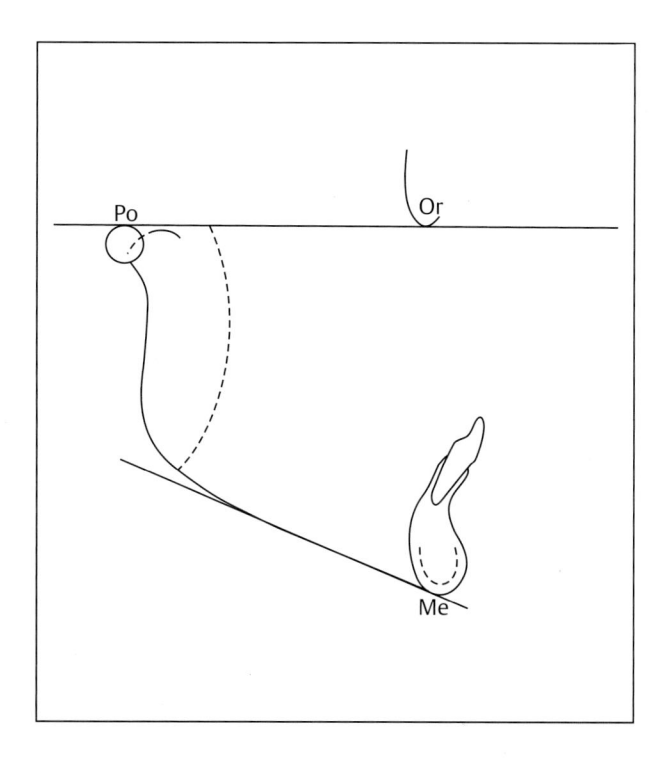

Ângulo do eixo facial

Corresponde ao ângulo formado entre a linha Ba-N e o eixo facial, conforme foi preconizado por Ricketts. O eixo facial é determinado pela união do ponto gnátio (Gn) com o ponto mais superior e posterior da fossa pterigomaxilar (PTM). O ângulo a ser medido tem o vértice voltado para a face do paciente (BaPTMGn) (Fig. 12-10).

FIG. 12-10
Ângulo do eixo facial.

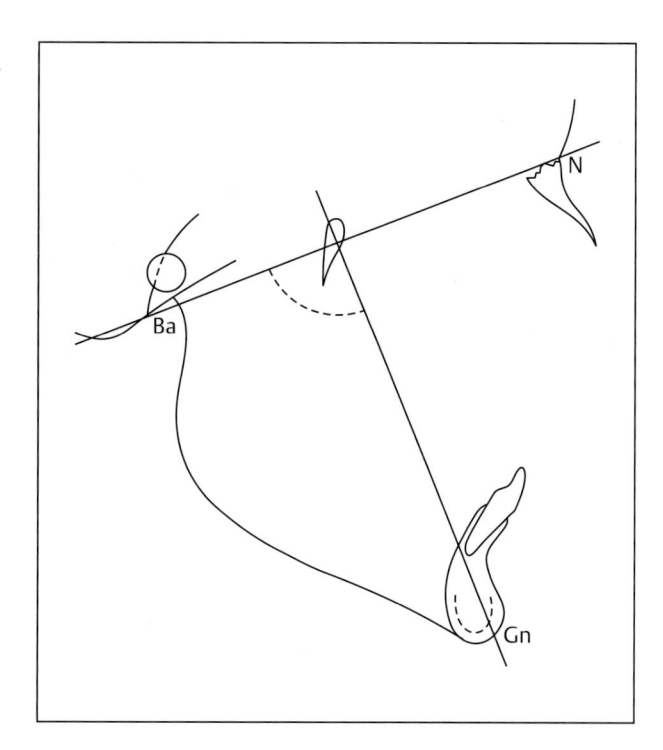

Seu valor normal é de 90°. Por convenção, do valor encontrado deve-se subtrair 90°. Desta forma, um crescimento vertical excessivo será traduzido por um ângulo negativo, ao passo que um crescimento horizontal excessivo terá como consequência um ângulo com valor positivo.

MEDIDAS UTILIZADAS NA AVALIAÇÃO DO PADRÃO DENTÁRIO

Relação anteroposterior do incisivo superior com a maxila

Corresponde à distância linear da face vestibular do incisivo superior até uma linha vertical paralela à linha Nperp, passando pelo ponto A (linha A) (Fig. 12-11).

A amplitude de variação normal desta medida vai de 4 a 6 mm. Valores mais altos indicarão a protrusão dos incisivos superiores, enquanto valores mais baixos indicarão a retrusão destes dentes.

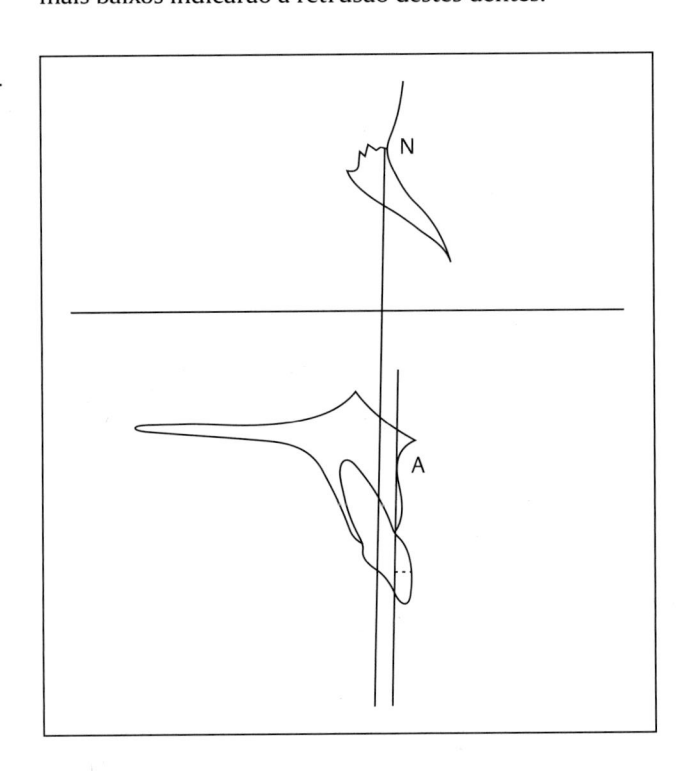

FIG. 12-11
Relação anteroposterior do incisivo superior com a maxila.

Relação vertical do incisivo superior com a maxila

A análise da posição vertical do incisivo superior pode ser realizada durante o exame clínico ou pela utilização de uma radiografia cefalométrica de perfil tomada com os lábios em repouso. Nestas condições, a borda incisal do incisivo superior deve ultrapassar de 2 a 3 mm o lábio superior (Fig. 12-12).

É interessante avaliar ainda a tonicidade da musculatura do lábio superior e a inclinação axial do incisivo superior antes do tratamento, pois a hipotonicidade do lábio ou a inclinação exagerada do incisivo podem resultar numa interpretação errada da leitura desta medida.

FIG. 12-12
Relação vertical do incisivo superior com a maxila.

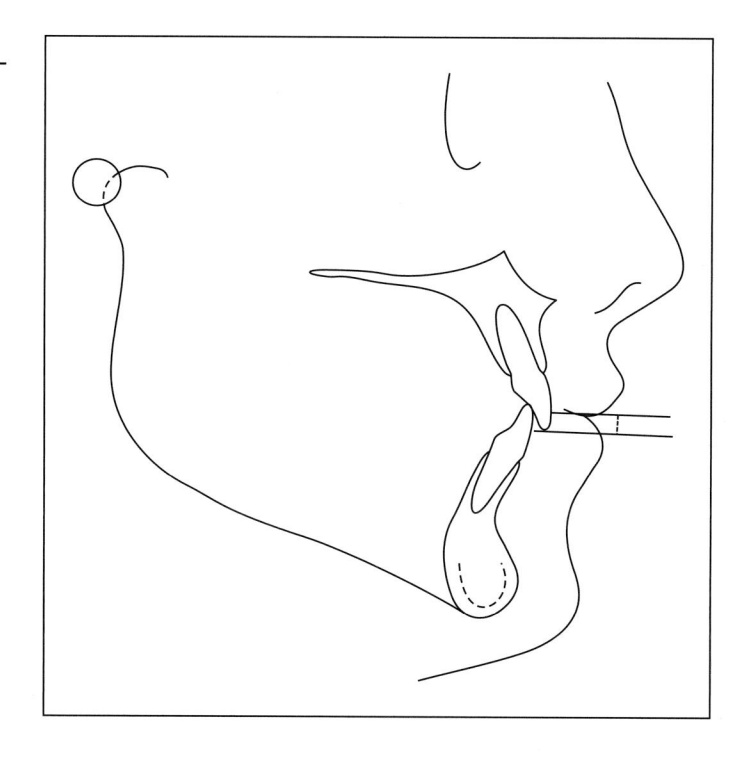

Relação anteroposterior do incisivo inferior com a mandíbula

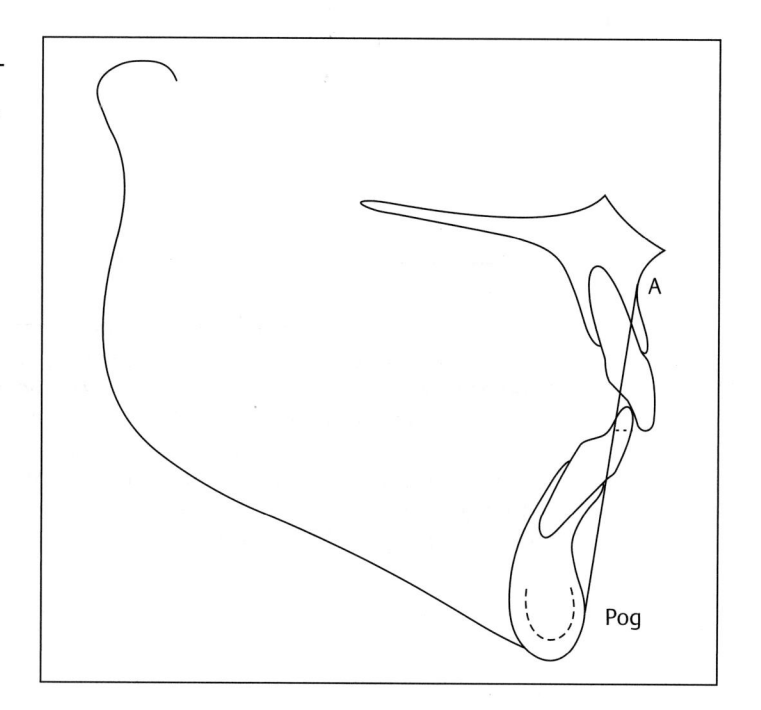

É determinada pela distância linear que vai da face vestibular do incisivo inferior até a linha A-Pog, conforme sugerido por Ricketts. O valor normal varia de 1 a 3 mm, isto é, a face vestibular do incisivo inferior deve ultrapassar a linha A-Pog de 1 a 3 mm (Fig. 12-13).

FIG. 12-13
Relação anteroposterior do incisivo inferior com a mandíbula.

FIG. 12-14

Métodos para determinar a posição final dos incisivos inferiores após a correção funcional ou cirúrgica.
(A) Confeccionar um segundo traçado da mandíbula e deslizá-lo até que a mesma esteja adequadamente posicionada com relação à maxila. Em seguida, traçar uma nova linha A-Pog.
(B) Estimar quantos milímetros a mandíbula deverá ser projetada para a frente com relação à maxila e construir um novo ponto A, em direção oposta.

Quando existe uma discrepância no posicionamento anteroposterior ou vertical entre a maxila e a mandíbula, podem-se realizar alguns ajustes para predizer a posição final do incisivo inferior após a correção funcional ou cirúrgica. Faz-se um segundo traçado da mandíbula e do incisivo, deslizando-o de tal maneira que a mandíbula seja posicionada adequadamente com relação à maxila. Traça-se, então, uma nova linha A-Pog (Fig. 12-14A).

Outra maneira é estimar primeiramente quantos milímetros a mandíbula será posicionada anteriormente com relação à maxila ao final do tratamento, construindo-se, então, um novo ponto A, em direção oposta (Fig. 12-14B).

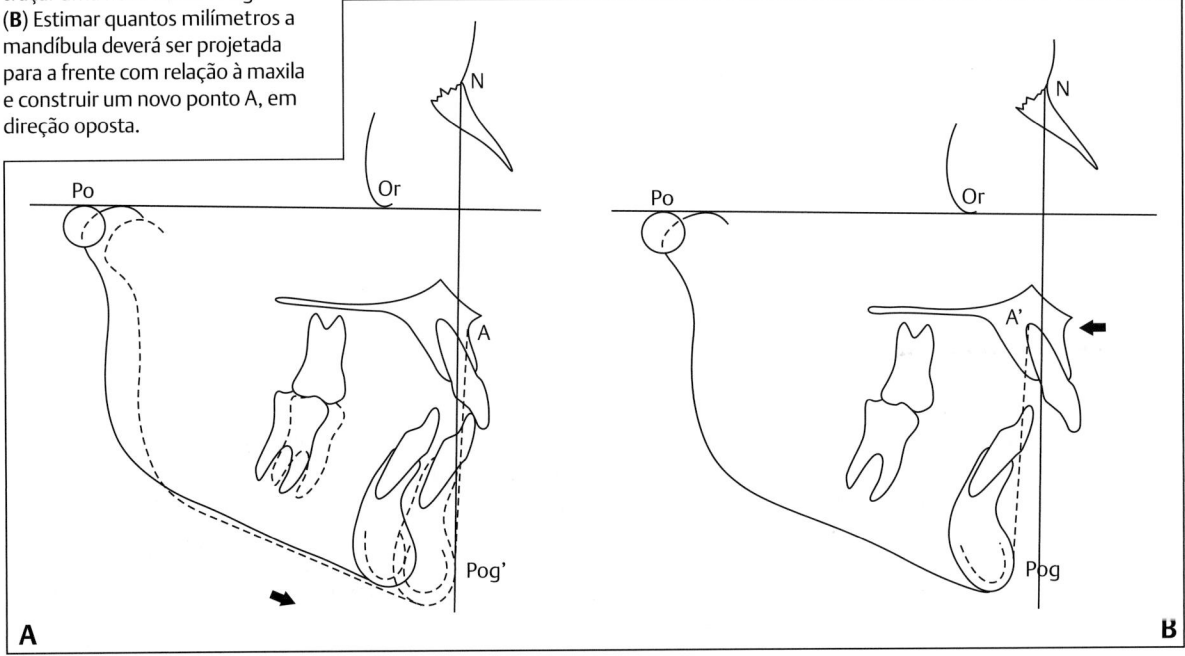

Relação vertical do incisivo inferior com a mandíbula

É avaliada inicialmente pela relação existente entre a borda incisal do incisivo inferior e o plano oclusal funcional (Fig. 12-15). Entretanto, o fator que irá determinar o tipo de correção a ser executada é a altura facial anteroinferior. Por exemplo, num caso que apresente sobremordida exagerada, e a altura facial anteroinferior estiver normal ou aumentada, a correção será feita pela intrusão dos incisivos inferiores. Por outro lado, quando a altura facial anteroinferior estiver diminuída, deve-se optar pela extrusão dos dentes posteriores.

O reposicionamento anterior da mandíbula, funcional ou cirúrgico, num paciente portador de sobremordida exagerada requererá um aumento significativo da altura facial anteroinferior, o que será um problema, caso a mesma já se encontre aumentada ou normal. A solução será intruir os incisivos inferiores. Entretanto, quando a altura facial anteroinferior estiver diminuída, a mandíbula poderá ser reposicionada para baixo e para a frente até uma posição de topo dos incisivos. Neste caso, a erupção dos dentes posteriores fechará a mordida aberta posterior transitória.

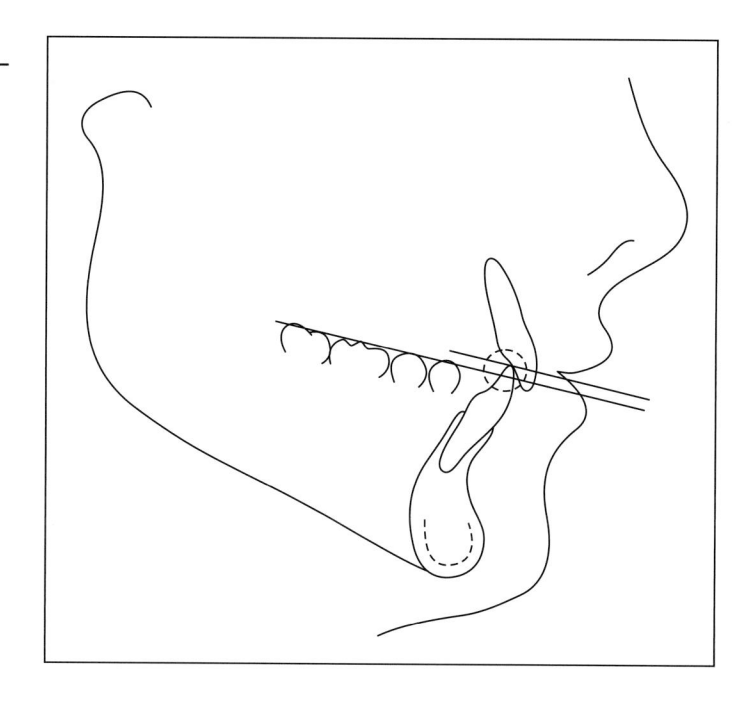

FIG. 12-15
Relação vertical do incisivo inferior com a mandíbula.

ANÁLISE DOS TECIDOS MOLES
Ângulo nasolabial

McNamara correlaciona a posição da maxila com relação à base do crânio com a abertura do ângulo formado entre linhas tangentes à base do nariz e ao lábio superior. Para tanto, aceitou o valor de 110°, encontrado por Scheideman *et al.*, numa amostra de indivíduos com perfil facial equilibrado (Fig. 12-16).

De modo geral, um ângulo nasolabial que apresente valor abaixo do normal está relacionado com a protrusão maxilar. Um ângulo com valor acima do normal indica retrusão maxilar.

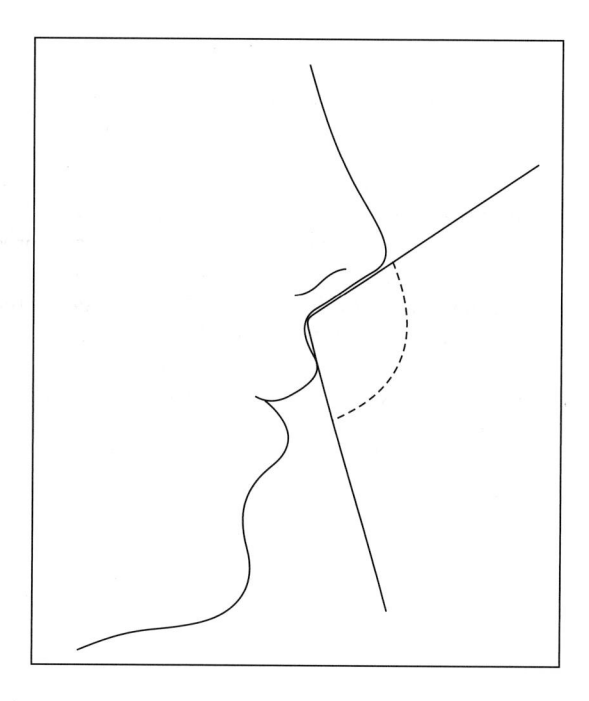

FIG. 12-16
Ângulo nasolabial.

Avaliação das vias aéreas

- *Nasofaringe:* a largura da nasofaringe é medida desde a parede posterior do palato mole até a parede posterior da faringe. A medição deve ser realizada na metade anterior do contorno do palato mole, que é uma região crítica na determinação da potência respiratória nasal, pois nesta área se localizam as adenoides, que, quando hipertróficas, podem causar a diminuição desta largura (Fig. 12-17).
  Os valores normais variam desde 12 mm, para indivíduos na fase de dentição mista, até 17,4 mm, para indivíduos adultos, ou seja, a profundidade da nasofaringe aumenta com a idade.
- *Orofaringe:* na radiografia cefalométrica de perfil, a largura da orofaringe deve ser medida desde o ponto de interseção da borda posterior da língua com o bordo inferior da mandíbula até a parede posterior da faringe. Em média, o valor normal varia de 10 a 12 mm, e não se altera significantemente com a idade (Fig. 12-17).
  O que preocupa, neste caso, não é a diminuição da distância, pois é raro encontrar uma obstrução nesta área causada pelo retroposicionamento da língua contra a faringe, e, sim, o aumento desta dimensão (valores acima de 15 mm), o que sugere um posicionamento anterior da língua, resultado de hábito postural ou hipertrofia das tonsilas palatinas.

FIG. 12-17
Avaliação das vias aéreas.

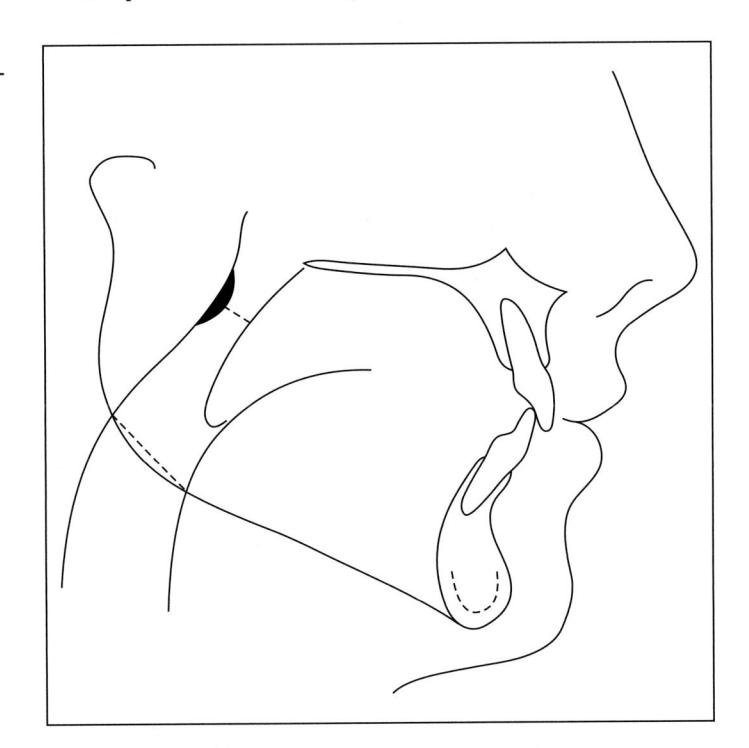

BIBLIOGRAFIA

Barros CC. Análise cefalométrica de McNamara. In: Ferreira FV. Ortodontia – diagnóstico e planejamento clínico. São Paulo: Artes Médicas, 1996.
Harvold EP. The activator in orthodontics. St. Louis: Mosby-Year Book, 1974.
McNamara JA. Components of class II malocclusion in children 8-10 years of age. Angle Orthodont 1981;51:177-202.
McNamara JA. A method of cephalometric evaluation. Am J Orthod 1984;86:449-469.
McNamara JA. O uso da perpendicular násio e outras construções cefalométricas no diagnóstico e plano de tratamento ortodôntico. In: Águila FJ. Manual de cafalometria. São Paulo: Santos, 1997.
Proffit WR. Ortodontia contemporânea. Rio de Janeiro: Guanabara Koogan, 1995.
Ricketts RM. Perspectives in the clinical application of cephalometrics. Angle Orthodont 1981;51:115-150.

Análise Frontal de Ricketts   Capítulo 13

Robert Murray Ricketts apresentou uma análise cefalométrica capaz de estabelecer os padrões esquelético e dentário do paciente, no plano frontal. Entretanto, como a avaliação é realizada por meio de distâncias lineares, para algumas medidas os valores encontrados devem ser confrontados com os valores normais propostos pelo autor, de acordo com a idade.

Linhas e planos utilizados (Fig. 13-1)

1. **Plano zigomático:** união dos pontos Za dos lados esquerdo e direito.
2. **Plano médio sagital:** plano perpendicular ao plano zigomático passando pelo ponto Cg.
3. **Linha facial frontal:** união dos pontos Z e Ag de cada lado.
4. **Linha dentária frontal:** união dos pontos J e Ag de cada lado.
5. **Linha Ag-Ag:** união dos pontos antigoniais dos lados esquerdo e direito.

FIG. 13-1

Cefalograma da Análise Frontal de Ricketts.

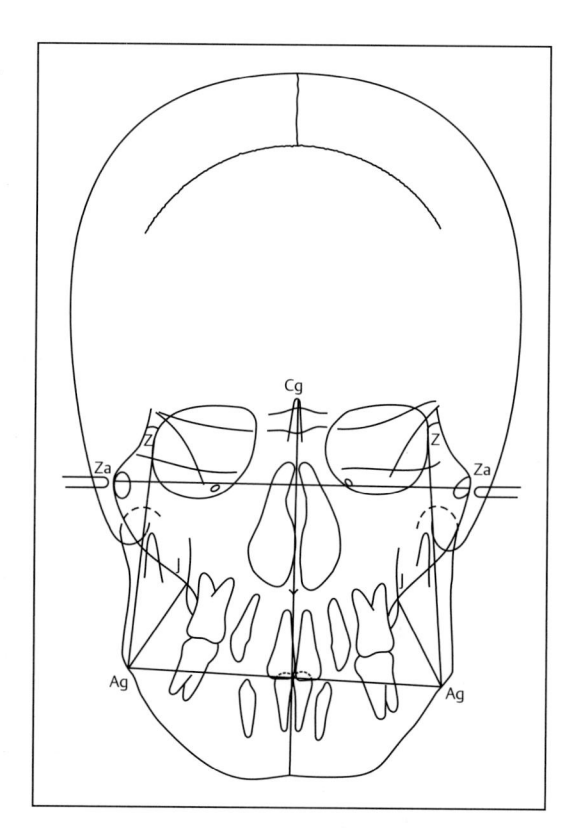

MEDIDAS UTILIZADAS NA AVALIAÇÃO DO PADRÃO ESQUELÉTICO

Largura nasal

Corresponde à distância entre os pontos NC dos lados esquerdo e direito (Fig. 13-2). De acordo com Ricketts, essa distância aumenta 0,5 mm por ano, apresentando o valor normal de 24,5 mm ± 2 mm aos 8 anos; 27 mm aos 13 anos; e 29,5 mm aos 18 anos (Quadro 13-1).

Como a respiração normal é importante para o êxito do tratamento ortodôntico, o profissional deve estar atento para a situação das cavidades nasais.

FIG. 13-2
Largura nasal.

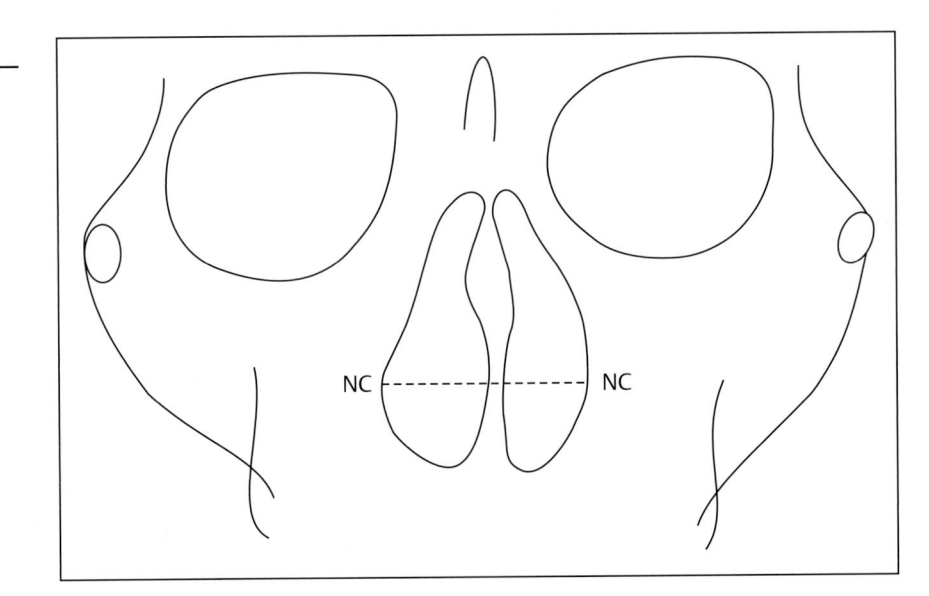

QUADRO 13-1
Valores da largura nasal de acordo com a idade.

LARGURA NASAL					
Idade	Normal	Idade	Normal	Idade	Normal
3	22 mm	10	25,5 mm	17	29 mm
4	22,5 mm	11	26 mm	18	29,5 mm
5	23 mm	12	26,5 mm	19	30 mm
6	23,5 mm	13	27 mm	20	31,5 mm
7	24 mm	14	27,5 mm	21	32 mm
8	24,5 mm	15	28 mm	22	32,5 mm
9	25 mm	16	28,5 mm	23	33 mm

Largura mandibular

Corresponde à distância entre os pontos Ag dos lados esquerdo e direito (Fig. 13-3). Essa medida apresenta um aumento de 1,35 mm por ano, sendo de 68,25 mm ± 3 mm aos 3 anos; 75 mm aos 8 anos; 81,75 mm aos 13 anos; e 88,5 mm aos 18 anos (Quadro 13-2).

De acordo com o autor, a área onde os pontos antigoniais estão localizados é suficientemente estável para permitir a utilização desses pontos como referência, pois não sofre a ação da musculatura e está situada próxima aos molares.

FIG. 13-3
Largura mandibular.

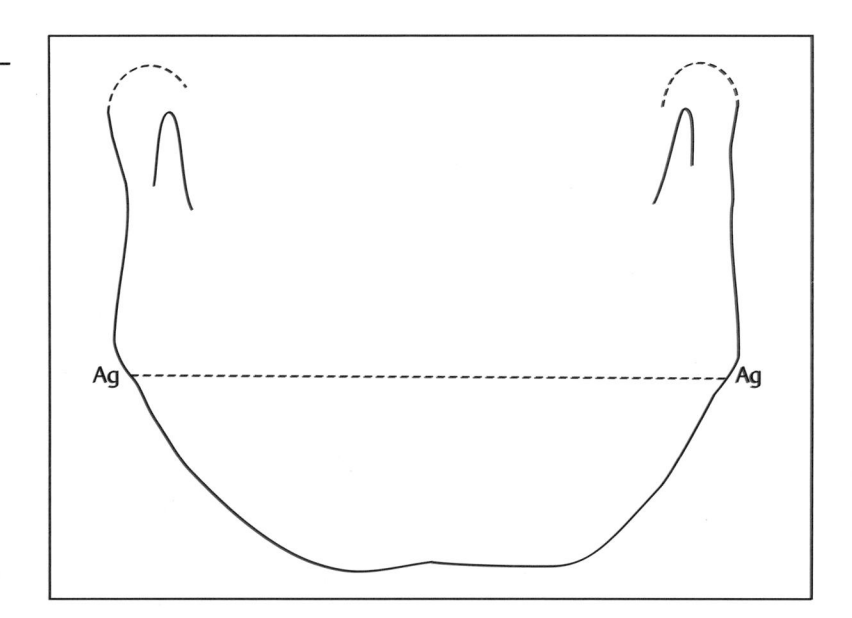

QUADRO 13-2
Valores da largura mandibular de acordo com a idade

		LARGURA MANDIBULAR			
Idade	Normal	Idade	Normal	Idade	Normal
3	68,25 mm	9	76,35 mm	15	84,45 mm
4	69,6 mm	10	77,7 mm	16	85,8 mm
5	70,95 mm	11	79,05 mm	17	87,15 mm*
6	72,3 mm	12	80,4 mm	18	88,5 mm*
7	73,65 mm	13	81,75 mm	19	89,85 mm*
8	75 mm	14	83,1 mm	20	91,2 mm*

*Valores válidos para os indivíduos do sexo masculino.

Largura maxilomandibular

Corresponde à distância que vai dos pontos J até as linhas faciais frontais de seus respectivos lados, sendo, portanto, executadas medições dos lados esquerdo e direito (Fig. 13-4). Esta distância permanece estável, não se alterando em função do crescimento. Apresenta um valor normal de 10 mm ± 1,5 mm.

FIG. 13-4
Largura maxilomandibular.

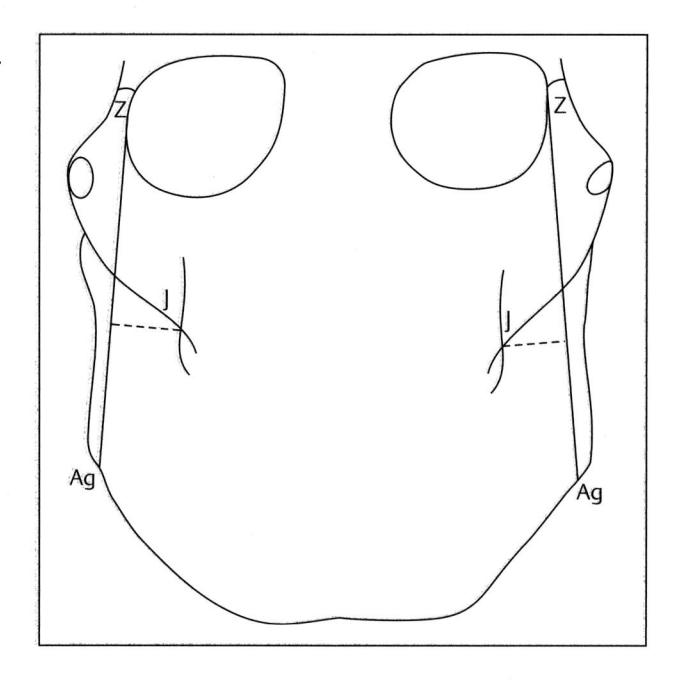

Largura maxilar

Corresponde à distância que vai do ponto J do lado direito ao ponto J do lado esquerdo (Fig. 13-5). Essa medida apresenta o valor de 55,0 ± 2,0 mm aos três anos de idade e aumenta 1,0 mm por ano.

O valor desta distância auxilia a quantificar a amplitude de disjunção maxilar quando este tratamento estiver indicado.

FIG. 13-5
Largura maxilar.

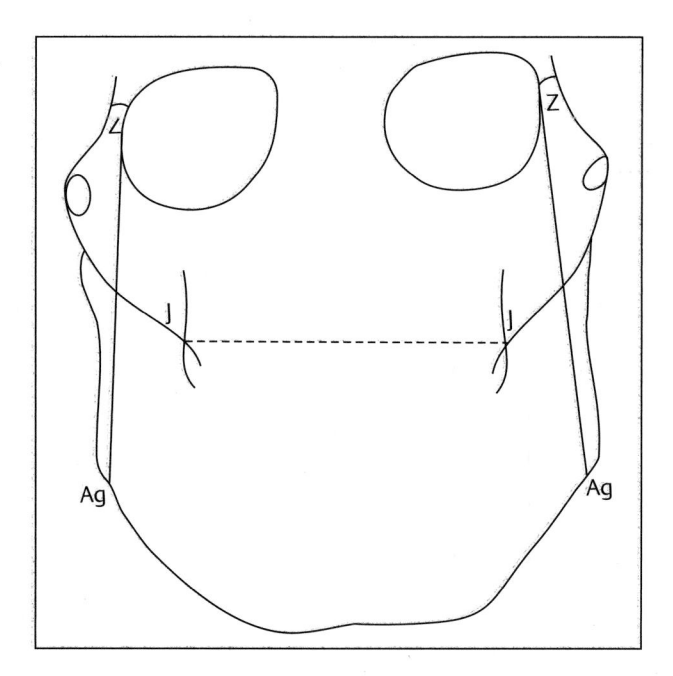

Simetria esquelética

Corresponde as distâncias medidas do plano médio sagital até os pontos ENA, na maxila, e pogônio, na mandíbula (Fig. 13-6). Idealmente, o plano médio sagital deve interceptar esses dois pontos. Ricketts considera normal um desvio de 2 mm, ou seja, 0 mm ± 2 mm.

Análise Frontal de Ricketts

A informação fornecida por essa medida é uma valiosa ajuda nos casos de desvio da linha média, tanto para o diagnóstico quanto para a localização exata do problema (maxila e/ou mandíbula).

FIG. 13-6
Simetria esquelética.

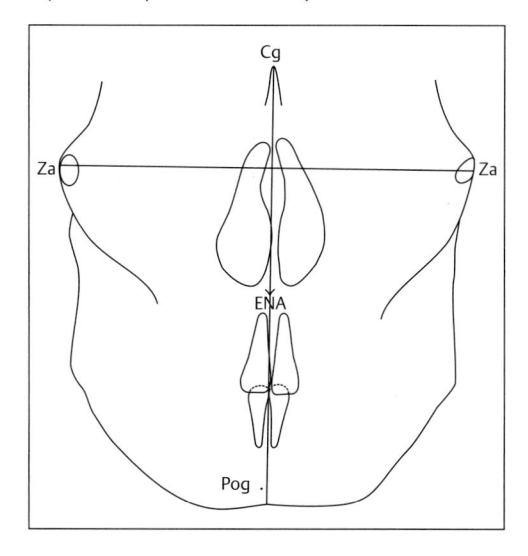

MEDIDAS UTILIZADAS NA AVALIAÇÃO DO PADRÃO DENTÁRIO

Relação do primeiro molar inferior com a mandíbula e com a maxila

Corresponde à distância que vai dos pontos B6 até as linhas dentárias frontais de seus respectivos lados (Fig. 13-7). Portanto, ambos os lados devem ser avaliados. O valor normal para a idade de 8 anos é de 6 mm ± 2 mm. Apresenta um aumento de 0,8 mm por ano, por causa do crescimento lateral da mandíbula (Quadro 13-3).

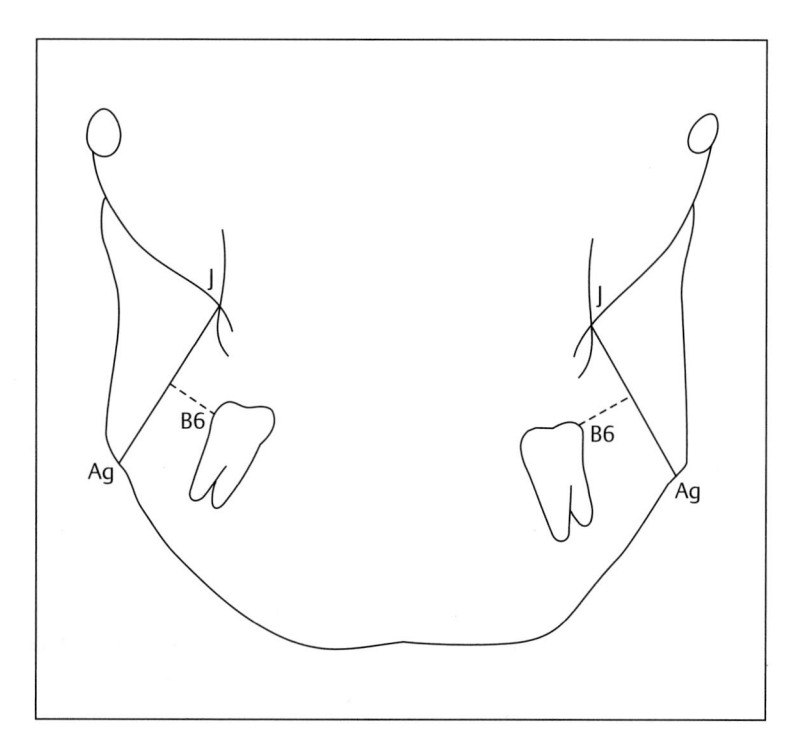

FIG. 13-7
Relação do primeiro molar inferior com a mandíbula e com a maxila.

QUADRO 13-3
Valores da relação do primeiro molar superior com a mandíbula e a maxila de acordo com a idade.

RELAÇÃO DO 6̄ COM A MANDÍBULA E A MAXILA					
Idade	Normal	Idade	Normal	Idade	Normal
6	4,4 mm	11	8,4 mm	16	12,4 mm*
7	5,2 mm	12	9,2 mm	17	13,6 mm*
8	6 mm	13	10 mm	18	14,2 mm*
9	6,8 mm	14	10,8 mm	19	15 mm*
10	7,6 mm	15	11,6 mm		

*Valores válidos para os indivíduos do sexo masculino.

Distância intermolares

Corresponde à distância entre os pontos B6 localizados dos lados esquerdo e direito (Fig. 13-8). O valor normal para essa medida é de 56 mm ± 2 mm. É possível que o valor encontrado diminua ao longo do tempo, por causa da mesialização dos molares, decorrente dos desgastes dos pontos de contato proximais.

Com relação à distância entre os primeiros molares inferiores, obtida em modelos de gesso, o valor pode estar aumentado entre 5 e 8%, em virtude da ampliação inerente da radiografia cefalométrica, fato não relevante para a avaliação radiográfica.

FIG. 13-8
Distância intermolares.

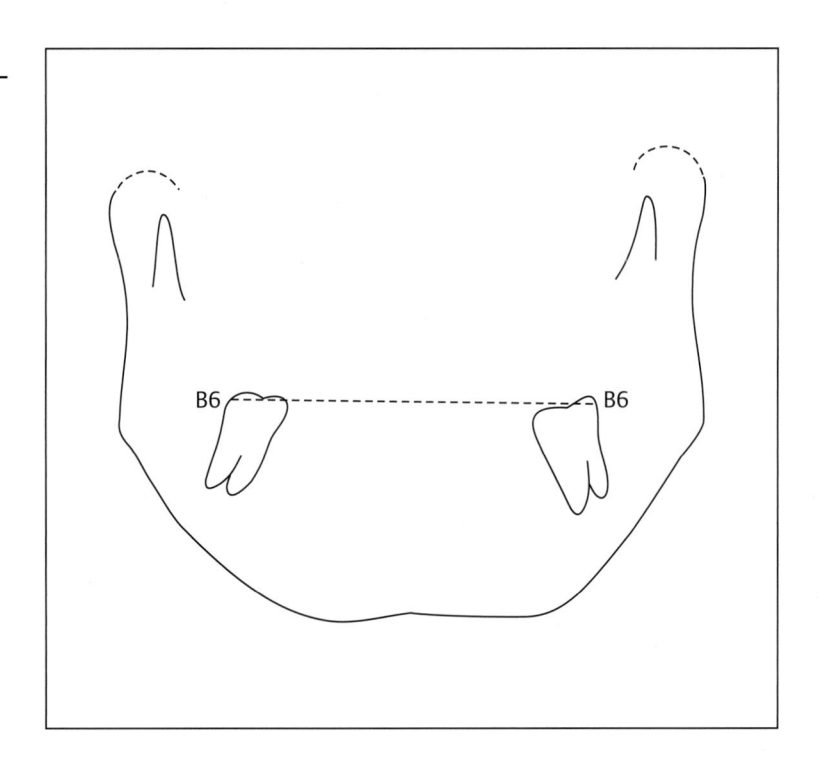

Distância intercaninos

Corresponde à distância entre os pontos B3 localizados dos lados esquerdo e direito (Fig. 13-9). Apresenta variações de acordo com a idade, decorrentes do comportamento dos caninos inferiores permanentes durante a erupção. Numa fase inicial, suas coroas convergem e, posteriormente, passam a ser divergentes. Os valores normais são os seguintes: 25 mm aos 3 anos; 22,5 mm ± 2 mm aos 8 anos; e 26 mm ± 1,5 mm aos 13 anos.

FIG. 13-9

Distância intercaninos.

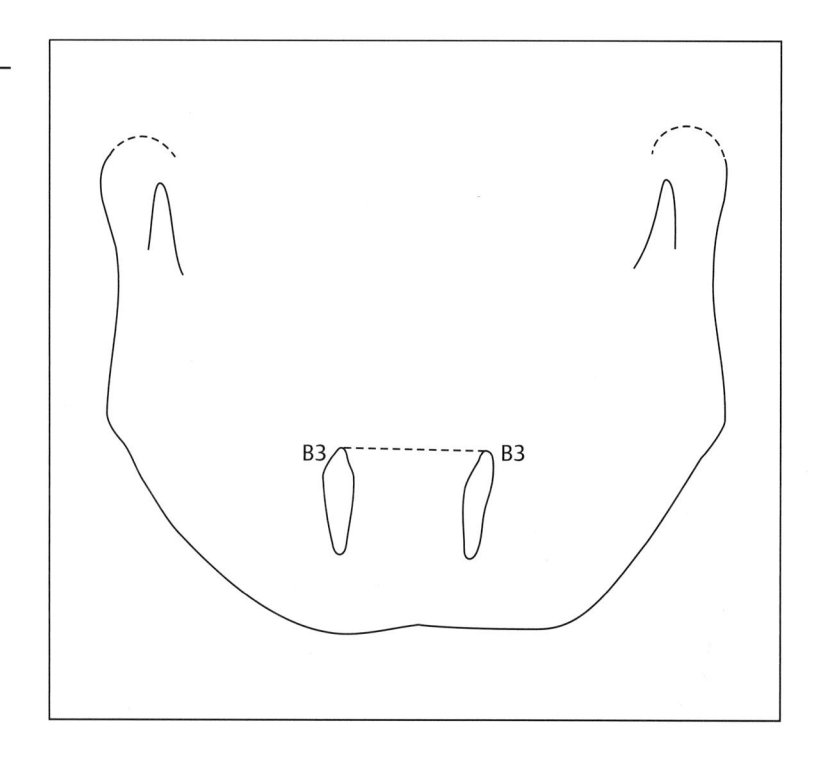

Simetria dentária

Corresponde às distâncias medidas desde o plano médio sagital até os pontos incisivo superior (A1) e incisivo inferior (B1) (Fig. 13-10). Idealmente, o plano médio sagital deve passar por esses dois pontos, havendo uma tolerância de 1 mm, isto é, 0 mm ± 1 mm. É um subsídio valioso na avaliação dos desvios das linhas médias dentárias.

FIG. 13-10

Simetria dentária.

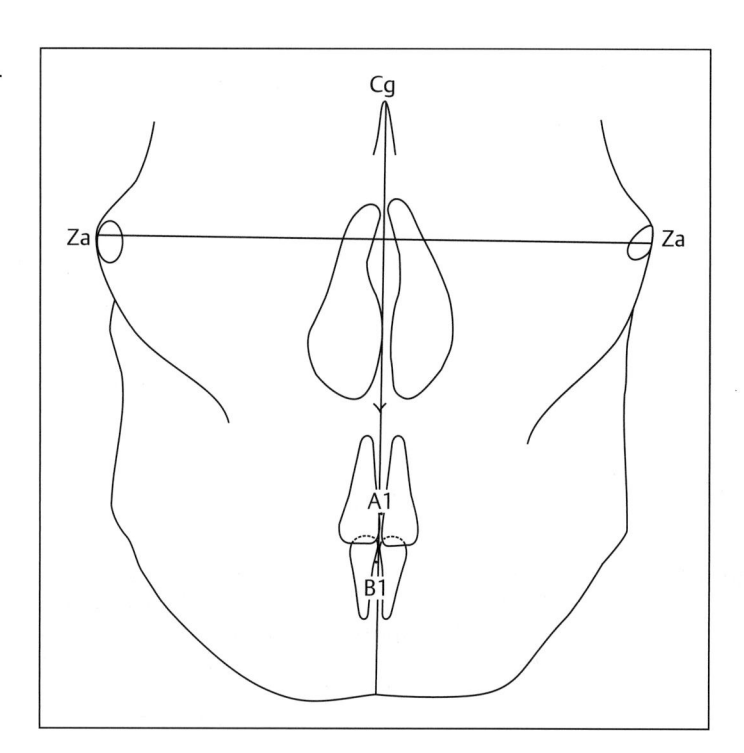

Relação entre os primeiros molares superiores e inferiores

Representa à distância linear entre os pontos A6 e B6, projetados numa mesma reta, e corresponde ao trespasse horizontal vestibular dos molares permanentes superiores, esquerdo e direito (Fig. 13-11). O valor normal é de 1 mm ± 1 mm, não ocorrendo variações.

Essa medida é útil na avaliação de assimetrias e na identificação de mordidas cruzadas potenciais. Nos casos de Classe II (Angle), seu valor pode-se apresentar negativo, sugerindo a existência de uma mordida cruzada virtual, em consequência da rotação e do posicionamento mais anterior do primeiro molar superior, em comparação com o inferior.

FIG. 13-11
Relação entre os primeiros molares superiores e inferiores.

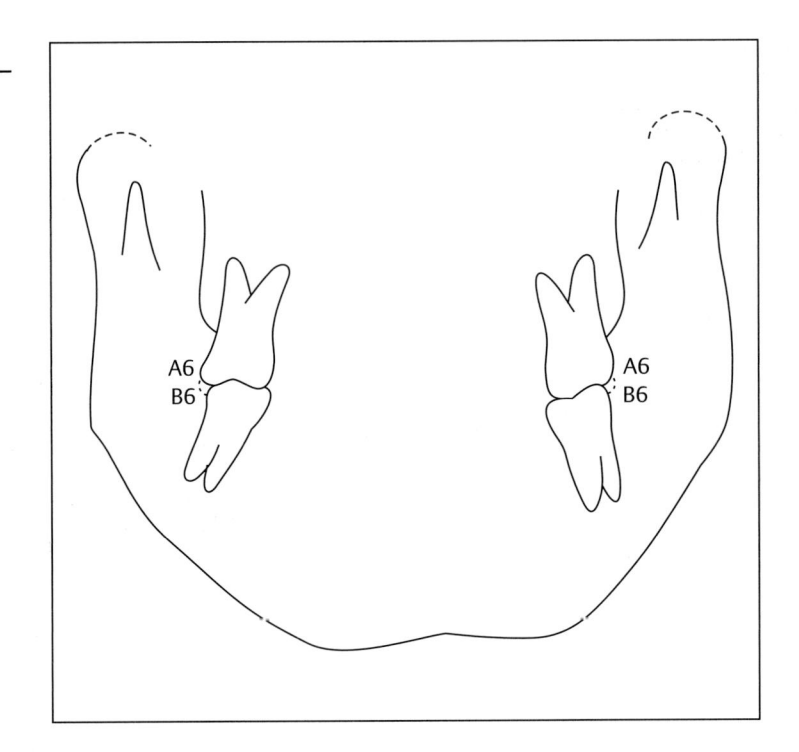

BIBLIOGRAFIA

Ricketts RM. Perspectives in the clinical application of cephalometrics. Angle Orthodont 1981;51:115-150.

Ricketts RM, Bench RW, Hilgers JJ, Schulhof AB. An overview of computerized cephalometrics. Am J Orthod 1972;61:1-28.

Análise das Vias Aéreas CAPÍTULO 14

A amplitude das vias aéreas muitas vezes é determinante para estabelecer se o padrão respiratório do indivíduo é nasal ou bucal. Podem-se avaliar a amplitude do espaço nasofaríngeo e também a do espaço orofaríngeo, conforme o local onde for realizada a medição (Fig. 14-1).

FIG. 14-1
Estruturas anatômicas pertencentes às vias aéreas visualizadas na telerradiografia de perfil: *1.* palato mole; *2.* contorno da língua; *3.* nasofaringe; *4.* orofaringe; *5.* epiglote; e *6.* contorno da adenoide.

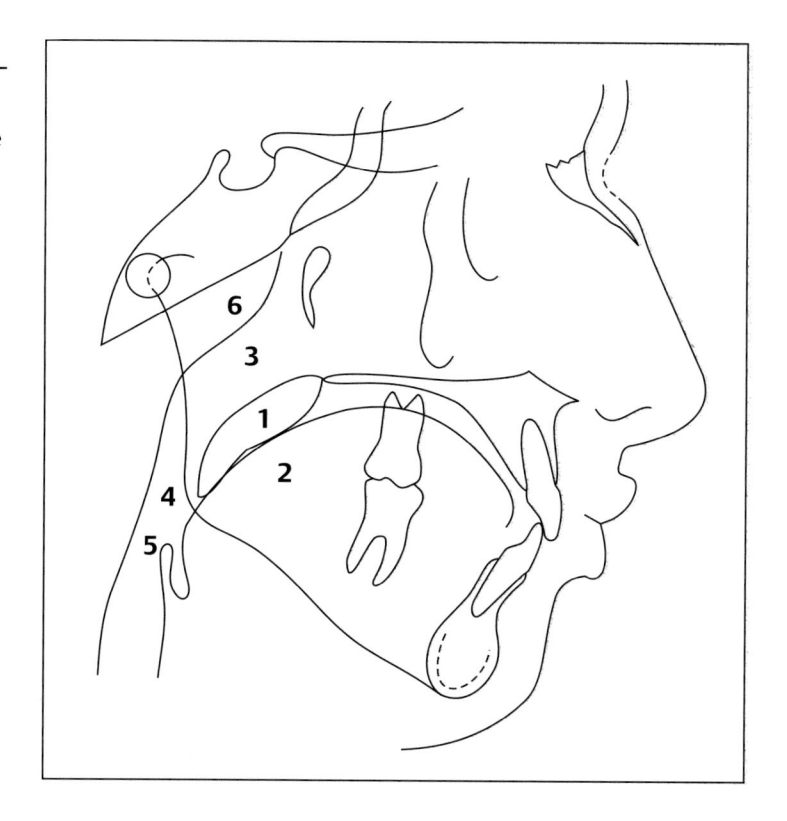

ANÁLISE DO ESPAÇO NASOFARÍNGEO

A parede posterior da nasofaringe é recoberta por um tecido linfoide que, durante o período anterior à puberdade, frequentemente sofre hipertrofia, recebendo o nome de tonsila faríngea, vegetações adenoides ou, simplesmente, adenoide. Essa hipertrofia aumenta as chances de ocorrer obstrução do espaço nasofaríngeo, o que se torna particularmente importante quando se leva em consideração que a obstrução nasal não oferece condições ambientais normais para o crescimento e o desenvolvimento do complexo nasomaxilar. Existe uma significante associação entre a respiração bucal e o aumento das dimensões verticais da face, observada tanto em animais quanto em seres humanos. Entre outras consequências, a respiração bucal acarreta o abaixamento da mandíbula, modificando sobremaneira o crescimento facial.

Por outro lado, alterações favoráveis na postura e mudanças nas dimensões craniofaciais foram observadas em crianças após adenoidectomias e restauração da função respiratória normal.

Portanto, o diagnóstico da hipertrofia da adenoide deve ser feito o mais cedo possível, pois uma forma sistematicamente anormal de respirar desencadeia uma sucessão de eventos que prejudicam a criança em desenvolvimento.

O reconhecimento da obstrução nasal é fundamental para o encaminhamento, tratamento precoce e remoção das causas e dos possíveis efeitos locais e sistêmicos. Muitas vezes, torna-se necessária a atuação de vários profissionais para sanar os problemas apresentados por este tipo de paciente, entre eles o ortodontista e o médico especialista em otorrinolaringologia.

A relação entre a nasofaringe e o tamanho da adenoide é fundamental, pois determina as dimensões do espaço aéreo livre nasofaríngeo. Esse espaço pode ser avaliado por meio de exames como a rinoscopia posterior e a endoscopia, ou pelas radiografias cefalométricas de perfil.

Com o passar dos anos, as radiografias cefalométricas de perfil transformaram-se num dos elementos auxiliares mais importantes do diagnóstico ortodôntico, sendo rotineiramente solicitadas. Portanto, deve-se incluir entre os itens a serem analisados nesse exame a avaliação do espaço nasofaríngeo. Como o espaço aéreo aumenta com a idade e o tecido linfoide localizado na parede posterior da nasofaringe diminui após a idade pré-escolar, existe a necessidade de estabelecerem-se os índices correspondentes às dimensões sagitais das vias aéreas da nasofaringe em diferentes idades. Esses valores cefalométricos, ou índices, são especialmente importantes no caso das crianças entre 6 e 12 anos, pois indivíduos incluídos nessa faixa etária compõem grande parte da população ortodôntica.

McNamara, em 1984 (Capítulo 12), propôs que o espaço aéreo livre, representado pela profundidade da nasofaringe, fosse mensurado desde a parede posterior do palato mole até a parede posterior da nasofaringe. Entretanto, o problema de utilizar-se como referência o tecido mole é que, caso o paciente esteja deglutindo durante a tomada radiográfica, a mensuração perde a validade. Neste caso, o palato mole toma a aparência de um "v" invertido (Fig. 14-2), por causa da ação da musculatura do véu palatino, que o traciona para cima e para trás durante a deglutição.

Uma forma de contornar este problema é utilizar como referência anterior uma estrutura esquelética, como a espinha nasal posterior. Em 1970, Linder-Aronson preconizou o emprego da distância linear ENP-ad_2 para avaliar a amplitude das vias aéreas da nasofaringe. A medida ENP-ad_2 corresponde a distância do ponto espinha nasal posterior até o ponto ad_2, localizado na interse-

FIG. 14-2

A medida proposta por McNamara para a avaliação do espaço aéreo nasofaríngeo é bastante simples. Entretanto, o paciente não deve deglutir durante a tomada radiográfica (esquerda), pois nesse caso a medição ficará irremediavelmente prejudicada. Para que esta medida seja realmente efetiva, é necessário que o paciente seja instruído para não deglutir (direita).

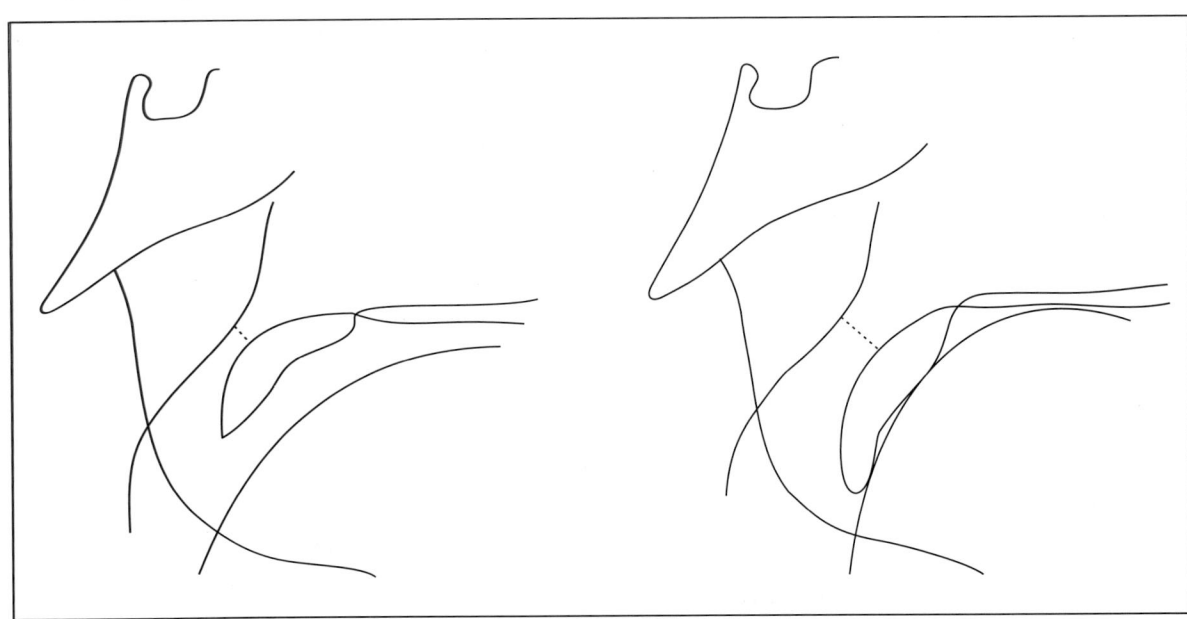

ção da linha ENP-So com a parede posterior da nasofaringe. O ponto So corresponde a um ponto médio, determinado sobre uma linha que une os pontos sela (S) e básio (Ba) (Fig. 14-3).

Os valores médios dessa medida foram obtidos tanto para crianças que respiravam pelo nariz quanto para aquelas que respiravam pela boca, cujo exame otorrinolaringológico indicou a remoção das adenoides (Quadro 14-1).

Existe uma concordância estatisticamente perfeita entre os resultados do exame de endoscopia da nasofaringe, adotado como *padrão-ouro*, e a avaliação cefalométrica das vias aéreas quando se utiliza a medida ENP-ad$_2$. Portanto, essa distância parece fornecer a melhor informação sobre o espaço aéreo livre nasofaríngeo quando este é avaliado sobre a radiografia cefalométrica de perfil.

FIG. 14-3
Pontos cefalométricos e a distância linear ENP-ad$_2$.

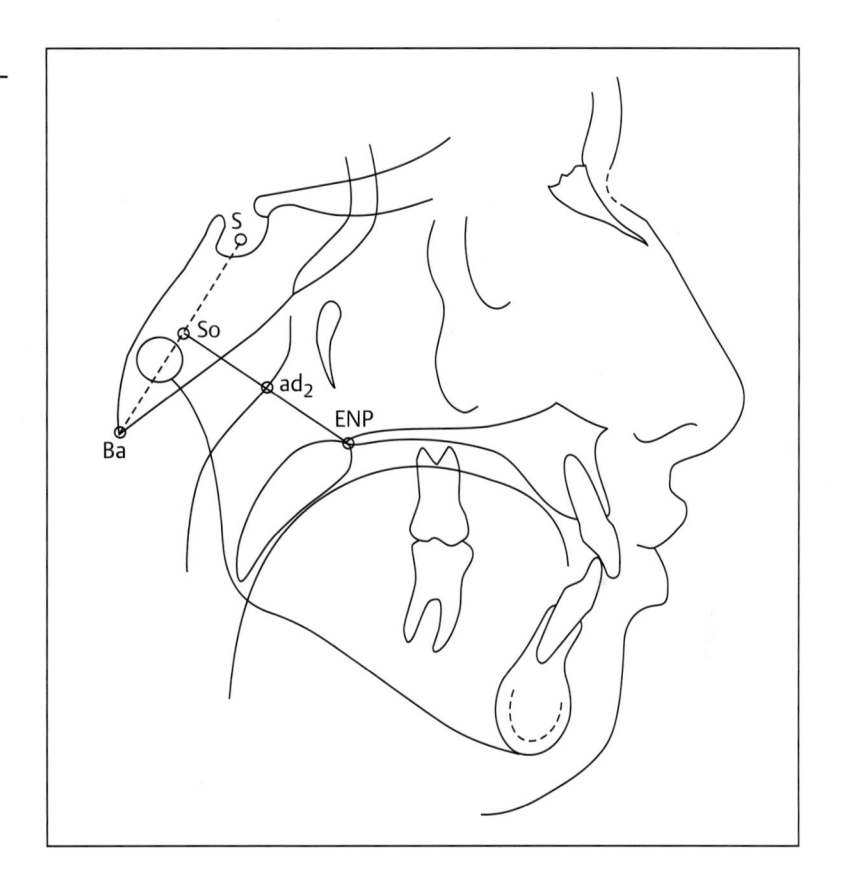

QUADRO 14-1
Médias aritméticas ($\bar{X}$) e desvios-padrão (SD) referentes à medida ENP-ad$_2$ (mm) de acordo com a idade.

Faixa etária (anos)	Modo de respirar	ENP-ad$_2$	
		$\bar{X}$	SD
06-07	Nariz	14,24	2,16
06-07	Boca	9,26	3,29
08-09	Nariz	16,21	2,42
08-09	Boca	9,51	3,85
10-11	Nariz	17,55	2,74
10-11	Boca	10,77	3,74

Fonte: Vilella *et al.*, 2004.

No Gráfico 14-1 estão expostos os índices cefalométricos referentes à medida ENP-ad$_2$, de acordo com a faixa etária. A linha preta contém os valores das médias aritméticas dos indivíduos que respiram pelo nariz. A linha vermelha pontilhada contém os valores das médias aritméticas, menos um desvio-padrão, dos indivíduos que respiram pelo nariz. A linha vermelha cheia contém os valores das médias aritméticas dos indivíduos que respiram pela boca. Valores situados acima daqueles encontrados na linha vermelha pontilhada são, provavelmente, representativos de vias aéreas nasofaríngeas desobstruídas. Quando os valores estiverem situados entre a linha vermelha pontilhada e a linha vermelha cheia, os clínicos devem ficar atentos ao modo de respirar dos pacientes. Valores situados abaixo da linha vermelha são, provavelmente, representativos de obstrução das vias aéreas nasofaríngeas.

Quando o ortodontista avaliar as vias aéreas nasofaríngeas com a finalidade de iniciar um tratamento ortodôntico, o exame otorrinolaringológico deve ser recomendado para aqueles pacientes respiradores bucais que apresentarem valores da medida cefalométrica ENP-ad$_2$ menores que as respectivas médias aritméticas, menos um desvio-padrão, referentes aos indivíduos respiradores nasais da faixa etária correspondente. No Gráfico 14-1, esse limite é representado pela linha vermelha pontilhada.

É importante lembrar que os índices cefalométricos ora apresentados devem ser utilizados apenas como guias, e não considerados o único critério de diagnóstico da obstrução das vias aéreas da nasofaringe. Tais índices, aliados ao exame clínico, ou, conforme o caso, a outros tipos de avaliação, serão capazes de auxiliar os ortodontistas a selecionarem as crianças que necessitam de encaminhamento ao médico especialista em otorrinolaringologia.

No Quadro 14-2 são apresentados os índices de normalidade correspondentes aos indivíduos brasileiros respiradores nasais, isto é, sem alterações respiratórias que pudessem ser identificadas no exame clínico, verificadas por meio dos valores da medida ENP-ad$_2$. Esses pacientes também não utilizavam medicação nasal de uso tópico ou sistêmico e não haviam sido previamente submetidos à adenoidectomia.

A nasofaringe apresenta um padrão de crescimento similar ao do resto do corpo, ao contrário da adenoide. O espaço aéreo livre nasofaríngeo, representado pela distância linear ENP-ad$_2$, aumenta desde os 4 até os 16 anos de idade. Entretanto, a adenoide é maior na faixa etária 4-5 anos, regredindo, então, progressivamente, até a faixa etária 10-11 anos, quando ocorre um leve aumento, voltando a diminuir em seguida. O espaço aéreo nasofaríngeo não diminui, mesmo diante do aumento em tamanho da adenoide, por causa do desloca-

GRÁFICO 14-1

Índices cefalométricos referentes à medida linear ENP-ad$_2$.
(Fonte: Vilella, 2004.)

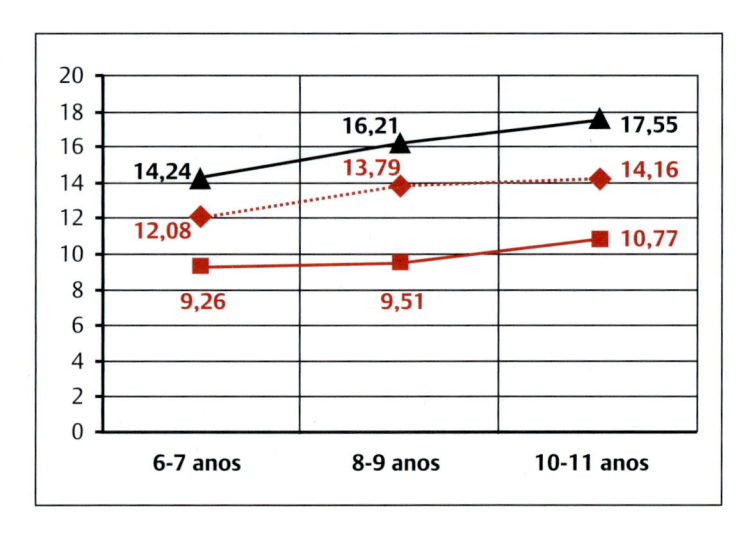

Análise das Vias Aéreas

QUADRO 14-2
Médias aritméticas ($\bar{X}$) e desvios-padrão (SD) referentes à medida ENP-ad$_2$ (mm) de acordo com a idade.

Faixa etária (anos)	ENP-ad$_2$	
	$\bar{X}$	SD
04-05	12,47	2,79
06-07	14,24	2,16
08-09	16,21	2,42
10-11	17,55	2,74
12-13	18,77	3,06
14-15	20,36	2,67

Fonte: Vilella *et al.*, 2006.

mento do palato duro para baixo, o que determina a ampliação das vias aéreas em razão do crescimento. O desenvolvimento da adenoide segue um ciclo diferente daquele verificado em outros tecidos de origem linfoide, apresentando um padrão peculiar que pode ser percebido quando a hipertrofia resultante de infecções e alergias é eliminada.

ANÁLISE DO ESPAÇO OROFARÍNGEO

McNamara, em 1984 (Capítulo 12), propôs que a profundidade da orofaringe fosse mensurada na menor distância desde o ponto de interseção da borda posterior da língua com o bordo inferior da mandíbula até a parede posterior da faringe.

Outros autores optaram por realizar a medição ao longo de uma linha que interceptasse os pontos B e Go, quantificando a distância linear localizada entre a parede posterior da faringe (ponto f_1) a e superfície dorsal da base da língua (ponto f_2) (Fig. 14-4). Este sistema parece ser mais adequado, pois sofre menos influência de possíveis variações anatômicas, além de padronizar a medição.

Para o ortodontista, é de grande importância avaliar se o paciente apresenta um posicionamento normal da língua, pois as consequências danosas decorrentes

FIG. 14-4
Pontos cefalométricos e a distância linear f_1-f_2.

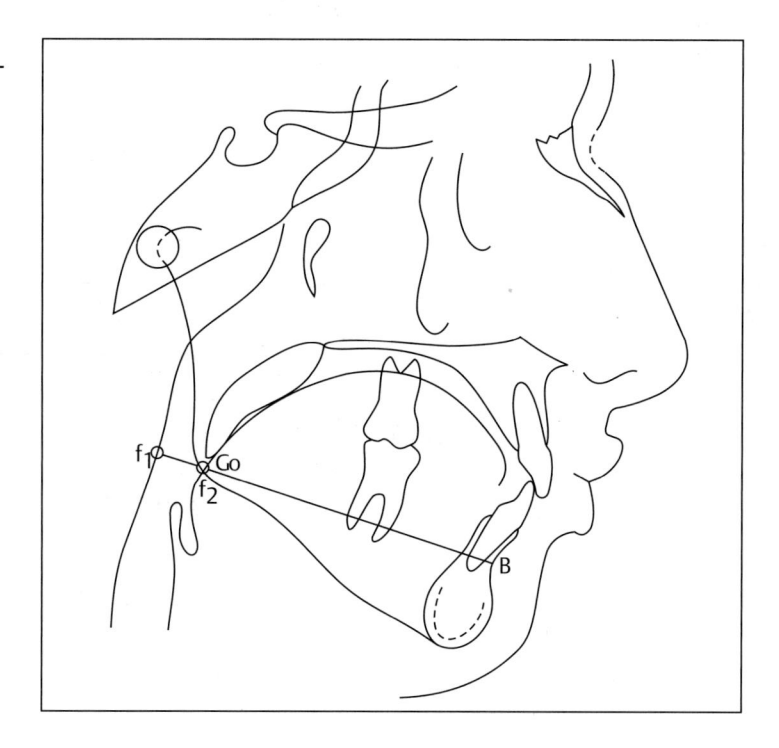

de uma postura mais anterior, com aumento do espaço orofaríngeo, por um lado, e os problemas relacionados com a diminuição desse espaço, como a apneia obstrutiva do sono, por outro lado, já foram adequadamente relatados na literatura.

A relevância de se conhecer os índices de normalidade é poder reconhecer, a partir do diagnóstico orientado pela cefalometria, se o paciente a ser tratado apresenta algum tipo de problema. Com relação à profundidade da orofaringe, o profissional poderá saber se o paciente está dentro da faixa de normalidade: entre 8,76 mm e 14,86 mm para a faixa etária 6-11 anos; entre 9,07 mm e 15,07 mm para a faixa etária 12-17 anos; e entre 9,55 mm e 16,99 mm para a faixa etária 18-23 anos (Quadro 14-3).

Para aqueles pacientes que se encontram fora desses valores, é recomendável que o ortodontista tenha maior atenção quando da anamnese e do exame clínico e, se necessário, faça o encaminhamento para o profissional mais qualificado para o tratamento do problema encontrado. Desta forma, o diagnóstico da anomalia será realizado o mais precocemente possível, e haverá maior integração entre ortodontistas, fonoaudiólogos e otorrinolaringologistas.

QUADRO 14-3
Médias aritméticas ($\bar{X}$) e desvios-padrão (SD) referentes à medida f_1-f_2 (mm) de acordo com a idade.

Faixa etária (anos)	$f_1 - f_2$	
	$\bar{X}$	SD
06-11	11,81	3,05
12-17	12,07	3,00
18-23	13,27	3,72

Fonte: Nuernberg e Vilella, 2006.

BIBLIOGRAFIA

Baik UB, Suzuki M, Ikeda K, Sugawara J, Mitani H. Relationship between cephalometric characteristics and obstructive sites in obstructive apnea syndrome. Angle Orthodont 2002;72:124-134.

Bonham PE, Currier GF, Orr WC et al. The effect of a modified functional applience on obstructive sleep apnea. Am J Orthod Dentofacial Orthop 1988;94:384-392.

Linder-Aronson S. Adenoids. Their effect on mode of breathing and nasal airflown and their relationship to characteristics of the facial skeleton and the dentition. Acta Otolaryngol 1970;265:1-132, Suppl.

Linder-Aronson S, Henrikson CO. Radiocephalometric analisis of anteroposterior nasopharyngeal dimensions in 6 to 12 year-old mouth breathers compared with nose breathers. ORL J Otorhinolaryngol Relat Spec 1973;35:19-29.

Linder-Aronson S, Leighton BC. A longitudinal study of the development of the posterior pharyngeal wall between 3 and 16 years of age. Eur J Orthod 1983;5:47-58.

Linder-Aronson S, Woodside DG. Excess face height malocclusion: etiology, diagnosis and treatment. Carol Stream: Quintessence Publishing, 2000.

McNamara JA. A method of cephalometric evaluation. Am J Orthod 1984;86:449-469.

Nuernberg CHG, Vilella OV. Avaliação cefalométrica da orofaringe. Rev Odonto Ciência 2006;21:370-375.

Trenouth MJ, Timms DJ. Relationship of the functional oropharynx to craniofacial morphology. Angle Orthodont 1999;69:419-423.

Vilella OV. Avaliação do espaço aéreo livre nasofaríngeo através das radiografias cefalométricas de perfil e endoscopia. Rio de Janeiro: Faculdade de Medicina da UFRJ (Tese de Doutorado), 2004.

Vilella OV, Vilella BS, Karsten A, Ianni Filho D, Monteiro AA, Roch HA, Linder-Aronson S. Evaluation of the nasopharyngeal free airway space based on lateral cephalometric radiographs and endoscopy. Orthodontics 2004;1:215-223.

Vilella BV, Vilella OV, Koch HA. Growth of the nasopharynx and adenoidal development in Brazilian subjects. Braz Oral Res 2006;20:70-75.

Superposição de Traçados   Capítulo 15

As superposições de traçados são utilizadas quando se desejam avaliar as modificações decorrentes do crescimento ou do tratamento ortodôntico, por meio de radiografias cefalométricas obtidas num determinado intervalo de tempo (Fig. 15-1).

Para tanto, é necessário selecionar estruturas, pontos e planos estáveis com relação ao crescimento e que não sofram a influência do tratamento ortodôntico, especialmente se na mecânica do tratamento foram utilizadas forças extraorais. Também devem ser consideradas a facilidade de identificação de tais pontos e a simplicidade da técnica, pois, quanto mais simples esta se apresentar, menor será a possibilidade de ocorrerem erros de execução.

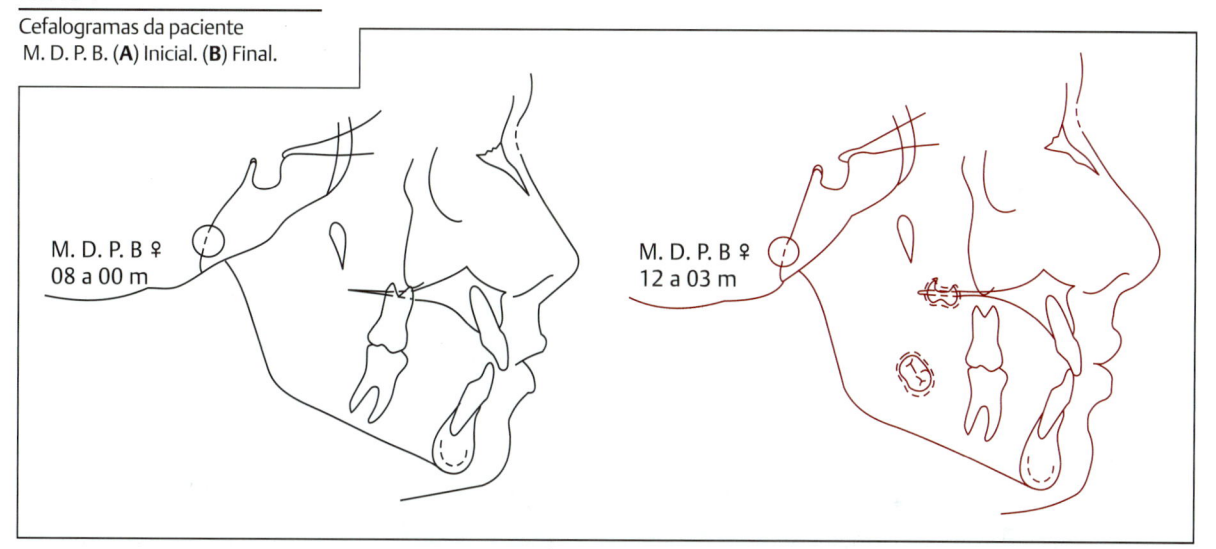

FIG. 15-1
Cefalogramas da paciente M. D. P. B. (**A**) Inicial. (**B**) Final.

Existem inúmeras técnicas de superposição, que podem ser divididas em técnicas totais e técnicas parciais. As superposições totais têm por finalidade avaliar as modificações ocorridas na face, como um todo, enquanto as superposições parciais, da maxila e da mandíbula, objetivam verificar as alterações que aconteceram no próprio osso e na posição dos dentes que eles suportam.

SUPERPOSIÇÕES TOTAIS

Parece ser do senso comum que as técnicas que se baseiam nos contornos ósseos são mais confiáveis que aquelas que tomam como referência apenas dois pontos. Porém, algumas técnicas que apresentam um grau satisfatório de precisão não são utilizadas rotineiramente, em decorrência da dificuldade de execução.

Dentre as técnicas existentes, a superposição sobre o plano do osso esfenoide e a placa cribriforme do osso etmoide (esfenocribriforme), a superposição na linha S-N com registro em S e a superposição na linha S-N com registro em N satisfazem razoavelmente os requisitos já mencionados. As duas primeiras técnicas são utilizadas para avaliar as alterações do crescimento ou do tratamento ortodôntico, irradiando a partir de seus respectivos pontos de registro. Comparando-as, Araújo concluiu que a superposição esfenocribriforme é a mais apropriada para a interpretação dos resultados do tratamento ortodôntico, apesar da superposição na linha S-N com registro em S ser considerada bastante conveniente. A superposição na linha S-N com registro em N revela as modificações ocorridas na face, com relação à posição dos dentes e ao contorno do perfil.

Superposição esfenocribriforme

Esta técnica foi proposta em 1959 por Elmajian, que utilizou como ponto de registro o ponto médio localizado entre as curvaturas das duas grandes asas esfenoidais, marcado sobre o contorno do plano do osso esfenoide e da placa cribriforme do osso etmoide (Fig. 15-2).

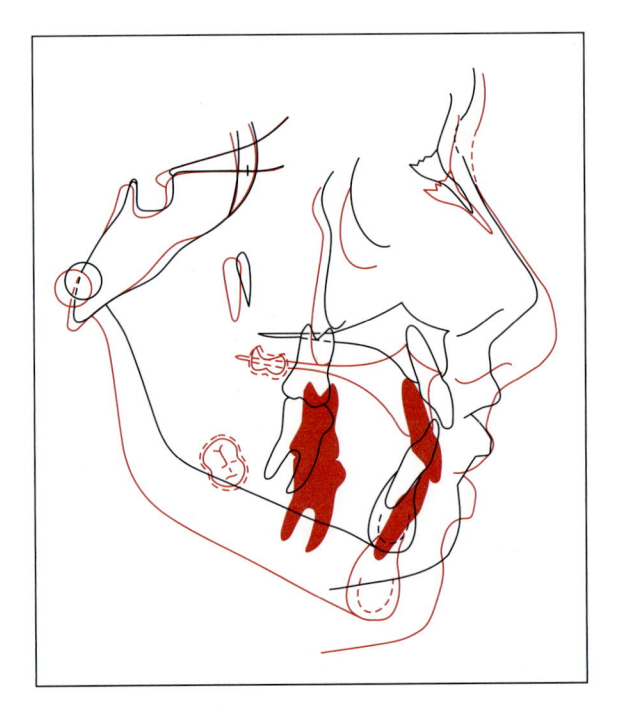

FIG. 15-2

Superposição esfenocribriforme. É possível constatar, de acordo com essa técnica, que o crescimento da paciente foi predominantemente vertical. O ponto S apresentou um pequeno deslocamento para trás, enquanto o ponto N foi projetado para a frente e para baixo. A órbita, o processo zigomático da maxila e a fissura pterigomaxilar foram deslocados para trás e para baixo. A maxila e a mandíbula sofreram rotações no sentido horário.

Estes ossos foram considerados estáveis pelo autor, pois a sutura esfeno-etmoidal se fecha muito cedo e não existe centro de crescimento entre o plano do esfenoide e suas grandes asas. O plano do esfenoide e a placa cribriforme são estruturas sagitais e, portanto, mais estáveis que as estruturas laterais, além de serem facilmente visualizáveis sobre a radiografia cefalométrica. As grandes asas esfenoidais podem ser identificadas radiograficamente como duas linhas curvas e radiopacas, estando sujeitas a um alongamento, maior ou menor, dependendo da posição da cabeça no cefalostato. As prováveis distorções, entretanto, serão minimizadas pela escolha do ponto médio entre as duas imagens.

Superposição na linha S-N com registro em S

A utilização da linha S-N como plano de superposição foi descrita por Broadbent, em 1931, que preconizou seu uso somente quando não houvesse ocorrido aumento no seu comprimento. Com o passar do tempo, no entanto, passou a ser indiscriminadamente empregada, tornando-se talvez o mais usual dentre os planos de superposição (Fig. 15-3).

Esta aceitação deveu-se, principalmente, à facilidade de execução da técnica, associada ao fato da referida linha estar localizada no plano médio-sagital da cabeça, sofrendo pouca alteração nas diferentes tomadas radiográficas, ser constituída por pontos facilmente identificáveis e representar a base craniana anterior.

Vários autores acreditam que a linha S-N é estável o suficiente para ser utilizada como plano de superposição, apesar de existirem suturas em atividade entre esses dois pontos, as quais são responsáveis pelo incremento da distância entre ambos, durante o crescimento. As alterações mais frequentes parecem ser um pequeno deslocamento para baixo e para trás do ponto S, causado pela remodelação da parede dorsal da sela túrcica, e um deslocamento bem maior do ponto N, para a frente e para cima, ou para a frente e para baixo.

FIG. 15-3

Superposição na linha S-N com registro em S. Essa técnica mostrou que houve predominância do crescimento vertical sobre o horizontal. A órbita e o processo zigomático da maxila foram projetados para trás e para baixo. A fissura pterigomaxilar sofreu um discretíssimo deslocamento posterior.

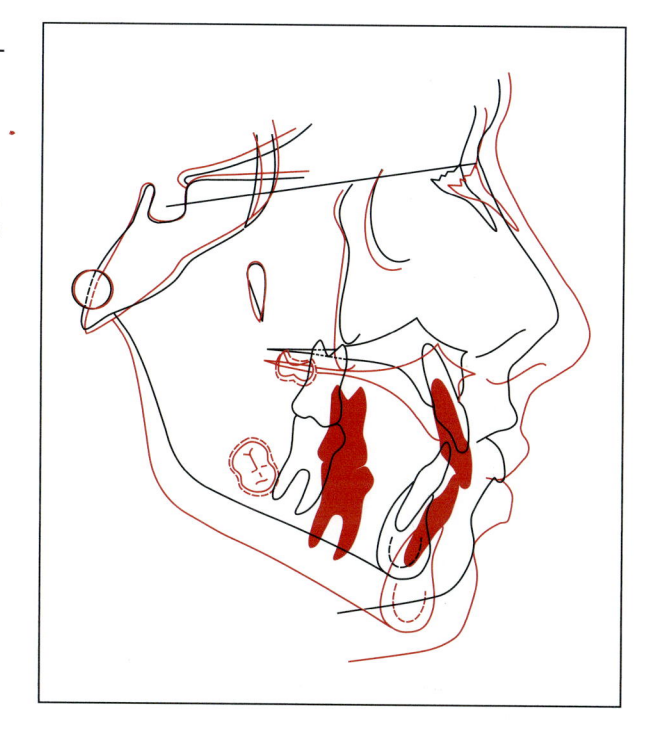

Superposição na linha S-N com registro em N

As modificações nas posições dos dentes, e principalmente no contorno do perfil facial, podem ser facilmente analisadas por meio desta técnica, embora tal avaliação possa estar sujeita às variações no comportamento da linha S-N (Fig. 15-4).

FIG. 15-4

Superposição na linha S-N com registro em N. Ocorreu o crescimento para a frente e para baixo do nariz. A relação labial melhorou em consequência da correção do trespasse horizontal entre os incisivos superiores e inferiores.

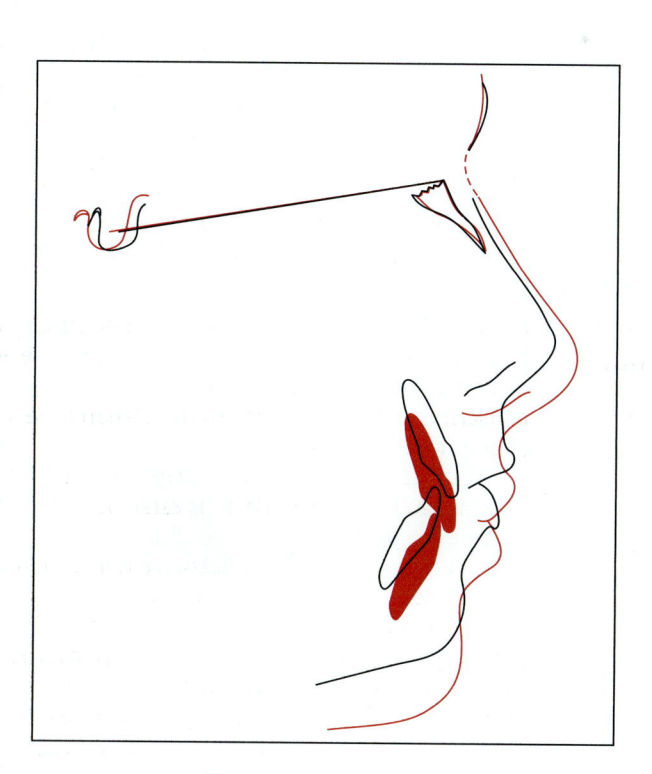

SUPERPOSIÇÕES PARCIAIS

As superposições parciais são utilizadas quando se desejam avaliar as mudanças específicas da maxila e da mandíbula, pois as superposições totais mostram apenas as alterações faciais como um todo.

Superposição da maxila sobre Ptm

O ponto Ptm foi utilizado como registro para a superposição parcial da maxila por Björk, em 1955. Esse autor preconizava a superposição na linha S-N e, a seguir, deslizava um traçado sobre o outro, mantendo o paralelismo entre essas linhas. Porém, como os pontos S e N não são absolutamente estáveis, a confiabilidade deste procedimento executado por Björk é questionável, pois pode transferir para a maxila uma inclinação que, originalmente, pertence à linha S-N.

Como alternativa, superpõem-se os contornos do osso esfenoide e da placa cribriforme do osso etmoide, utilizando como registro o ponto médio entre as grandes asas esfenoidais. Em seguida, executa-se o deslizamento vertical de um traçado sobre o outro, mantendo-se a *inclinação* que as linhas S-N apresentam entre si, até que o vértice da fissura pterigomaxilar coincida nos dois traçados (Fig. 15-5).

Diversos autores concordam que o mecanismo principal de crescimento horizontal da maxila é a aposição óssea na tuberosidade maxilar, responsável pelo espaço no arco dentário superior para a erupção dos dentes posteriores. Como a fissura pterigomaxilar é constituída, na sua porção anterior, pela tuberosidade maxilar e, posteriormente, pela curvatura anterior do processo pterigoide do osso esfenoide, acredita-se que esta última estrutura atue como um apoio para o osso depositado, projetando a maxila para a frente. Aceitando-se esta proposição como verdadeira, a presente técnica pode ser considerada valiosa para a verificação das modificações anteroposteriores ocorridas na posição da maxila.

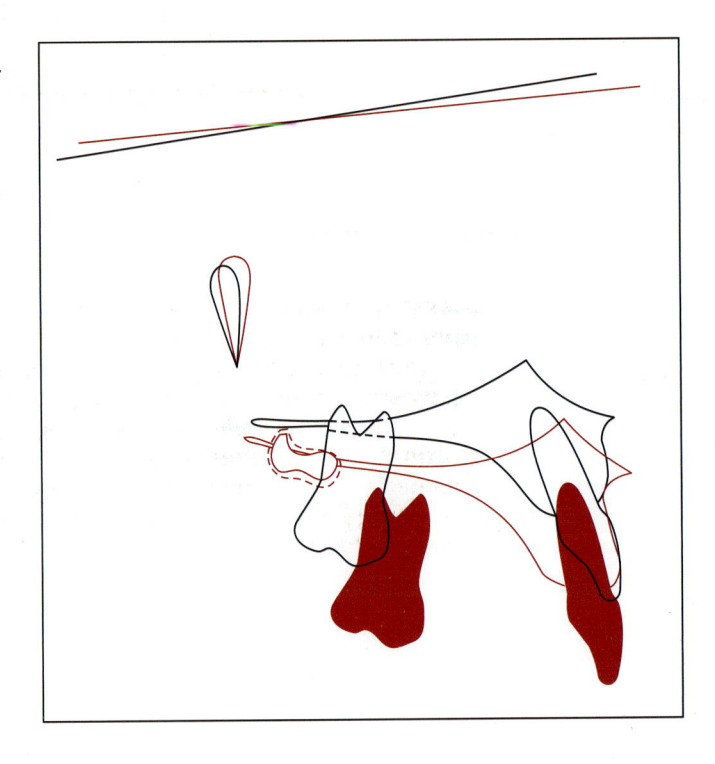

FIG. 15-5
Superposição da maxila sobre Ptm. Essa técnica revelou que a maxila foi girada no sentido horário, sendo deslocada para baixo. Ocorreu ainda crescimento no nível das espinhas nasais anterior e posterior.

Superposição da maxila sobre o contorno do processo zigomático

Superpõem-se os contornos do osso esfenoide e da placa cribriforme do osso etmoide, utilizando como registro o ponto médio entre as grandes asas esfenoidais, procedendo-se, logo após, o deslizamento de um traçado sobre o outro. Deve-se ter o cuidado de manter a inclinação que as linhas S-N apresentam entre si, até que haja coincidência das bordas anteriores do contorno do processo zigomático da maxila (Fig. 15-6).

É questionável a estabilidade do processo zigomático no sentido vertical, ao passo que parece consensual a acertiva de que esta estrutura normalmente se desloca para trás, enquanto o arco dentário se desloca para a frente, no sentido anteroposterior. Tal comportamento parece recomendar a utilização desta técnica, preferencialmente, para a avaliação das alterações verticais da maxila.

FIG. 15-6
Superposição da maxila sobre o processo zigomático. A maxila foi girada no sentido horário. Houve crescimento apenas no nível da espinha nasal posterior.

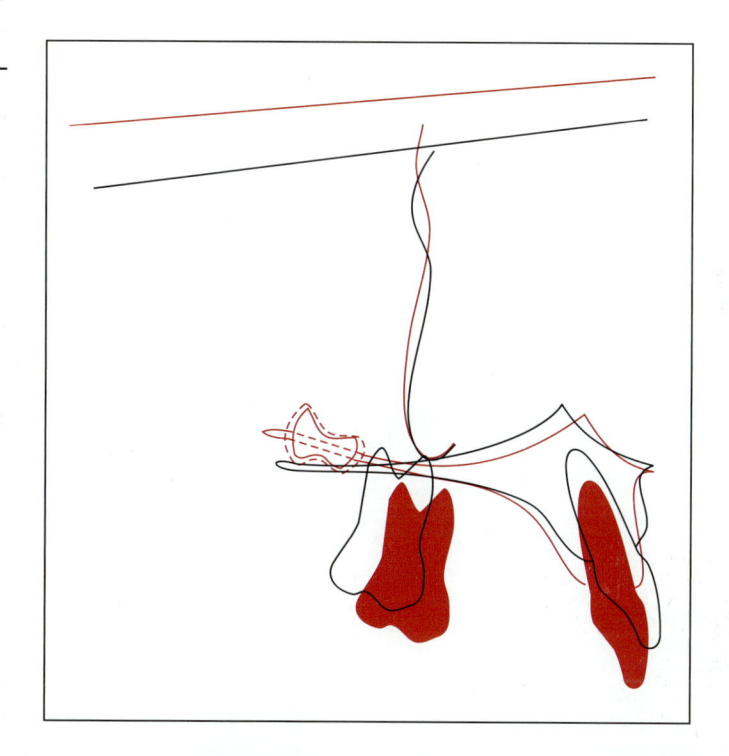

Superposição da maxila sobre o plano palatal com registro em ENA

Tem por finalidade avaliar as modificações ocorridas nas posições dos dentes superiores. Foi descrita por Brodie, em 1941 (Fig. 15-7).

Como o crescimento vertical da maxila ocorre por aposição óssea no processo alveolar (e também no complexo sutural), e o crescimento horizontal acontece basicamente por aposição na região da tuberosidade, a superposição sobre o plano palatal visa anular o deslocamento vertical, ao passo que o registro sobre o ponto mais anterior da espinha nasal anterior (ENA) pretende anular os efeitos do crescimento anteroposterior, para que as modificações dentárias possam ser verificadas.

FIG. 15-7
Superposição da maxila sobre o plano palatal com registro em ENA. Ocorreram extrusão e mesialização do primeiro molar superior. O incisivo central superior foi extruído e ligeiramente verticalizado.

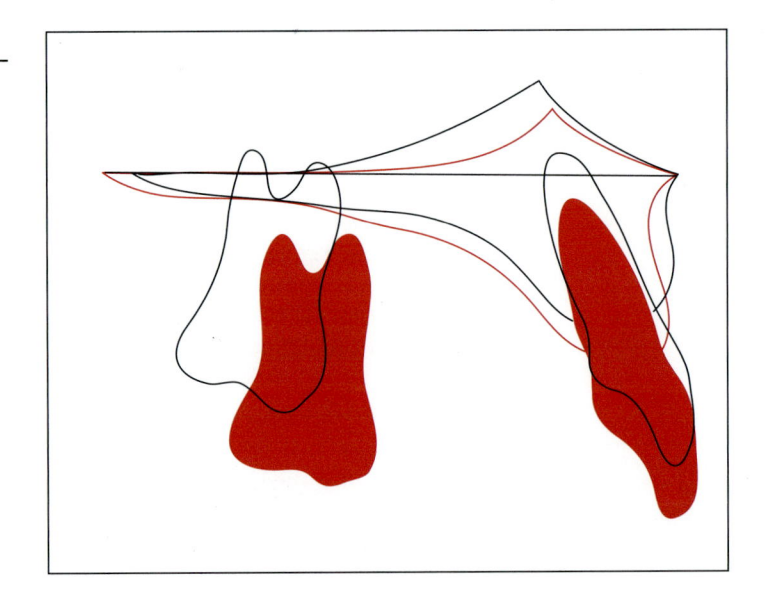

Superposição da maxila sobre seu próprio contorno ósseo (*BEST FIT*)

Esta técnica não apresenta pontos de registro, nem horizontal, nem vertical. É realizada a partir da melhor superposição sobre o contorno ósseo da maxila possível de ser obtida (Fig. 15-8).

Tem por finalidade avaliar tanto as alterações esqueléticas (principalmente a remodelação do contorno ósseo maxilar) quanto as modificações dentárias, decorrentes do crescimento ou do tratamento ortodôntico.

FIG. 15-8
Superposição da maxila sobre o seu próprio contorno ósseo (*best fit*). Ocorreram extrusão, mesialização e leve verticalização do primeiro molar superior. O incisivo superior foi extruído e ligeiramente projetado. Houve crescimento no nível da espinha nasal anterior e da espinha nasal posterior.

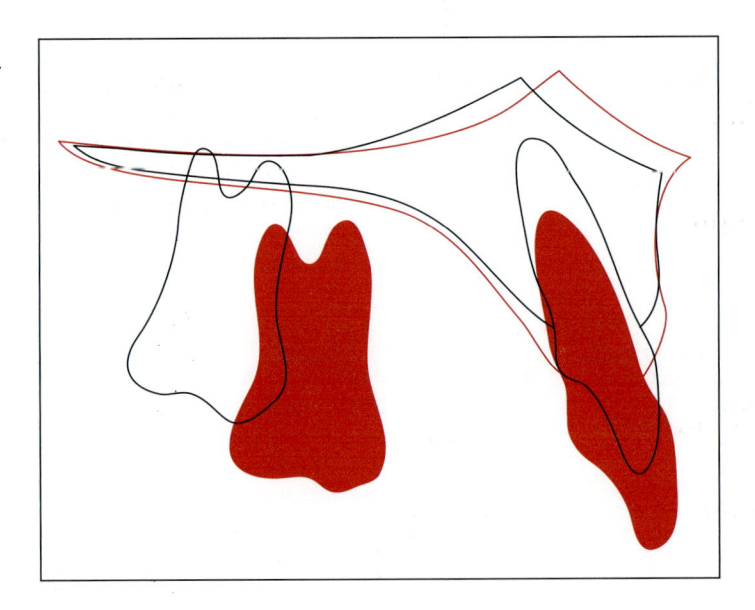

Superposição da mandíbula sobre Ar

Esta técnica é realizada por meio da superposição no contorno do osso esfenoide e da placa cribriforme do osso etmoide, utilizando como registro o ponto médio entre as grandes asas esfenoidais. Desliza-se um traçado sobre o outro, mantendo-se a inclinação que as linhas S-N apresentam entre si, até que os pontos Ar dos dois traçados coincidam (Fig. 15-9).

Tem por objetivo avaliar o crescimento da mandíbula (horizontal e vertical), utilizando o ponto Ar como registro. Este ponto está localizado na interse-

FIG. 15-9

Superposição da mandíbula sobre Ar. A mandíbula apresentou um pequeno crescimento horizontal e um grande crescimento vertical. O crescimento horizontal foi mascarado pela rotação da mandíbula no sentido horário.

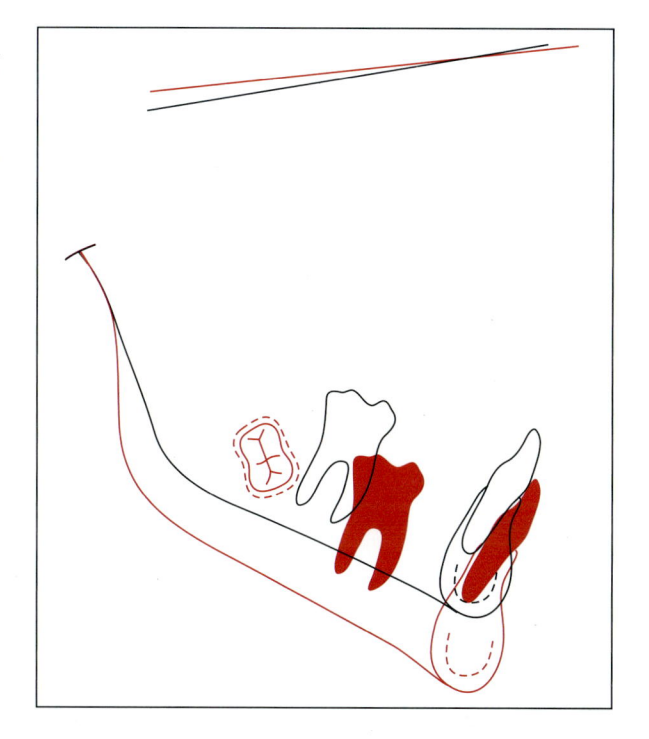

ção do contorno posterior do côndilo mandibular com a base do osso occipital, e representa os processos condilares, dada a dificuldade de visualizá-los sobre a radiografia cefalométrica obtida em norma lateral.

Superposição da mandíbula sobre a borda inferior com registro na cortical interna da sínfise

É executada por meio da superposição sobre a cortical interna da sínfise, mantendo-se as bordas inferiores da mandíbula também superpostas (Fig. 15-10).

Tem por finalidade avaliar a movimentação dentária que ocorreu no arco inferior, empregando como registro a região mais anterior e inferior da mandíbula. Desta forma, procura-se anular a influência do crescimento, para que as alterações nas posições dos dentes sejam mais bem analisadas.

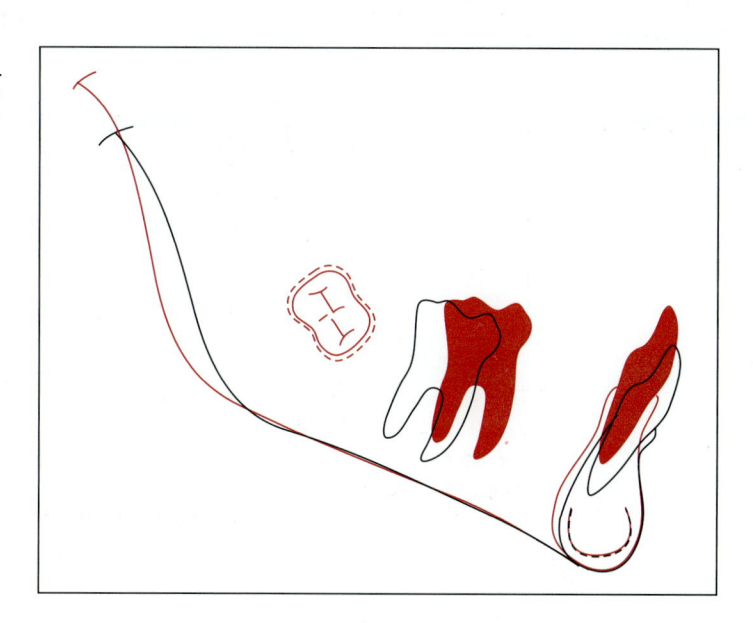

FIG. 15-10

Superposição da mandíbula sobre a borda inferior com registro na cortical interna da sínfise. Ocorreram verticalização e mesialização do primeiro molar inferior. O incisivo central inferior foi extruído e ligeiramente verticalizado.

BIBLIOGRAFIA

Araújo TM. Cefalometria – conceitos e análises. Rio de Janeiro: Faculdade de Odontologia da UFRJ (Tese de Mestrado), 1983.

Artese FRG. Estudo comparativo das superposições cefalométricas totais e parciais. Rio de Janeiro: Faculdade de Odontologia da UFRJ (Tese de Mestrado), 1995.

Björk A. Facial growth in man, studied with the aid of metallic implants. Acta Odont Scand 1955;13:9-34.

Broadbent HB. A new X-ray technique and its application to orthodontia. Angle Orthodont 1931;1:45-66.

Brodie AG. On the growth pattern of the human head - from the third month to the eight year of life. Am J Anat 1941;68:209-262.

Elmajian KE. A serial study of facial growth as related to cranial base morphology. Seatle (WA): Universidade de Washington (Tese de Mestrado), 1959. p. 64.

Souza GP. As superposições cefalométricas parciais na verificação do tratamento ortodôntico. Rio de Janeiro: Faculdade de Odontologia da UFRJ (Tese de Mestrado), 1980.

Cefalometria Clínica

CAPÍTULO 16

Atualmente existem inúmeras análises cefalométricas capazes de fornecer ao ortodontista o auxílio necessário para o diagnóstico das anomalias dentocraniofaciais e também para o planejamento da terapia ortodôntica. Diante deste quadro, podem surgir algumas indagações sobre qual a melhor análise, ou sobre qual análise deve ser utilizada num determinado caso.

Entretanto, a pergunta mais pertinente deveria ser:

– Qual o conjunto de medidas cefalométricas que deve ser selecionado para que se alcance esses dois objetivos (diagnóstico e planejamento)?

Parece lógico que o ortodontista deve, antes, familiarizar-se com um conjunto de medidas e conseguir interpretá-las corretamente, em vez de lançar mão de diversas análises, muitas vezes sem um conhecimento mais profundo sobre as ferramentas que está utilizando.

Não se pode medir a capacidade de um profissional pelo número de análises ou de medidas cefalométricas que ele conhece, e sim pelo uso que faz daquelas que domina.

Em outras palavras, o que está sendo sugerido aqui é a criação de um padrão, composto por medidas cefalométricas que, em conjunto, possam ajudar a estabelecer o diagnóstico e guiar o plano de tratamento.

Algumas medidas da análise de Steiner (Capítulo 8) encaixam-se perfeitamente dentro desta proposta. Muitas delas foram preconizadas originalmente por outros autores, como Riedel, Downs, Thompson, Margolis e Wylie, e acabaram sendo recrutadas por Steiner justamente por se adequarem aos seus propósitos: construir uma análise cefalométrica que facilitasse o diagnóstico e o planejamento. Ao adicionar medidas de sua própria autoria, Steiner criou um sistema dinâmico, abrangente e simples, que, com o tempo, tornou-se universalmente conhecido e aceito.

Portanto, pode-se começar a construção do padrão com as seguintes medidas: SNA, SNB, ANB, SND, GoGn.SN, Ocl.SN, $\underline{1}$.NA (graus), $\underline{1}$-NA (mm), $\overline{1}$.NB (graus), $\overline{1}$-NB (mm), $\underline{1}.\overline{1}$, Pog-NB, S-LS e S-LI.

De acordo com os valores encontrados, o ortodontista deverá estar apto a realizar um resumo do diagnóstico, respondendo a questões como:

1. **Padrão esquelético:** tomando por base os valores dos ângulos SNA, SNB, ANB e SND. Porém, é importante lembrar que a inclinação da linha SN influencia os valores desses ângulos.
2. **Padrão dentário:** tomando por base os valores das medidas $\underline{1}$.NA (graus), $\underline{1}$-NA (mm), $\overline{1}$.NB (graus), $\overline{1}$-NB (mm) e $\underline{1}.\overline{1}$.
3. **Padrão de crescimento:** tomando por base o valor da medida GoGn.SN. Da mesma forma que ocorre com a interpretação do padrão esquelético, o grau de inclinação da linha SN deve ser considerado, pois tem influência direta sobre o valor do ângulo do plano mandibular.
4. **Análise do perfil:** tomando por base os valores das medidas S-LS e S-LI.

Além desses itens, deve-se acrescentar:

5. **Classificação de Angle:** esta classificação das maloclusões, publicada em 1899 no periódico *Dental Cosmos*, permanece em uso até os dias de hoje, por causa de atributos como simplicidade e praticidade. É um excelente veículo para a comunicação entre os profissionais.

6. **Observações:** informações referentes ao grau de inclinação da linha SN, à ausência de elementos dentários e outras observações pertinentes devem ser citadas.

Para a planificação do tratamento ortodôntico, o primeiro passo é a resolução da análise de Steiner (Capítulo 8). A partir dos valores iniciais das medidas ANB, $\underline{1}$.NA (graus), $\underline{1}$-NA (mm), $\overline{1}$.NB (graus), $\overline{1}$-NB (mm) e Pog-NB "problema", é possível obter-se a "solução", de acordo com a proposta do quadro "compromissos aceitáveis" e a "individualização", se for o caso. O quadro "arco inferior + e" completa as informações referentes ao planejamento.

Para contornar as limitações do ângulo ANB como indicador da discrepância anteroposterior entre a maxila e a mandíbula, o valor da distância linear AO-BO (análise de Wits), preconizada por Jacobson (Capítulo 9), pode ser utilizado.

Três medidas preconizadas por Downs (Capítulo 5) também são bastante úteis: o ângulo facial, o ângulo de convexidade e o ângulo do eixo Y. O ângulo facial expressa o grau de protrusão ou retrusão mandibular. Analisado juntamente com os ângulos SNB e SND, ajuda a estabelecer a posição anteroposterior da mandíbula. O ângulo de convexidade mede o grau de protrusão da maxila com relação ao perfil total. Em associação com o ângulo facial, estabelece a tipologia facial. O ângulo do eixo Y expressa a direção de crescimento da face. Analisado em conjunto com o ângulo GoGn.SN facilita a compreensão do padrão de crescimento, que pode ser proporcional, predominantemente horizontal ou predominantemente vertical.

O estudo das proporções faciais, conforme descrito por Wylie e Johnson (Capítulo 3), tem grande importância clínica para os ortodontistas, pois auxilia o diagnóstico e direciona o planejamento dos casos, o que justifica sua inclusão.

A análise das vias aéreas (Capítulo 14) pode revelar possíveis obstruções aos níveis da nasofaringe e/ou da orofaringe. A distância linear ENP-ad$_2$ deve ser a medida de escolha para a verificação da amplitude do espaço nasofaríngeo, pois apresentou concordância estatisticamente perfeita quando comparada com o exame de endoscopia da nasofaringe, adotado como padrão-ouro. A distância linear f_1-f_2 pode revelar o estreitamento do espaço orofaríngeo, capaz de dar origem a problemas como a apneia obstrutiva do sono. Por outro lado, o aumento desta distância sugere um posicionamento mais anterior da língua, que pode ser causado por um hábito postural ou pela hipertrofia das tonsilas palatinas.

Tweed propôs uma análise (Capítulo 6) extremamente simples e, por este motivo, facilmente assimilável. Os valores dos ângulos FMA, FMIA e IMPA, que compõem o triângulo de diagnóstico facial, devem ser anotados. A inclinação final dos incisivos inferiores deve ser calculada de acordo com os postulados da análise. A soma dos valores da discrepância de modelo e da discrepância cefalométrica determinará a necessidade, ou não, de extrações dentárias.

Entretanto, em muitos casos, haverá um conflito entre os planos de tratamento recomendados pelas análises de Tweed e Steiner. Para evitar que um mesmo paciente possua dois planejamentos distintos com respeito à terapia ortodôntica, optou-se por individualizar a análise de Tweed, de acordo com os parâmetros ditados pela análise de Steiner.

Para tanto, é necessário que se crie um quadro semelhante ao quadro "Arco inferior + e –" da análise de Steiner, contendo os seguintes itens: "discrepância dentária", "discrepância radiográfica", "curva de Spee", "mecânica" e "extrações/desgastes". Neste caso, a discrepância radiográfica deve ser individualizada.

Este conjunto de medidas completa o padrão proposto, o qual pode ser sintetizado numa ficha cefalométrica (Fig. 16-1).

O caso clínico da paciente M. R. A. (Fig. 16-2) servirá para exemplificar o preenchimento da ficha (Fig. 16-3). A paciente apresenta 12 anos e 3 meses de idade, maloclusão de Classe I (Angle) e respiração bucal. A discrepância de modelo é igual a zero, e a curva de Spee consumirá 1 mm para ser nivelada.

FIG. 16-1

Ficha cefalométrica.

NOME: **SEXO:**

	VALORES NORMAIS	IDADE			DIAGNÓSTICO
ANÁLISE DE STEINER					Padrão esquelético:
SNA	82°				
SNB	80°				
ANB	2°				Padrão dentário:
SND	76/77°				
GoGn.SN	32°				
Ocl.SN	14°				Padrão de crescimento:
1̄.NA	22°				
1-NA	4 mm				Classificação de Angle:
1̄.NB	25°				
1̄-NB	4 mm				Análise do perfil:
1.1̄	131°				
Pog-NB	---				Observações:
S-LS	0 mm				
S-LI	0 mm				
ARCO INFERIOR		+	−		
Discrepância					
Expansão					
Recolocação do 1̄					
Recolocação do 6̄					
Curva de Spee					
Mecânica					
Extrações/Desgastes					
TOTAL					
DIFERENÇA					

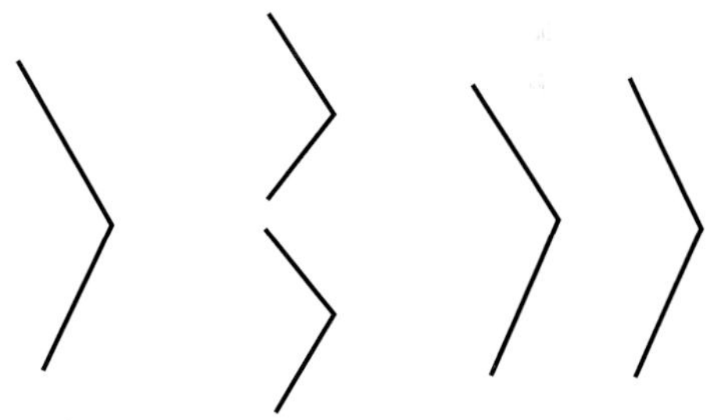

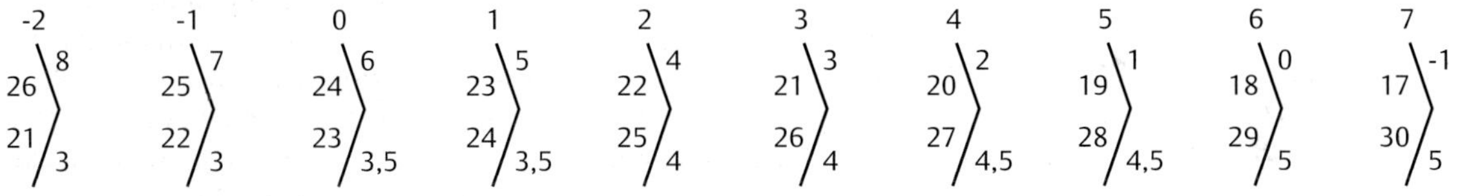

-2	-1	0	1	2	3	4	5	6	7
26 \8/ 21 /3	25 \7/ 22 /3	24 \6/ 23 /3,5	23 \5/ 24 /3,5	22 \4/ 25 /4	21 \3/ 26 /4	20 \2/ 27 /4,5	19 \1/ 28 /4,5	18 \0/ 29 /5	17 \-1/ 30 /5

	ANÁLISE DE WITS				
AO-BO	−1 mm/0 mm (M/F)				
ANÁLISE DE DOWNS (RESUMO)					
Ângulo do eixo Y	59,4° (média)				
Ângulo facial	87,8° (média)				
Ângulo de convexidade	0,0° (média)				
ANÁLISE DAS PROPORÇÕES FACIAIS					
Altura facial inferior (WYLIE)	55%				
ANÁLISE DAS VIAS AÉREAS					
Distância ENP-ad$_2$	(mm)				
Distância f$_1$-f$_2$	(mm)				
ANÁLISE DE TWEED					
FMA	25°				
FMIA	68°				
IMPA	87°				
Discrepância dentária					
Discrepância radiográfica					
Curva de Spee					
Mecânica					
Extrações/Desgastes					
TOTAL					

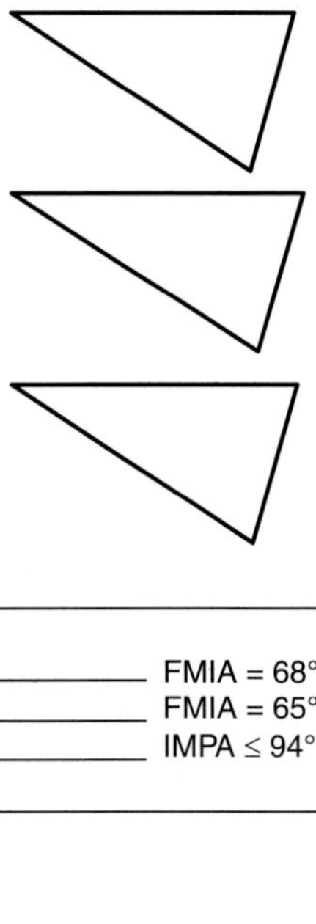

FMA = 25° ± 4° _____ FMIA = 68°
FMA ≥ 30° _____ FMIA = 65°
FMA ≤ 20° _____ IMPA ≤ 94°

FIG. 16-2
Traçado cefalométrico da paciente M. R. A.

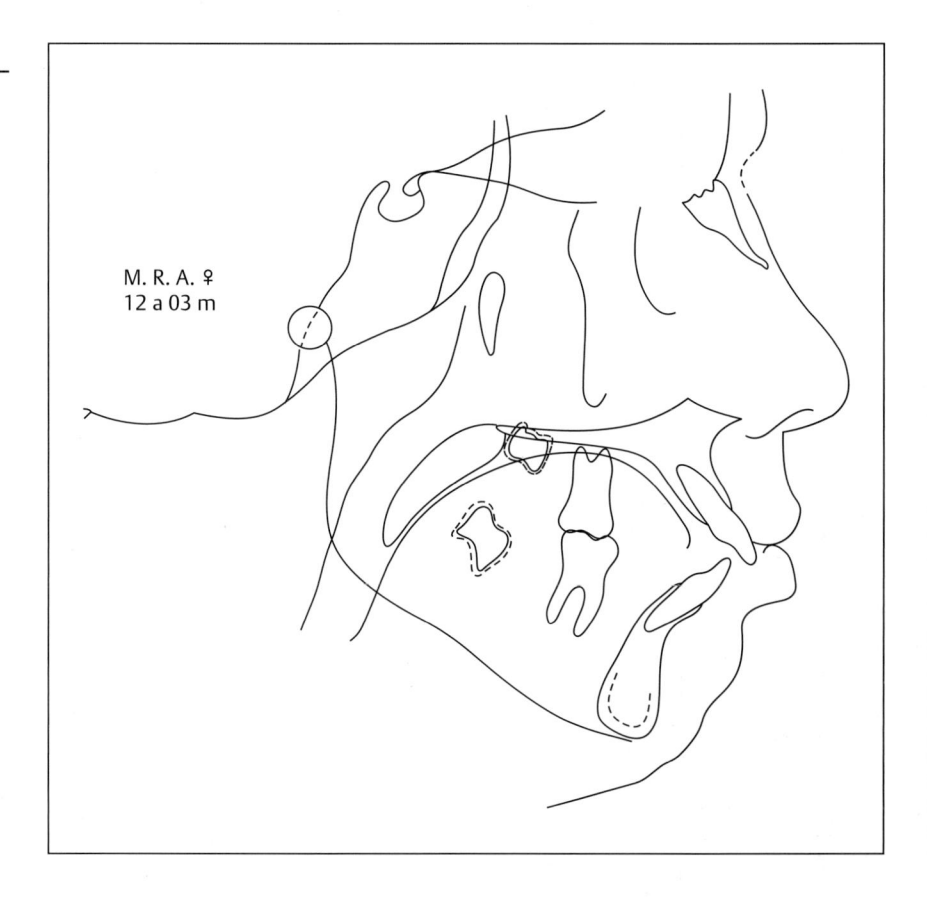

M. R. A. ♀
12 a 03 m

O valor do ângulo ANB (5°) indica a existência de discrepância entre o posicionamento anteroposterior da maxila e da mandíbula. O aumento da distância AO-BO (3,5 mm) da análise de Wits corrobora a afirmação anterior. Observando-se os valores dos ângulos SNA (86°) e SNB (80°), pode-se concluir que a discrepância anteroposterior se deve à protrusão da maxila, pois a mandíbula encontra-se numa posição normal com relação à base do crânio. O valor aumentado do ângulo da convexidade (11°) e o valor do ângulo facial (86°), dentro da variação da normalidade, ajudam a confirmar este quadro.

Os valores das medidas 1-NA (10 mm), 1̄-NB (13 mm), 1.NA (37°), 1̄.NB (44°) e do IMPA (110°), bastante acima do normal, e a diminuição do valor do ângulo interincisal (93°) revelam a presença de uma biprotrusão dentária.

Os valores aumentados dos ângulos GoGn.SN (35°), FMA (30°) e do eixo Y (64°) indicam que o padrão de crescimento é provavelmente vertical. A percentagem da altura facial inferior (59%) com relação à altura facial total também está aumentada.

O perfil da paciente é convexo. Os lábios superior e inferior ultrapassam a linha "S" de Steiner, o que é confirmado pelas distâncias S-LS (4 mm) e S-LI (7 mm) aumentadas.

As vias aéreas, nasofaríngeas e orofaríngeas, estão desobstruídas, conforme pode ser constatado pela análise dos valores das medidas ENP-ad$_2$ (15,3 mm) e f$_1$-f$_2$ (13,9 mm). Mesmo assim, a paciente é respiradora bucal, e deve ser encaminhada ao médico especialista em otorrinolaringologia. Problemas como rinite alérgica, desvio de septo, hipertrofia idiopática da coana, rinite vasomotora e hábito também podem concorrer para o estabelecimento da respiração bucal, e não são passíveis de diagnóstico por meio da avaliação cefalométrica.

FIG. 16-3

Ficha cefalométrica preenchida com os valores das medidas cefalométricas da paciente M. R. A.

NOME: M.R.A.   **SEXO: F**

	VALORES NORMAIS	IDADE			DIAGNÓSTICO
ANÁLISE DE STEINER		12a 03 m			Padrão esquelético:
SNA	82°	85°			Protusão maxilar
SNB	80°	80°			
ANB	2°	5°			Padrão dentário:
SND	76/77°	76°			Biprotusão
GoGn.SN	32°	35°			
Ocl.SN	14°	15°			Padrão de crescimento:
1̄.NA	22°	37°			Predominantemente vertical
1-NA	4 mm	10 mm			Classificação de Angle:
1̄.NB	25°	44°			Classe I
1̄.NB	4 mm	13 mm			Análise do perfil:
1.1̄	131°	93°			Convexo
Pog-NB	---	1 mm			Observações:
S-LS	0 mm	4 mm			Respiração bucal
S-LI	0 mm	7 mm			
ARCO INFERIOR		+	−		
Discrepância					
Expansão					
Recolocação do 1̄		20 16			
Recolocação do 6̄					
Curva de Spee			1		
Mecânica		1 6			
Extrações/Desgastes	(Classe III)	15 16	5		
TOTAL		22	22		
DIFERENÇA		ZERO			

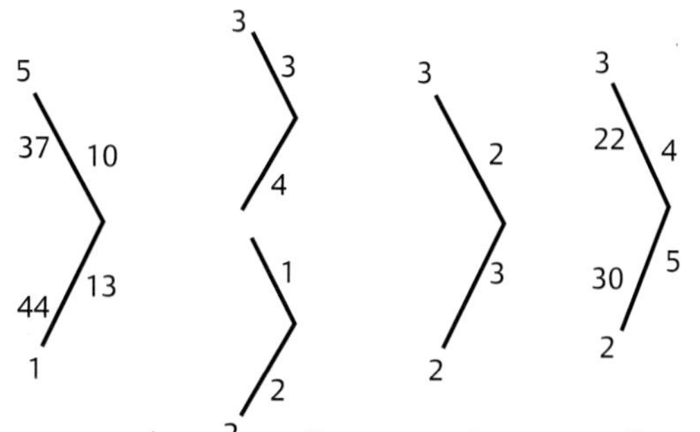

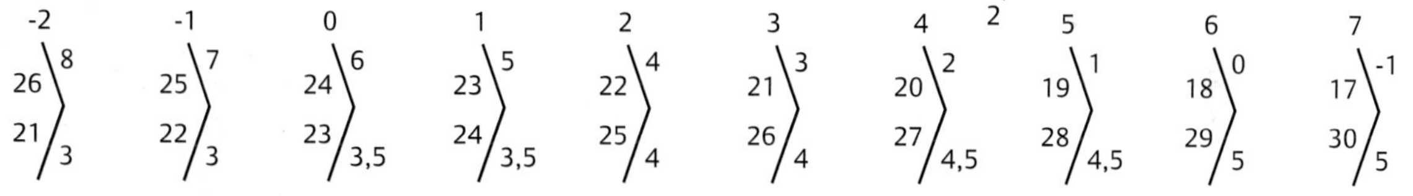

	ANÁLISE DE WITS				
AO-BO	−1 mm/0 mm (M/F)	3,5 mm			
ANÁLISE DE DOWNS (RESUMO)					
Ângulo do eixo Y	59,4° (média)	64°			
Ângulo facial	87,8° (média)	86°			
Ângulo de convexidade	0,0° (média)	11°			
ANÁLISE DAS PROPORÇÕES FACIAIS					
Altura facial inferior (WYLIE)	55%	59,5°			
ANÁLISE DAS VIAS AÉREAS					
Distância ENP-ad2	(mm)	15,3 mm			
Distância f1-f2	(mm)	13,9 mm			
ANÁLISE DE TWEED					
FMA	25°	30°			
FMIA	68°	40°			
IMPA	87°	110°			
Discrepância dentária					
Discrepância radiográfica		20 16			
Curva de Spee			1		
Mecânica		1 6			
Extrações/Desgastes		15 16	5		
TOTAL		22	22		

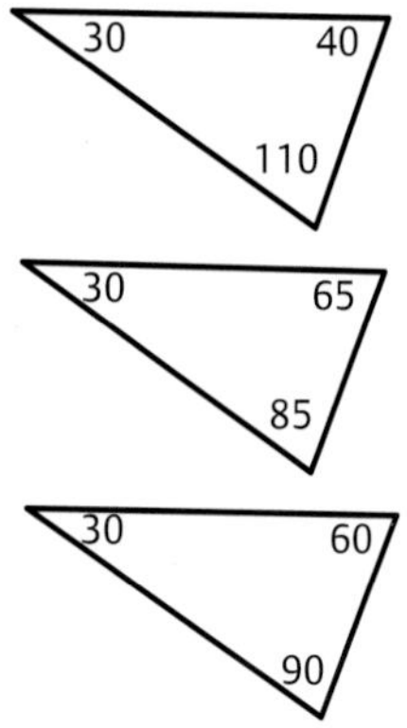

FMA = 25° ± 4° _____ FMIA = 68°
FMA ≥ 30° _____ FMIA = 65°
FMA ≤ 20° _____ IMPA ≤ 94°

A resolução da Análise de Steiner indica que os incisivos inferiores devem ser movimentados para lingual, havendo a necessidade de extrações dentárias. Entretanto, o valor final da medida $\overline{1}$-NB (3 mm) não é o ideal para o caso, pois o perfil da paciente se tornaria excessivamente côncavo. Após a individualização, concluiu-se que o ponto mais proeminente da coroa do incisivo central inferior deverá ficar localizado 5 mm à frente da linha NB. Neste caso, a diferença entre as medidas $\overline{1}$-NB e Pog-NB será de 3 mm, (5 mm-2 mm), a máxima tolerada, de acordo com Holdaway (Capítulo 8), e a recolocação será de 8 mm (13 mm-5 mm), perfazendo um total de 16 mm para os dois hemiarcos.

Para que esse valor possa ser alcançado, será necessário intensificar a mecânica de Classe III, pois nenhum espaço conseguido com as extrações dos primeiros pré-molares poderá ser perdido, e será necessário ainda realizar 1 mm de desgastes interproximais *(stripping)*. Portanto, recursos como intensificação do uso dos elásticos com orientação de Classe III, preparo de ancoragem, placa lábio-ativa, aparelho extraoral aplicado sobre o arco inferior ou mini-implantes deverão ser adotados.

Para que as duas análises apontem numa única direção de planejamento ortodôntico, a análise de Tweed deverá ser individualizada, obedecendo às mesmas premissas utilizadas no caso da análise de Steiner.

Como o FMA da paciente é igual a 30°, o FMIA proposto deve ser de 65°. Desta forma, a recolocação dos incisivos inferiores seria de 25° (IMPA = 85°), o que consumiria um total de 20 mm (25° × 0,8) nos dois hemiarcos. Porém, de acordo com a análise de Steiner, a recolocação deverá ser de apenas 16 mm, o que corresponde a 20° (16 mm/0,8). Desta forma, o FMIA individualizado será igual a 60°, enquanto o IMPA ficará em 90°.

CONSIDERAÇÕES FINAIS

É importante que o ortodontista não elabore seu plano de tratamento baseando-se apenas em medidas individuais, comparando-as com os índices de normalidade, mas observe todo o conjunto de medidas do paciente, isto é, o padrão, para que possa perceber a maloclusão como um todo, diagnosticando corretamente a origem do problema a ser tratado. Em outras palavras, é necessário verificar o relacionamento de todas as medidas utilizadas na análise cefalométrica entre si. Também é relevante atentar para as informações fornecidas por outros meios de diagnóstico, como os exames clínico e fotográfico, histórico médico-familiar, modelos de estudo e radiografias complementares (intraorais, extraorais e, em alguns casos, de punho e mão, para a análise do crescimento).

Desta forma, equívocos poderão ser evitados e a cefalometria poderá funcionar perfeitamente como o guia valoroso que permitirá que o clínico feche o diagnóstico e planifique o tratamento dos seus pacientes.

BIBLIOGRAFIA

Angle EH. Classification of malocclusion. Dental Cosmos 1899;41:248-264.

Downs WB. Variations in facial relationship: their significance in treatment and prognosis. Am J Orthod 1948;4:812-840.

Downs WB. The role of cephalometric in orthodontic case analysis and diagnosis. Am J Orthod 1952;38:162-182.

Downs WB. Analysis of dentofacial profile. Angle Orthodont 1956;26:191-212.

Holdaway RA. Changes in relationship of points A and B, during orthodontic treatment. Am J Orthod 1956;42:176-193.

Jacobson A. The "wits" appraisal of jaw disharmony. Am J Orthod 1975:125-138.

Jorge EVF, Mucha JN. A determinação do padrão esquelético através das medidas ANB e WITS. Rev SBO 1996;3:7-11.

Linder-Aronson S. Adenoids. Their effect on mode of breathing and nasal airflown and their relationship to characteristics of the facial skeleton and the dentition. Acta Otolaryngol 1970; 265:1-132, Suppl.

Nuernberg CHG, Vilella OV. Avaliação cefalométrica da orofaringe. Odonto Ciência 2006; 21:370-375.

Steiner CC. Cephalometrics for you and me. Am J Orthod 1953;39:729-755.

Steiner CC. Cephalometrics in clinical practice. Angle Orthodist 1959;29:8-29.

Steiner CC. The use of cephalometrics as an aid to planning and assessing orthodontics. Am J Orthod 1960;46:721-735.

Steiner CC. Cephalometrics as a clinical tool. In: Kraus BS, Riedel RA. Vistas in Orthodontics. Philadelphia: Lea & Febiger, 1962.

Tweed CH. A philosophy of orthodontic treatment. Am J Orthod 1945;31:74-103.

Tweed CH. The Frankfort-mandibular plane angle in orthodontic diagnosis, classification, treatment planning and prognosis. Am J Orthod Oral Surg 1946;34:175-230.

Tweed CH. Evolutionary trends in orthodontics, past, present and future. Am J Orthod 1953;39:81-108.

Tweed CH. Frankfort mandibular incisor angle in diagnosis, treatment, planning and prognosis. Angle Orthodont 1954;24:121-169.

Tweed CH. Was the development of diagnosis facial triangle as an accurate analysis based on fact or fancy. Am J Orthod 1962;48:823-840.

Tweed CH. Clinical orthodontics. St. Louis: CV Mosby, 1966.

Tweed CH. The diagnostic facial triangle in the control of treatment objectives. Am J Orthod 1969;55:651-667.

Vilella BV, Vilella OV, Koch HA. Growth of the nasopharynx and adenoidal development in Brazilian subjects. Braz Oral Res 2006;20:70-75.

Índice Remissivo

Números em *itálico* acompanhados da letra *f* referem-se às Figuras.

A

Altura
  facial, 28
    anteroinferior, 135
    anterior, 64
    coeficiente de variação da, 65
    índice da, 65
    inferior, 109
    posterior, 64, 121
    superior, 28
      avaliação percentual, 28
    total, 28, 120
  maxilar, 119
Análise
  cefalométrica, 22
  craniofacial, 65
  do perfil, 82
  horizontal, 25
  vertical, 27
Análise das vias aéreas, 153
  do espaço nasofaríngeo, 153
  do espaço orofaríngeo, 157
Análise de Björk, 33
  aplicação clínica da, 41
  críticas à, 43
  linhas e planos utilizados, 33
  medidas angulares, 34
    ângulo articular, 35
    ângulo do mento, 36
    ângulo goníaco, 35
    ângulo sela, 34
  medidas lineares, 36
    distância, 36, 37, 38
    prognatismo
      alveolar, 38
        mandibular, 40
        maxilar, 39
      basal, 38
        mandibular, 39
        maxilar, 39
Análise de diagnóstico diferencial, 61
  altura facial
    anterior, 64
    coeficiente de variação da, 65
    posterior, 64
  análise craniofacial, 65
  análise do espaço total da
    dentição, 66
    da região anterior, 66
    da região média, 67
    da região posterior, 68
  ângulo Z, 63
  aplicação clínica da, 68
  espessura
    do lábio superior, 64
    total do mento, 64
  inclinação do plano oclusal, 63
  índice da altura facial, 65
  medidas utilizadas, 61
    ANB, 62
    AO-BO, 62
    FMA, 61
    FMIA, 61
    IMPA, 61
    SNA, 62
    SNB, 62
Análise de Downs, 45
  críticas à, 55
  linhas e planos utilizados, 45
  medidas utilizadas na avaliação do
    padrão dentário, 49
    inclinação axial dos incisivos, 50
    inclinação do plano oclusal, 49
  medidas utilizadas na avaliação do
    padrão esquelético, 45
  polígono cefalométrico, 53
  tipologia facial, 47
    ângulo facial × ângulo de
      convexidade, 47
Análise de McNamara, 131
  análise dos tecidos moles, 143
  linhas e planos utilizados, 131
  medidas utilizadas
    na avaliação do padrão dentário,
      140
    na avaliação do padrão
      esquelético, 132
Análise de Ricketts, 105
  análise dos dez fatores, 124
  estruturas internas, 116
  linhas e planos utilizados, 105
  relação craniofacial, 116
  relação dentária, 107
  relação dentoesquelética, 111
  relação estética, 114
  relação maxilomandibular, 109
  superposições, 125
Análise de Sassouni, 101
  aplicação clínica da, 103
  arcos, 102
  críticas à, 103
  face proporcional, 103
  linhas e planos utilizados, 101
  proporções faciais, 102
Análise de Steiner, 73
  análise do perfil, 82
  aplicação clínica, 86
    subsídios para a, 83
  críticas à, 93
  linhas e planos utilizados, 73
  medidas utilizadas
    ângulos, 74, 76
    distâncias, 76
    na avaliação do padrão
      esquelético, 74
  planificação para o tratamento, 88
Análise de Tweed, 57
  cálculo da discrepância
    cefalométrica, 59
  postulados da, 58
  triângulo de diagnóstico facial, 57
Análise de Wits, 99
  cefalograma da, 99
Análise de Wylie, 25
  aplicação clínica da, 28
  críticas à, 31
  ficha de análise horizontal, 26
  horizontal, 25
    linhas e planos utilizados, 25
      base craniana anterior, 26
      base craniana posterior, 25
      comprimento da mandíbula, 26
      comprimento da maxila, 26
      localização do primeiro malar
        superior, 26
  vertical, 27
    linhas e planos utilizados, 27
      altura do ramo, 27
      altura facial superior, 28
        avaliação percentual da, 28
      altura facial total, 28
      ângulo goníaco, 27
      comprimento do bordo
        inferior da mandíbula, 27

Análise
    dos 10 fatores, 124
Análise frontal
    de Ricketts, 145
        linhas e planos utilizados, 145
        medidas utilizadas
            na avaliação do padrão
                dentário, 149
            na avaliação do padrão
                esquelético, 146
ANB, 62
Ângulo
    ANB, 74
    articular, 35
    de convexidade, 47
    do eixo facial, 117, 139
    do eixo y, 49
    do mento, 36
    do plano mandibular, 48, 138
    do plano palatal, 119
    facial, 46
        × ângulo de convexidade, 47
    goníaco, 27, 35
    incisivo inferior, 79
    incisivo superior, 78
    interincisal, 41, 81
    interincisivo, 109
    nasolabial, 143
    plano A-B, 47
    sela, 34
    SNA, 74
    SNB, 74
    SND, 76
    Z, 63
AO-BO, 62
Aparelhos de raios X
    regulagem dos, 7
Arco mandibular, 123

B

Base
    craniana, 25
        anterior, 26
        posterior, 25
Björk
    análise de, 33
        cefalograma de, 33f
        polígono de, 43f
Bolton
    coleção de, 4f

C

Cálculo
    da estimativa do valor final
        do ângulo ANB, 84
Cefalograma, 11
    análise cefalométrica, 22
    de análise de Björk, 33
    de Wylie e Johnson, 27f
    estruturas anatômicas do, 11
        base do crânio, 12
        estruturas da face, 14
    frontal
        estruturas anatômicas do, 20
        importância da radiografia
            posteroanterior, 20
    lateral
        estruturas anatômicas do, 11
        linhas e planos, 18
        medidas utilizadas, 19
        pontos de referência, 15
            pontos laterais ou pares, 16
            pontos sagitais ou ímpares, 15
        técnica do traçado, 11
Cefalometria
    clínica, 167
    valor científico da, 5
Cefalostato, 6, 8f
Comprimento craniano
    anterior, 121
Cone facial
    ângulo do, 117
Convexidade
    maxilar, 109
Corpo
    comprimento do, 123
Crânio
    base do, 12

D

Deflexão craniana, 120
Dentição
    espaço total da, 66
        análise do, 66
Diagnóstico diferencial
    análise do, 61
Discrepância
    cefalométrica
        cálculo da, 59
Distância
    Ar-KK, 37
    comissura labial-plano oclusal,
        115
    côndilo-Frankfurt, 27
    E-S, 76
    incisivo inferior, 80
    incisivo superior, 78
    intercaninos, 150
    intermolares, 150
    KK-Pog, 38
    plano oclusal-Xi, 113
        inclinação do, 114
    pogônio-NB, 81
    S-Ar, 37
    S-L, 76
    S-N, 36
Downs
    análise de, 45

E

Eixo
    facial
        ângulo do, 117, 139
    Y, 49
Espaço
    nasofaríngeo
        análise do, 153
    orofaríngeo
        análise do, 157
Estrutura(s)
    anatômicas, 11, 21
        do cefalograma, 11
        frontal, 20
        lateral, 11
    da face, 14
    internas, 120

F

Face
    estruturas da, 14
Ficha
    de análise, 26
        horizontal, 26
Filmes radiográficos, 7
FMA, 61
FMIA, 61
Frankfurt
    plano horizontal de, 25

G

Grau
    de prognatismo
        alveolar, 38
            diferença, 38
        basal, 38
            diferença, 38

H

Holdaway
    postulado de, 83

I

IMPA, 61
Incisivos
    inclinação dos, 38
        inferior, 41
            axial, 50
            com o plano oclusal, 41, 51
            extrusão, 108

protrusão, 111
superior, 41
  axial, 50
  com a maxila, 140
    relação anteroposterior, 140
    relação vertical, 140
  com o plano oclusal, 41, 51
  protrusão, 51, 112
Inclinação
  axial
    dos incisivos
      superior e inferior, 50, 112, 113
        com o plano mandibular, 51
        com o plano oclusal, 51
  do plano oclusal, 49, 63

L

Lábio
  Superior
    comprimento do, 115
    espessura do, 64
Largura
  mandibular, 147
  maxilar, 148
  maxilomandibular, 147
  nasal, 146
Linhas
  de Björk, 33
  e planos, 18, 25, 27, 33, 105, 131
  KK-DD, 34
  na análise de Downs, 45
  na análise de McNamara, 131
  na análise de Steiner, 73
  na análise frontal de Ricketts, 145
  S-N, 73

M

Mandíbula
  bordo inferior da, 27
  comprimento da, 26
  relação anteroposterior com a, 141
  relação com a base do crânio, 133
  relação vertical com a, 141
  superposição da, 164
Maxila
  comprimento da, 26
  relação com a base do crânio, 132
  superposição da, 162
    sobre o contorno do processo zigomático, 163
    sobre o plano palatal, 163
    sobre o seu próprio contorno ósseo, 164
McNamara
  análise de, 131
Medidas, 19
  angulares, 34

lineares, 36
Mento
  ângulo do, 36
  espessura total do, 64
Molar
  relação, 107
    com a mandíbula e maxila, 149
    entre os primeiros molares superiores e inferiores, 152
  superior, 26
    localização, 26
      do primeiro, 26
    posição do, 111

N

Nasolabial
  ângulo, 143

P

Padrão dentário
  avaliação do
    medidas utilizadas na, 49, 78, 140, 149
Padrão esquelético
  avaliação do
    medidas utilizadas na, 46, 74, 132, 146
Perfil
  análise do, 82
Plano(s)
  A-B
    ângulo do, 47
  craniométricos, *1f*
  de Björk, 33
  de Camper, *1f*
  de Downs, 45
  de Frankfurt, *1f*
  de McNamara, 131
  de Ricketts, 105
  de Sassouni, 101
  de Steiner, 73
  e linhas, 18, 25, 27
  mandibular
    ângulo do, 48, 118, 138, *139f*
  na análise frontal de Ricketts, 145
  oclusal, 41
    ângulo SN, 78
    inclinação do, 41, 49, 63
      do incisivo inferior, 41
      do incisivo superior, 41
Polígono cefalométrico, 53
Pontos
  de referência, 15, 21
    laterais, 16, 22
    ímpares, 15, 21
    pares, 16, 22
    sagitais, 15, 21

Go, *17f*
Po, *17f*
pogônio, 26
Pório
  posição do, 122
Postulados
  da análise de Tweed, 58
  de Holdaway, 83
Profundidade
  facial, 116
  mandibular, 118
Prognatismo
  alveolar, 38
    grau de, 38
      diferença no, 40
    mandibular, 40
    maxilar, 39
  basal, 38
    grau de, 38
      diferença no, 39
    mandibular, 39
    maxilar, 39
Protrusão
  dos incisivos
    superiores, 51, *52f*
  labial, 114

R

Radiografia cefalométrica, 1
  cefalostato, 6
  definição, 1
  evolução, 1
  filmes radiográficos, 7
  histórico, 1
  objetivos, 1
  posteroanterior
    importância da, 20
  regulagem do aparelho de raios X, 7
  resumo dos procedimentos, 8
  revelação da, 9,
  tomada da telerradiografia de perfil, 7
    basal, 9
    posteroanterior, 9
  valor científico da, 5
Ramo
  altura do, 27
  posição do, 122
Região anterior
  análise do espaço da, 66
Região média
  análise do espaço da, 67
Região posterior
  análise do espaço da, 68
Relação
  dentária, 107

canina, 107
molar, 107
dentoesquelética, 111
entre a mandíbula e a maxila, 134
maxilomandibular, 109
Ricketts
análise de, 105
frontal, 145

S

Sassouni
análise de, 101
Sela
ângulo, 34
Simetria
dentária, 151
esquelética, 149
SNA, 62
SNB, 62
Sobremordida, 108
Sobressaliência, 108
Steiner
análise de, 73
Superposições, 125
de traçados, 159
totais, 159
esfenocribriforme, 160
da maxila sobre Ptm, 162
na linha S-N, 160, 161
parciais, 162
sobre a linha E, 128
sobre o contorno do processo zigomático, 163
sobre o eixo do corpo, 127
sobre o plano palatal, 127

T

Tecidos moles
análise dos, 143
Telerradiografia
tomada da, 7, 9
basal, 9
de perfil, 7
em norma, 7
frontal, 9
vertical, 9
oblíqua, 9
posteroanterior, 9
Tipologia facial, 47
Traçado
cefalométrico, 11
técnica do, 11
Transpasse
horizontal, 38
Triângulo
de diagnóstico facial, 57, *58f*
Tweed
análise de, 57

V

Vias aéreas
análise das, 153
do espaço nasofaríngeo, 153
do espaço orofaríngeo, 157
avaliação das, 144

W

Wits
análise de, 99
Wylie
análise de, 25
cefalograma de, *25f*